P. Sefrin, R. Schuà

Notfall-Manual

Peter Sefrin, Rainer Schuà

Notfall-Manual

8. Auflage

ELSEVIER

ELSEVIER
Hackerbrücke 6, 80335 München, Deutschland
Wir freuen uns über Ihr Feedback und Ihre Anregungen an books.cs.muc@elsevier.com

Print 978-3-437-21995-5
eISBN 978-3-437-17249-6

8. Auflage 2017

Wichtiger Hinweis für den Benutzer
Die Erkenntnisse in der Medizin unterliegen laufendem Wandel durch Forschung und klinische Erfahrungen. Herausgeber und Autoren dieses Werkes haben große Sorgfalt darauf verwendet, dass die in diesem Werk gemachten therapeutischen Angaben (insbesondere hinsichtlich Indikation, Dosierung und unerwünschter Wirkungen) dem derzeitigen Wissensstand entsprechen. Das entbindet den Nutzer dieses Werkes aber nicht von der Verpflichtung, anhand weiterer schriftlicher Informationsquellen zu überprüfen, ob die dort gemachten Angaben von denen in diesem Werk abweichen und seine Verordnung in eigener Verantwortung zu treffen.

Für die Vollständigkeit und Auswahl der aufgeführten Medikamente übernimmt der Verlag keine Gewähr.
Geschützte Warennamen (Warenzeichen) werden in der Regel besonders kenntlich gemacht (®). Aus dem Fehlen eines solchen Hinweises kann jedoch nicht automatisch geschlossen werden, dass es sich um einen freien Warennamen handelt.

Bibliografische Information der Deutschen Nationalbibliothek
Die Deutsche Nationalbibliothek verzeichnet diese Publikation in der Deutschen Nationalbibliografie; detaillierte bibliografische Daten sind im Internet über http://www.d-nb.de/ abrufbar.

17 18 19 20 21 5 4 3 2 1

Um den Textfluss nicht zu stören, wurde bei Patienten und Berufsbezeichnungen die grammatikalisch maskuline Form gewählt. Selbstverständlich sind in diesen Fällen immer Frauen und Männer gemeint.

Planung: Uta Lux
Projektmanagement: Cornelia von Saint Paul
Redaktion: Susanne C. Bogner, Dachau
Herstellung: Dietmar Radünz, Leipzig
Satz: abavo GmbH, Buchloe/Deutschland; TnQ, Chennai/Indien
Druck und Bindung: Dimograf, Polen
Umschlaggestaltung: SpieszDesign, Neu-Ulm
Titelfotografie: © AdobeStock

Aktuelle Informationen finden Sie im Internet unter **www.elsevier.de** und **www.elsevier.com**

Vorwort

Die Notfallmedizin befindet sich in einem steten Wandel, was sich nicht nur an den neuen Leitlinien 2015 zur Reanimation zeigt, sondern auch an den verschiedenen Empfehlungen und Leitlinien der Fachgesellschaften. Dies berechtigt, eine Überarbeitung und Adaptation der Informationen zur Notfallversorgung vorzunehmen, und war Anlass zur Herausgabe einer 8. Auflage.
Gleichgeblieben in der Konzeption des Buches ist die einheitliche Gliederung für die einzelnen Notfälle, um in Kürze einen Überblick zu gewinnen und entsprechend therapeutische Konsequenzen ziehen zu können. Verzichtet wurde auf Ausführungen zur Pathophysiologie zugunsten einer schnellen Information. Das Buch soll damit auch nicht ein Lehrbuch zum Thema Notfallmedizin ersetzen, sondern eine Nachschlagemöglichkeit für die Praxis sein. Es erhebt auch nicht den Anspruch auf allgemeine Verbindlichkeit trotz der Orientierung an den Leitlinien, sondern stellt eine praxisbezogene Unterstützung dar. Dies gilt vor allem auch für die in Kapitel 3 aufgeführten Notfallmedikamente, wobei den Autoren bewusst war, dass es auch hier die ein oder andere gleichwertige Alternative geben kann. Auch im Kapitel über die rechtlichen Aspekte wurden diese nicht allumfassend dargestellt, sondern nur beispielhaft drei wesentliche Probleme der Präklinik herausgegriffen.
Das Notfall-Manual wendet sich an alle Ärzte, die in welcher Funktion auch immer mit medizinischen Notfällen konfrontiert werden können, um ihnen den Symptomen entsprechend Hinweise auf das weitere Vorgehen zu geben. Der Schwerpunkt der Darstellung liegt auf dem Bereich der Präklinik, was sich auch an den Hinweisen zu einer nachfolgenden stationären Einweisung und der dafür geeigneten Form eines Transports zeigt.
Die Autoren hoffen, mit der neuen Auflage den Lesern eine praktische Stütze offerieren und damit zur Sicherheit der Notfallversorgung beitragen zu können.

Würzburg, Mai 2016
Prof. Dr. med. Peter Sefrin

Adressen

Prof. Dr. med. Peter Sefrin
Ehem. Leiter der Sektion für präklinische Notfallmedizin
bei der Klinik und Poliklinik für Anästhesiologie
der Universität Würzburg
agbn – Arbeitsgemeinschaft der in Bayern tätigen Notärzte e. V.
Vorsitzender
Sandweg 11
97078 Würzburg

Dr. med. Rainer Schuà
Ltd. Medizinaldirektor
Maurmeierstr. 7
97074 Würzburg

Abkürzungen

ACS	akutes Koronarsyndrom
CO	Kohlenmonoxid
CO_2	Kohlendioxid
CT	Computertomografie, Computertomogramm
/d	pro Tag
DMAP	Dimethylaminophenol
FiO_2	fraction of inspired oxygen
/h	pro Stunde
HAES	Hydroxyäthylstärke
HBO	hyperbare Sauerstofftherapie (Oxygenation)
HNO	Hals-Nasen-Ohren
HWS	Halswirbelsäule
ICR	Interkostalraum
i. v.	intravenös
/kg KG	pro Kilogramm Körpergewicht
KOF	Körperoberfläche
Kps.	Kapsel
/min	pro Minute
m/s	Meter pro Sekunde
MetHb	Methämoglobin
NO	Stickstoffmonoxid
$PaCO_2$	arterieller Kohlendioxidpartialdruck
PEEP	positive end-expiratory pressure, positiverendexspiratorischer Druck
/s	pro Sekunde
SaO_2	arterielle Sauerstoffsättigung

Abbildungsnachweis

Der Verweis auf die jeweilige Abbildungsquelle befindet sich bei allen Abbildungen im Werk am Ende des Legendentextes in eckigen Klammern.

Alle Lagerungsskizzen stammen von Henriette Rintelen, Velbert.

F781-009	Monsieurs, K., Nolan, J., Bossaert, L. et al.: Kurzdarstellung, In: Notfall & Rettungsmedizin, Springer, Dec 2015, Vol. 18, Issue 8, pp 655–747.
J747	Thomas Engbert, Design & Kommunikation, Kroonsgard.
L106	Henriette Rintelen, Velbert.
L157	Susanne Adler, Lübeck.
L190	Gerda Raichle, Ulm.
L231	Stefan Dangl, München.
L261	Inmedialo, Plankstadt
W978	Bundesinstitut für Risikobewertung (BfR).

Inhaltsverzeichnis

1 Notfallmaßnahmen

1

1.1 Notfalluntersuchung

1.1.1 Erwachsene

Die Notfalldiagnostik hat das Ziel, zunächst die Akutbedrohung der Vitalfunktionen zu erfassen und erst nach deren Beseitigung evtl. zugrunde liegende weitere Krankheiten zu erkennen. Die Notfalluntersuchung im präklinischen Bereich muss sich auf wenige innerhalb kürzester Zeit erhobene Befunde stützen und ist dadurch mit erheblichen Unsicherheiten verbunden. Eine Ganzkörperuntersuchung wäre im Hinblick auf den zugrunde liegenden Notfall zu zeitaufwendig.
Trotz des Zeitdrucks muss der Patient systematisch untersucht werden. Die Vitalfunktionen können ohne Hilfsmittel mit den Sinnen Sehen, Fühlen, Hören sowie durch Ansprache des Patienten primär ausreichend geprüft werden.
Für die Einleitung einer Ersttherapie ist es nicht entscheidend, dass alle Symptome einer Störung der Vitalfunktion gleichzeitig vorhanden sind. Die Erstmaßnahmen orientieren sich vielmehr an den jeweiligen Leitsymptomen.

Symptome

Man unterscheidet

- **Leitsymptome,** v. a.
  - Atemnot (Dyspnoe),
  - Bewusstseinsstörung,
  - Schmerzen (z. B. Thoraxschmerzen),
  - Kreislaufstörung (z. B. Schock)
  - Verletzungen.

Kombinationen mehrerer Leitsymptome sind möglich. Nachdem die Ursachen dieser Symptome verschiedener Genese sein können und damit verschiedene therapeutische Konsequenzen nach sich ziehen, kann lediglich bei ihrem Auftreten auf die Dringlichkeit einer weiteren Abklärung geschlossen werden.

- **Warnsymptome:** Hinweise auf eine drohende Störung der Vitalfunktionen.
- **Begleitsymptome:** Unspezifische Hinweiszeichen, die eine weitere Zuordnung zu bestimmten Schädigungstypen erlauben, werden meist nicht spontan angegeben und müssen erfragt werden.

Ziel

- Feststellen von Zeichen einer vitalen Bedrohung,
- Deuten von Befunden im Sinne einer vorläufigen Notfalldiagnose,
- Einleiten ärztlicher Sofortmaßnahmen,
- Überlegungen zum logistischen Ablauf der Versorgung (Rettung, Geräte, Einsatz usw.).

Untersuchung

Basis der speziellen körperlichen Untersuchung sind Inspektion, Auskultation und Palpation.

- Bei der **Inspektion** sollte sich der Untersucher einen möglichst umfassenden Überblick über das Ausmaß der Schädigung verschaffen, wozu der Notfallpatient (in geschützter Umgebung/im Rettungswagen) entkleidet werden sollte. Bei der Inspektion sind nicht nur Verletzungen und Wunden zu erkennen, sondern auch Bewegungseinschränkungen nicht nur im Bereich der Extremitäten, sondern z. B. auch im Bereich des Thorax. Spezielle Positionen des Notfallpatienten geben Hinweise auf eine möglicherweise zugrunde liegende Erkrankung (z. B. Asthma bronchiale). Zur Inspektion gehört im weiteren Sinne auch die Beurteilung von Begleitumständen, die nicht den Patienten, sondern seine Umgebung betreffen. Hierzu gehören Auffindesituation, Hergang und Umgebungsbedingungen mit dem Schädigungsmuster, aber auch spezielle Hinweise wie Notfallausweise oder Medikamentenvorhaltung. In zunehmendem Maße spielt auch das soziale Umfeld eine wesentliche Rolle.
- Die **Auskultation** sollte zumindest Herz und Lunge einbeziehen, entsprechend der Symptomatik auch das Abdomen und die Karotiden. Über der Lunge sind Veränderungen der Atemgeräusche feststellbar (Seitengleichheit, Dämpfung, Nebengeräusche), über dem Herzen Frequenz- und Rhythmusänderungen sowie spezifische Geräusche, über den Karotiden Strömungsgeräusche (bei Stenosen), über dem Abdomen werden die Darmgeräusche beurteilt.
- Die **Perkussion** hat in der Notfallmedizin – trotz den unter den Umgebungsbedingungen ebenso wie bei der Auskultation erheblichen Einschränkungen – ihre besondere Bedeutung bei der Beurteilung der Lunge (Seitengleichheit, Dämpfung, hypersonorer Klopfschall).
- Die **Palpation** sollte im kranial-kaudalen Untersuchungsgang erfolgen:
  - Kopf: Druckschmerz, Beweglichkeiten.
  - Wirbelsäule: Dislokationen, Schmerzen.

- Thorax: Druckschmerz (Kompression, Klopfen), Beweglichkeit (Krepitation).
- Abdomen: Abwehrspannung, Druckschmerz.
- Extremitäten: Druckschmerz, Beweglichkeit, Sensibilitätsstörungen, Pulsdifferenzen.
- Becken: Druckschmerz, Kompression.

Anamnese

Um umfassende Informationen zu erhalten, ist trotz der bestehenden Zeitnot eine geduldige Fragestellung angebracht. Der direkte Kontakt (Patient ansehen, mit seinem Namen ansprechen) ist dabei von besonderer Bedeutung. Dabei sollten gezielte Fragen im Hinblick auf die Leitsymptome gestellt werden, die kurz beantwortet werden können, d. h., es sollten vordergründig geschlossene Fragen gestellt werden. Ein wesentlicher Punkt dabei ist auch die Frage nach Befundberichten und Ausweisen medizinischen Inhalts sowie Medikamentenplänen. Bei der Notfallanamnese ist besonders die zeitliche Dynamik wichtig. Sie kann sowohl vom Patienten als auch von Angehörigen oder Zeugen in Erfahrung gebracht werden.

Hilfsmittel zur Elementardiagnostik

Für die Diagnosesicherung steht in der Präklinik ein nur sehr begrenztes Instrumentarium zur Verfügung.

- **EKG:** Mit dem abgeleiteten Notfall-EKG ist vordergründig eine Frequenz- und Rhythmusanalyse möglich. Mit den Extremitätenableitungen ist jedoch meist keine exakte Diagnose verifizierbar. Mit den Paddles des Notfall-EKGs kann nur eine Grundaussage, z. B. bei Kreislaufstillstand, erfolgen. Neuere Geräte ermöglichen die Ableitung eines vollständigen EKGs einschließlich der Brustwandableitungen. Somit ist z. B. eine exakte Diagnosestellung bei Verdacht auf Myokardinfarkt möglich, allerdings mit deutlich höherem Zeitaufwand.
- **Blutdruckmessung:** Manuell und auskultatorisch besteht bei speziellen Umgebungsbedingungen eine erheblich erschwerte Beurteilungsmöglichkeit. Automatische oszillometrische Blutdruckmessgeräte sind aufgrund von Bewegungsartefakten nur beschränkt einsatzfähig. Vor allem bei den automatischen Geräten kann durch eine programmierbare Intervallmessung eine Aussage über den Blutdruck auch im Verlauf, z. B. während eines Transports, gemacht werden. Für eine exakte Messung ist die Auswahl der richti-

gen Manschettengröße wichtig, da zu große Manschetten zu hohe, zu kleine zu niedrige Blutdruckwerte erbringen.

- **Pulsoxymetrie:** speziell zur Beurteilung der Intensität der respiratorischen Störung. Allerdings ist durch Bewegungsartefakte, periphere Zirkulationsstörung, CO-Vergiftungen, Hypothermie nur eine beschränkte Aussage möglich. Eine transkutane O_2-Sättigungsmessung stimmt mit relativ guter Genauigkeit, ist jedoch im Rahmen einer Notfalldiagnostik nicht verfügbar. Mit zunehmender Hypoxie werden allerdings die Abweichungen der O_2-Sättigung immer größer.
- **Blutzuckerbestimmung:** semiquantitative Messung mittels Teststreifen (Haltbarkeit der Teststreifen und differente Einwirkzeiten beachten) oder quantitative Messung mit modernen digitalen BZ-Messgeräten.
- **Kapnometrie/Kapnografie:** Mit einem speziellen Sensor kann bei intubierten und beatmeten Patienten (im Rettungsdienst) der CO_2-Gehalt der Exspirationsluft gemessen und dargestellt werden.

Ablauf der Notfalldiagnostik

1. Überblick verschaffen, Eigensicherung beachten:
   - Notfallart, Umgebungsbedingungen, Zugangsmöglichkeiten, Zusatz-/Eigengefährdung.
2. Beurteilung der Vitalfunktionen:
   - Bewusstsein (getrübt, bewusstlos),
   - Atmung (insuffizient, Stillstand),
   - Kreislauf (insuffizient, Stillstand).
3. Anamnese:
   - Beschwerden, zeitliche Entwicklung, Vorerkrankung, Allergien,
   - Schmerzen, Lokalisation, Ausstrahlung, Verlauf, Qualität,
   - Medikation,
   - Unfallmechanismus.
4. Beurteilung des Gesamtzustands:
   - Verletzungen, Nebenbefunde, spezielle Erkrankungen.

Leitsymptom Atemstörung

1. Haut:
   - Zyanose, Hautemphysem.
2. Atemgeräusche:
   - Spastik, Rasselgeräusche, Stridor, Giemen, Pfeifen.

3. Atemfrequenz:
   - Tachypnoe (Hyperventilation), Bradypnoe, unregelmäßige Atmung, Schnappatmung.
4. Ventilation:
   - Dyspnoe,
   - einseitige Atmung (Dämpfung, aufgehobenes Atemgeräusch),
   - paradoxe Atembewegungen.
5. Atemarbeit:
   - nicht adaptiert, dekompensiert.
6. Perkussion:
   - hypersonor,
   - gedämpft.
7. Begleitsymptome:
   - Bewusstseinsstörung,
   - Halsvenenstauung,
   - Kreislaufstörungen,
   - Schmerzäußerung,
   - Hautknistern.

Leitsymptom Bewusstseinsstörung

1. Ansprechbarkeit:
   - Bewusstseinstrübung, Bewusstlosigkeit.
2. Schmerzreaktion:
   - nicht vorhanden, ungezielt.
3. Augen:
   - Pupillendifferenz, Pupillenzustand (Miosis, Mydriasis),
   - Blickdeviation,
   - Öffnung.
4. Motorik:
   - gezielt, unkoordiniert,
   - Tonusveränderung, Krämpfe, Lähmungen.
5. Orientierung:
   - teilorientiert, verwirrt, retrograde Amnesie.
6. Begleitsymptome:
   - Atem- und/oder Kreislaufstörungen,
   - Stoffwechselerkrankungen,
   - Verletzungen,
   - Medikamente, Drogeneinnahme,
   - Hypothermie,
   - Geruch.

Zur Quantifizierung und Reproduktion des Initialbefunds hat sich in der Notfallmedizin die Glasgow Coma Scale (GCS) etabliert (▶ Tab. 1.1). Ein GCS < 8 bedeutet eine schwere Bewusstseinsstörung mit Verlust der Schutzreflexe.

Tab. 1.1 Glasgow Coma Scale

Befund	**Punkte**	**Ergebnis**
Augen öffnen		
Spontan	4	☐
Auf Aufforderung	3	
Auf Schmerzen	2	
Keine Reaktion	1	
Beste verbale Reaktion		
Konversationsfähig		☐
• Orientiert	5	
• Desorientiert	4	
Indadäquate Äußerung (Wortsalat)	3	
Unverständliche Laute	2	
Keine Reaktion	1	
Beste motorische Reaktion		
Auf Aufforderung	6	re li Arm ☐ ☐ Bein ☐ ☐
Auf Schmerzen		
• Gezielt	5	
• Normale Beugeabwehr	4	
• Beugesynergismen	3	
• Strecksynergismen	2	
Keine Reaktion	1	
	Summe	

Leitsymptom Kreislaufstörung

1. Haut:
   - Blässe, Zyanose, Schweiß (Venenstauung), Rötung, Quaddeln, Temperatur.
2. Hautturgor:
   - Ödeme,
   - Hautfalten stehend,
   - Kapillardurchblutung (Fingernagelprobe).
3. Schmerz:
   - Lokalisation, Schmerzcharakter, Ausstrahlung.
4. Befindlichkeit:
   - Schwindel, Übelkeit, Erbrechen, Nykturie.
5. Blutdruck:
   - Hypo-, Hypertonie.
6. EKG/Puls:
   - Brady-, Tachykardie, Arrhythmie,
   - Pulsqualität (Pulsdefizit).
7. Begleitsymptome:
   - Bewusstseinsstörung,
   - Atemstörung (Dyspnoe),
   - neurologische Störungen,
   - Stoffwechselstörung.

1.1.2 Kinder

Auch bei Kindern steht im Mittelpunkt der Notfalluntersuchung die rasche Beurteilung der Vitalfunktionen (Atmung, Bewusstsein, Kreislauf). Anschließend ist eine systematische körperliche Untersuchung, gegliedert nach einzelnen Organsystemen, zur Klärung der Notfalldiagnose erforderlich.

Atmung

Kinder haben im Vergleich zu Erwachsenen einen höheren Sauerstoffverbrauch, weshalb sich bei Störungen der Atmung schneller eine bedrohliche Hypoxie entwickeln kann.

- Leitsymptome einer *respiratorischen Insuffizienz* sind Dys-, Tachy- und Bradypnoe, Nasenflügeln sowie aufgrund der hohen Elastizität des kindlichen Thorax interkostale und substernale Einziehungen.

- Als Zeichen einer *intrapleuralen Raumforderung* können auftreten: Hautemphysem, einseitig abgeschwächtes oder fehlendes Atemgeräusch, verminderte oder aufgehobene Atemexkursion.
- Der Auskultationsbefund ist aufgrund der Fortleitung von Geräuschphänomenen auf die kontralaterale Seite nicht mit gleicher Sicherheit zu verwerten wie beim Erwachsenen.
- Alarmzeichen für einen Spannungspneumothorax sind zusätzlich Halsvenenstauung und Zyanose.
- Eine *inverse Atmung* tritt bei schwerer Atemwegsobstruktion, z. B. durch Fremdkörperaspiration, auf.
- Zyanose in Verbindung mit Bradykardie ist das Alarmzeichen für einen unmittelbar bevorstehenden Kreislaufstillstand.

Zentrales Nervensystem

Die Glasgow Coma Scale (GCS) als Basis der Beurteilung des zentralen Nervensystems ist bei Kindern nur in modifizierter Form anwendbar (▶ Tab. 1.2). Simplifiziert besteht eine Interventionsnotwendigkeit (= GCS $\leq$ 8), wenn das Kind auf Ansprache nicht die Augen öffnet oder reagiert bzw. auf Schmerz nur ungezielt reagiert.
Von Bedeutung sind auch die Beurteilungen von Pupillenweite und -reaktion wiederholt im Seitenvergleich. Bei Säuglingen ist eine prominente Fontanelle als Hinweis auf einen intrakraniellen Druckanstieg zu werten und eine eingefallene Fontanelle als Zeichen eines unzureichenden Flüssigkeitsstatus.

1

Tab. 1.2 Modifizierte Glasgow Coma Scale für Kinder

Befund	Punkte
Augen öffnen	
Spontan	4
Auf Anruf	3
Auf Schmerzen	2
Keine Reaktion	1
Verbale Antwort	
Jede Antwort: Lachen, Weinen, Fixieren, evtl. verständliche Laute	5
Unsicheres Erkennen von Angehörigen, keine Fixierung	4
Zeitweise erweckbar	3
Motorische Unruhe, nicht erweckbar	2
Keine Reaktion auf Schmerzreize	1
Motorische Antwort	
Gezieltes Greifen	6
Auf Schmerzen gezielte Abwehr	5
Normale Beugeabwehr	4
Atypische Beugeabwehr	3
Strecksynergismen	2
Keine Reaktion	3
Summe	

Kreislauf

Kinder sind in der Lage, einen Volumenverlust bis zu 25 % des zirkulierenden Volumens durch einen erhöhten Sympathikotonus auszugleichen. Allerdings kann es bei einer weiteren Steigerung des Blutverlusts akut zur Dekompensation kommen.

- Die Hypotonie ist ein spätes und schwerwiegendes, vital bedrohliches Zeichen einer Kreislaufdekompensation. Normale Blutdruckwerte sind damit kein Zeichen eines suffizienten Kreislaufs.
- Ursachen für eine Bradykardie sind Hypoxie, schwere Hypovolämie oder zerebrale Einklemmung.
- Zur groben Einschätzung eines Volumenverlusts lässt sich auch die Beurteilung des Pulses heranziehen. Eine Abschwächung des Radialispulses deutet auf einen Volumenverlust von unter 10 % hin. Bei abgeschwächtem Femoralispuls beträgt der Blutverlust etwa 15 %.
- Die kapilläre Füllungszeit (Nagelbettprobe) bietet wichtige Hinweise auf den intravasalen Volumenstatus. Sie beträgt normalerweise weniger als 2 Sekunden, bei einer verzögerten Füllung (> 3 Sekunden) liegt bereits ein Verlust von 15–30 % des Blutvolumens vor. Bei nicht feststellbarer Füllungszeit beträgt der Volumenverlust über 40 %.

1.2 Reanimation bei Kreislaufstillstand

1

1.2.1 Kreislaufstillstand

Akute Erkrankungen und Verletzungen können die Vitalfunktionen innerhalb kurzer Zeit so tiefgreifend verändern, dass die Funktionsfähigkeit der lebenswichtigen Organsysteme und damit das Leben gefährdet sind. Bei Ausfall der Vitalfunktionen Bewusstsein, Atmung und Kreislauf kommt es ohne unverzüglichen Beginn der Therapie innerhalb weniger Minuten zum Tod.
Einem Kreislaufstillstand (Sistieren der Sauerstoffversorgung lebenswichtiger Organe oder Organsysteme) kann ein Stillstand der Herzaktivität, eine Verminderung der Herzauswurfleistung, ein peripheres Kreislaufversagen oder eine akute Verminderung des Sauerstoffangebots (Atemstillstand, Asphyxie) zugrunde liegen.

Symptome

- Bewusstlosigkeit (fehlende Reaktion auf Ansprache und Schütteln),
- Atemstillstand oder Schnappatmung (fehlende oder maximale Atembewegungen, fehlende Atemgeräusche, fehlender Luftstrom),
- Zirkulationsstillstand (fehlende Pulsationen).

Diagnostik

▶ Abb. 1.1

- **Bewusstsein:** Ansprechen, Schütteln an der Schulter.
- **Atmung:** Atemwege freimachen durch Überstrecken des Halses und Anheben des Kinns; Beobachten der Bewegungen von Thorax (Sehen und Fühlen), Überprüfen des Luftstroms aus Mund und/oder Nase (Hören und Fühlen), nicht länger als 10 Sekunden.
  Bis zu 40 % der Patienten mit plötzlichem Kreislaufstillstand haben in den ersten Minuten noch Atembewegungen im Sinne einer Schnappatmung (= agonale Zwerchfellkontraktionen), die nicht als „normale Atmung" eingeordnet werden.
- **Kreislauf** (Karotispulskontrolle): Der Karotispuls wird an einer Seite getastet (▶ Abb. 1.2). Es kann schwierig sein, den Puls sicher festzustellen. Falls keine Lebenszeichen vorhanden sind, wird auch ohne sichere Identifikation des Pulses mit der Reanimation begonnen.

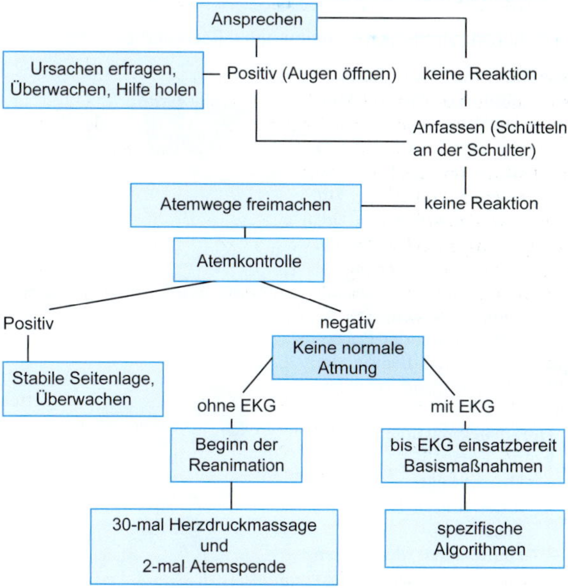

Abb. 1.1 „Basisalgorithmus" [L261]

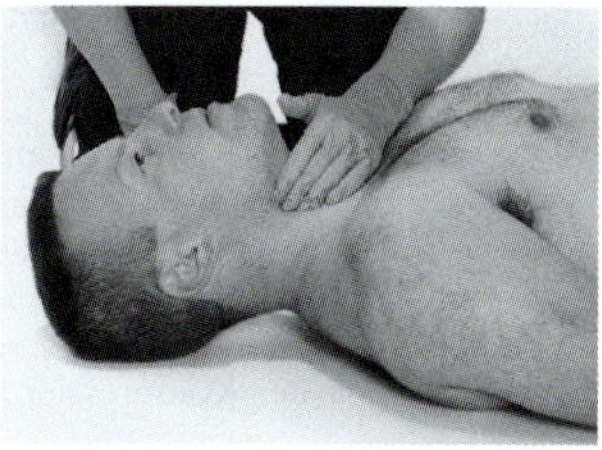

Abb. 1.2 Tasten des Karotispulses [J747]

1.2.2 Reanimationsmaßnahmen

Basismaßnahmen der kardiopulmonalen Reanimation (CPR)

Indikation zur Reanimation: Atem- und Kreislaufstillstand treten als akutes, nicht vorhersehbares Ereignis auf. Nachdem im präklinischen Bereich bei unbekannten Patienten zur Klärung der Vorhersehbarkeit und Sinnhaftigkeit häufig keine Zeit bleibt, muss im Zweifelsfall grundsätzlich mit der Reanimation begonnen werden. Eine sichere Identifikation der Pulslosigkeit ist für den Beginn der CPR nicht zwingend erforderlich.

- **Herzdruckmassage (HDM;** ▶ Abb. 1.3):
  - Druckpunkt: Thoraxmitte untere Hälfte des Brustbeins.
  - Handballen der einen Hand auf den Druckpunkt setzen, Handballen der zweiten Hand auf die Mittelhand der ersten aufsetzen, Finger nach oben strecken. Alternative: Mit den Fingern der einen Hand zwischen die Fingergrundgelenke der anderen Hand greifen und damit die Finger nach oben ziehen.

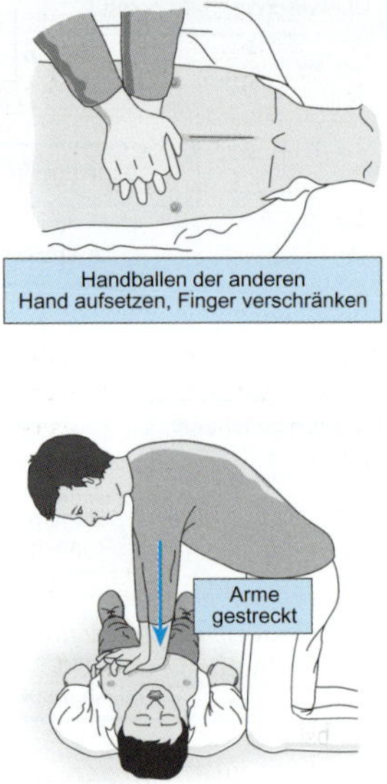

Abb. 1.3 Herzdruckmassage [L157]

  - Gewichtsverlagerung des Oberkörpers über die durchgestreckten Arme. Durch Druck Sternum 5 bis max. 6 cm eindrücken.
  - Frequenz: mindestens 100/min bis 120/min.
  - Komplette Entlastung des Thorax am Ende der Kompression, ohne den Kontakt zum Thorax aufzugeben.
  - Verhältnis Kompression:Entlastung = 1:1.

- **Atemspende:** Zur Beatmung bei Atemstillstand ist nach Freimachen der Atemwege durch Überstrecken des Kopfs (▶ Abb. 1.4) die Mund-zu-Mund-Beatmung (= Atemspende) sowie die Mund-zu-Nase-Beatmung (▶ Abb. 1.5) als Alternative geeignet. Dauer der Insufflation: 1 Sekunde.

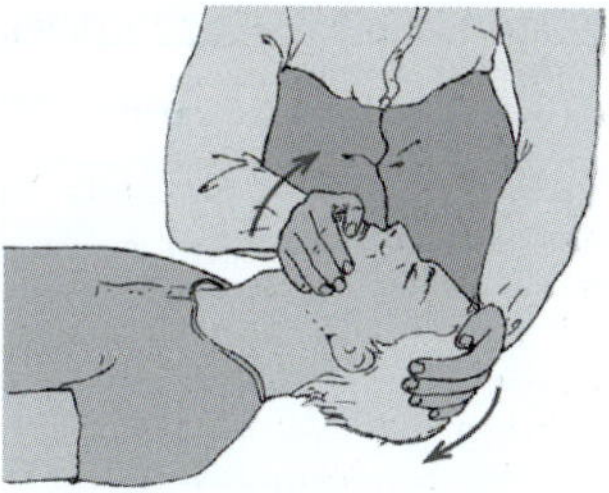

Abb. 1.4 Richtige Kopfposition bei Beatmung [L190]

Kombination von Atemspende und Herzmassage (▶ Abb. 1.6, ▶ Abb. 1.7).

Eine Erfolgskontrolle im Rahmen der Basismaßnahmen erfolgt nicht, sondern diese werden durchgehend fortgesetzt, so lange, bis der Patient selbst zu atmen beginnt oder sich bewegt. Ein Erfolg ist anzunehmen, wenn es unter den Basismaßnahmen zu einer Verbesserung der Hautfarbe durch Abnahme der Zyanose kommt.

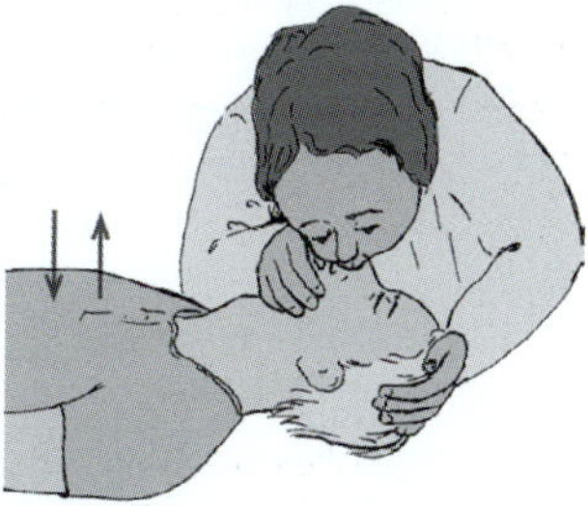

Abb. 1.5 Mund-zu-Nase-Beatmung [L190]

Da selbst bei korrekter Durchführung der äußeren Herzmassage nach neueren Untersuchungen nur etwa ein Drittel der üblichen Auswurfleistung des Herzens erreicht wird, ist zur Gewährleistung eines Minimalkreislaufs jede Unterbrechung so kurz wie möglich zu halten.

Die Basismaßnahmen müssen so früh wie möglich durch **erweiterte Maßnahmen der Reanimation** ergänzt werden. Sie umfassen alle Aktivitäten, die der Sicherung einer ausreichenden Ventilation und der Schaffung eines spontanen Kreislaufs dienen.

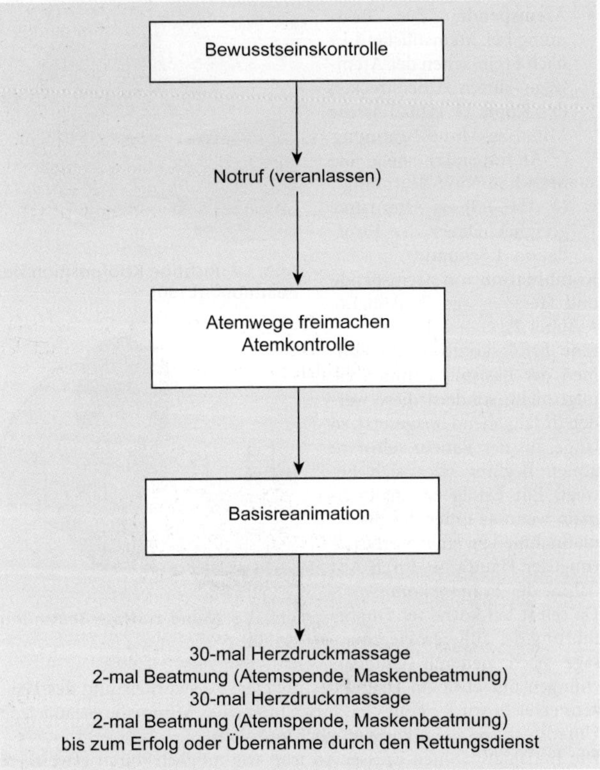

Abb. 1.6 Handlungsablauf bei Reanimation mit einem Helfer [L261]

Helfer 1 → Basisdiagnostik
Helfer 2 → Notruf (veranlassen)

Herzdruckmassage (30-mal) ⟷ Beatmen (2-mal)
Herzdruckmassage (30-mal) ⟷ Beatmen (2-mal)
bis zum Erfolg oder Übernahme durch den Rettungsdienst

Abb. 1.7 Handlungsablauf bei Reanimation mit zwei Helfern (ohne Hilfsmittel) [L261]

Präkordialer Faustschlag

Die Bedeutung des präkordialen Faustschlags ist gering. Er kann lediglich bei einem beobachteten Stillstand nur in den ersten 10 Sekunden sinnvoll sein, wenn kein Defibrillator zur Hand ist.

Beatmung

▶ Abb. 1.8.

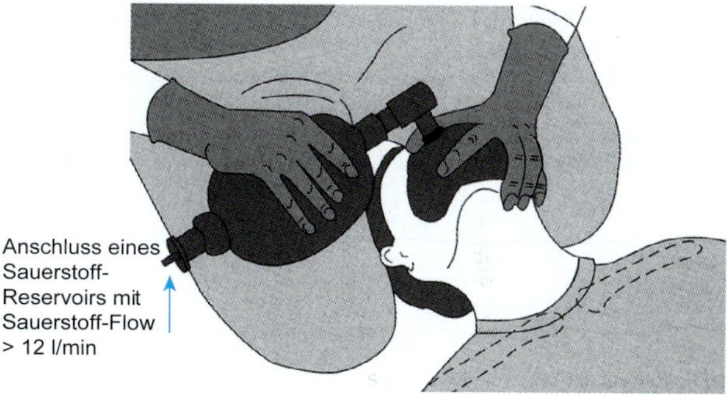

Abb. 1.8 Korrekte Handhabung von Atembeutel und Maske [L106]

1

EKG-Diagnostik

▶ Abb. 1.9.

- EKG-Ableitung:
  - Viele Notfall-EKG-Geräte ermöglichen eine Sofortableitung über die beiden **Paddles** oder **selbstklebende Pads.**
    Positionen:
    1. Paddle/Pad – rechts, parasternal unterhalb der Klavikula.
    2. Paddle/Pad – links, oberhalb des unteren Rippenbogenrands in Höhe der Herzspitze.
  - Ableitung mit **Einmalklebeelektroden (Pads):** Selbstklebende Defibrillationselektroden sind sicher, effektiv und sollten den Paddles vorgezogen werden. Ihre Verwendung erlaubt es, aus sicherer Entfernung zu defibrillieren und nach der Analyse schneller den Schock zu applizieren.
    Für eine Dauerüberwachung ist die Ableitung mit Paddles nicht geeignet. Deswegen werden zusätzlich Patientenkabel mit Einmalelektroden angeboten. Im Gegensatz zu Pads ist für den Einsatz von Paddles ein spezielles Elektrodengel notwendig.
  - Position der Klebeelektroden bei 3-poliger Standardableitung (nicht zur Defibrillation):
    Roter Anschluss: rechte Thoraxseite unterhalb der Klavikula.
    Gelber Anschluss: linke Thoraxseite unterhalb der Klavikula.
    Grüner Anschluss: linker unterer Rippenbogenrand.
  - Bei 4-poliger Ableitung:
    Zusätzlich zu den Anschlüssen bei 3-poliger Standardableitung schwarzer Anschluss: rechter unterer Rippenbogenrand.

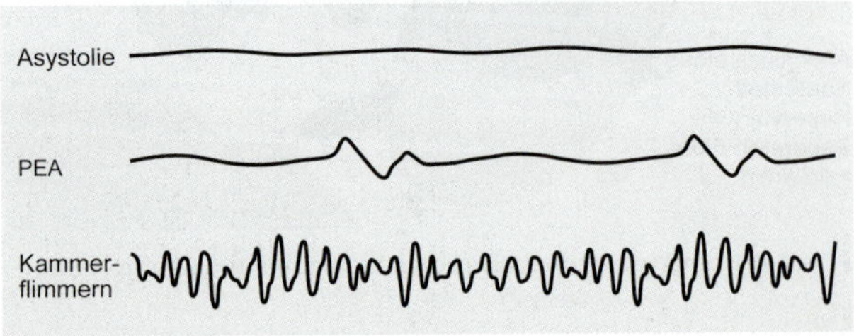

Abb. 1.9 Die drei Grundformen des Kreislaufstillstands im EKG (PEA = pulslose elektrische Aktivität) [L261]

Defibrillation (mit Notfall-EKG-Gerät)

Regeln für eine erfolgreiche Defibrillation bei Kammerflimmern oder pulsloser ventrikulärer Tachykardie:

- So früh wie möglich defibrillieren.
- Dosiertes Auftragen des Elektrodengels bei der Paddles-Auflage. Gel-Brücken unbedingt vermeiden. Bei Verwendung von Pads nicht erforderlich.
- Elektroden richtig platzieren (▶ Abb. 1.10),
- Auf möglichst geringen transthorakalen Widerstand achten (kräftiges Aufdrücken der Paddles mit ca. 8 kg).
- Guten Kontakt zwischen den Elektroden und der Brustwand herstellen. Pads aufkleben ohne Luftblasen.
- Defibrillation nur bei vollständiger Exspiration.
- Die Energie wird einheitlich bei monophasischen Defibrillatoren auf 360 J und bei biphasischen – wenn keine Herstellerangaben vorliegen – auf 200 J eingestellt.

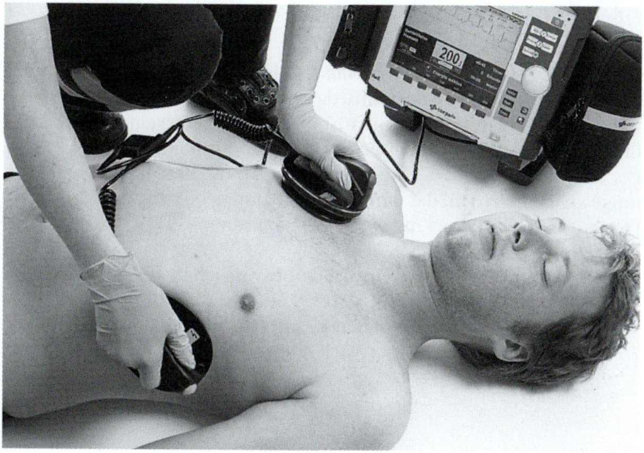

Abb. 1.10 Platzierung der Elektroden bei Defibrillation [J747]

Medikamentöse Reanimation

- Ziel der Medikation bei Reanimation ist eine Verbesserung
  - der koronaren Perfusion,
  - der Blutzirkulation (Steigerung der Auswurfleistung und der Reizleitung des Herzens),
  - des alveolären Gasaustauschs.
- Zugangswege: Zur medikamentösen Reanimation ist ein **venöser Zugang** erforderlich. Gerade bei einem Kreislaufstillstand kann es in der frühen Phase noch möglich sein, einen peripher-venösen Zugang zu legen. Nach der peripheren Injektion sollte mit 20 ml Flüssigkeit (z. B. 0,9 % NaCl, Ampuwa) oder durch Druck auf die Plastikinfusionslösung nachgespült werden. Wenn kein venöser Zugang gelegt werden kann, kommt als alternativer Zugangsweg die intraossäre Punktion im Bereich der Tibia infrage. Neuerdings sind im Rettungsdienst mechanische i. o.-Geräte verfügbar, die die Applikation wesentlich vereinfachen.
- Intraossäre Applikation: gleiche Dosierung und Wirkung wie bei i. v.-Injektion.

1.2.3 Kammerflimmern

Reanimation ▶ Abb. 1.11, ▶ Abb. 1.12.
Neben der frühzeitigen Defibrillation ist bei Kammerflimmern das Standardmedikament **Adrenalin,** da es das hypoxisch ischämische Herz während der Reanimation mit ausreichend oxygeniertem Blut perfundieren kann. Außerdem kann ein feines Flimmern in ein grobes, kräftiges und hochfrequentes Flimmern mit höherer elektrischer Amplitude umgewandelt werden, das einer Defibrillation besser zugänglich ist.
Dosierung: Adrenalin 1 mg (= 1 Amp. Suprarenin®) i. v. als Bolus mit 9 ml 0,9 % NaCl expandiert.

- Nach drei erfolglosen Defibrillationsversuchen neben Adrenalin zusätzlich Amiodaron (Cordarex®) 300 mg als Bolus.
- Im Rahmen der präklinischen Reanimation besteht keine Empfehlung, Natriumbikarbonat ($NaHCO_3$) einzusetzen.

Basisreanimation bis EKG verfügbar

Diagnose Kammerflimmern

↓

1. Defibrillation mit 200 J (biphasisch)

↓

Basisreanimation 2 Minuten (= 5 Zyklen: HDM 30× + 2× Beatmen)

↓

Rhythmuskontrolle
Basisreanimation 2 Minunten,
danach
Abbruch der Reanimation nur, wenn Defibrillation erfolgreich
und ein Puls tastbar ist,
ansonsten

↓

2. Defibrillation mit 200 J (biphasisch)

↓

Basisreanimation 2 Minuten (= 5 Zyklen: HDM 30× + 2× Beatmen)

↓

Rhythmuskontrolle
Abbruch der Reanimation nur, wenn Defibrillation erfolgreich
und Puls tastbar ist.

↓

3. Defibrillation 200 J (biphasisch)

↓

Basisreanimation 2 Minuten (= 5 Zyklen: HDM 30× + 2× Beatmen)

↓

Rhythmuskontrolle
Abbruch der Reanimation nur, wenn Defibrillation erfolgreich
und Puls tastbar ist.

↓

i.v./i.o. Zugang + 1 mg Adrenalin i.v./i.o.und 300 mg Amiodaron i.v./i.o.

↓

4. Defibrillation mit 200 J (biphasisch)
Basisreanimation 2 Minuten (= 5 Zyklen: HDM 30× + 2× Beatmen)

↓

Rhythmuskontrolle
Abbruch der Reanimation nur, wenn Defibrillation erfolgreich
und Puls tastbar ist,
ansonsten

↓

5. Defibrillation mit 200 J (biphasisch)
Adrenalin i.v./i.o.

↓

Defibrillation und Medikation im Wechsel mit Basisreanimation
Adrenalin 1 mg i.v./i.o. nach jeder 2. Defibrillation

Abb. 1.11 Reanimation bei Kammerflimmern [L261]

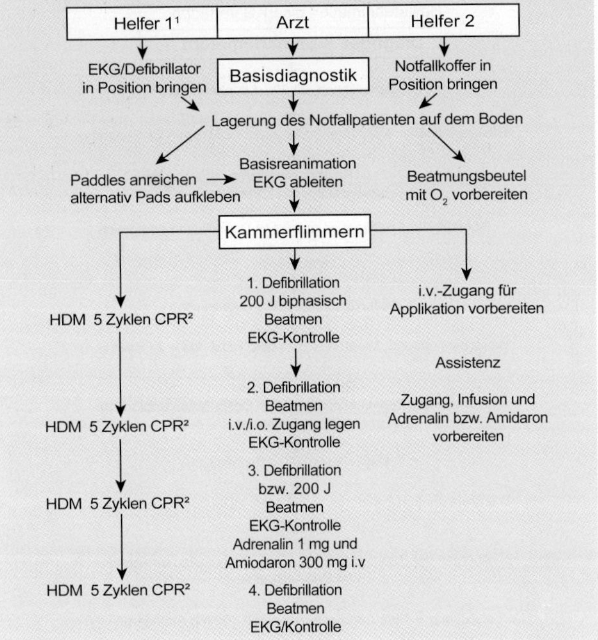

Gesicherter Atemweg (Intubation, alternativ Larynxtubus) und Kapnograpie erwägen. Intubation nur, wenn HDM nicht mehr als 5 sec unterbrochen wird.

[1] Aufgabenwechsel der beiden Helfer rechtzeitig erwägen, um die Effektivität der HDM zu sichern

[2] 1 Zyklus CPR = 30× HDM und 2× Beatmen, 5 Zyklen = 2 Minuten

Abb. 1.12 Handlungsablauf bei Reanimation bei Kammerflimmern mit drei Helfern und Ausrüstung [L261]

1.2.4 Asystolie – elektromechanische Dissoziation – pulslose elektrische Aktivität

- **Reanimation,** ▶ Abb. 1.13, ▶ Abb. 1.14.
- Medikament der Wahl ist **Adrenalin** so früh wie möglich. Dosierung: 1 mg (= 1 Amp. Suprarenin®) mit 9 ml 0,9 % NaCl als Bolus i. v. oder intraossäre Applikation, Dosierung wie oben.
- Die Repetition der Dosis 1 mg Adrenalin erfolgt alle 3–5 Minuten (= nach 2 Zyklen – 1 Zyklus = 2 Minuten CPR = 5 × 30 HDM + 2 × Beatmen).

1

Basisreanimation bis EKG verfügbar

Diagnose Asystolie/EMD/PEA[1]

Ursachen abklären (bei EMD/PEA)

Hypovolämie – Volumensubstitution
Spannungspneumothorax – Entlastung
Hypothermie – Kälteschutz
Hypoxie – Oxygenierung

↓

Basisreanimation 5 Zyklen: HDM 30× + Beatmen 2×), 2 Minuten
Rhythmuskontrolle[2]

↓

Basisreanimation 2 Minuten
Rhythmuskontrolle[2]

↓

i.v./i.o.-Zugang + Adrenalin 1 mg
Infusion i.v.

↓

Basisreanimation 2 Minuten
Rhythmuskontrolle[2]

↓

Basisreanimation 2 Minuten
Rhythmuskontrolle[2]

↓

Adrenalin 1 mg i.v./i.o.

↓

Basisreanimation 2 Minuten

↓

Adrenalin 1 mg i.v.
evtl. wiederholen alle 3–5 Minuten

[1] elektromechanische Dissoziation, pulslose elektrische Aktivität
[2] Abbruch der Reanimation nur, wenn normaler Herzrhythmus auf EKG erkennbar **und** Puls tastbar

Abb. 1.13 Reanimation bei Asystolie/EMD/PEA [L261]

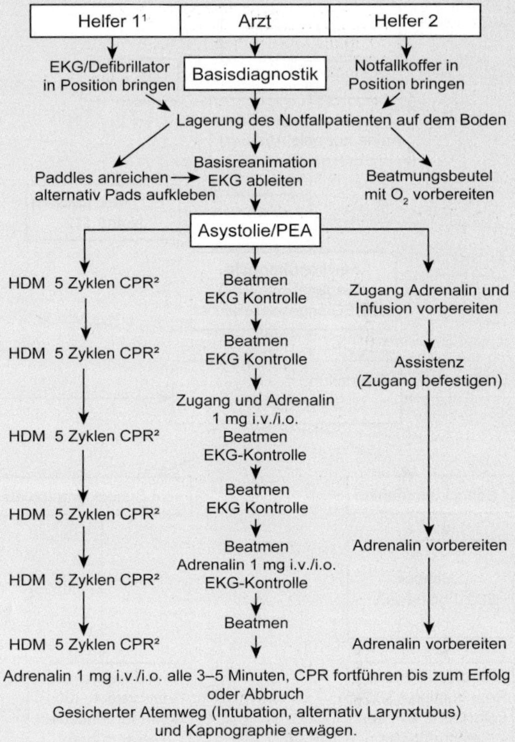

[1] Aufgabenwechsel der beiden Helfer rechtzeitig erwägen, um die Effektivität der HDM zu sichern

[2] 1 Zyklus CPR = 30× HDM und 2× Beatmen, 5 Zyklen = 2 Minuten

Abb. 1.14 Handlungsablauf bei Reanimation bei Asystolie/PEA mit drei Helfern und Ausrüstung [L261]

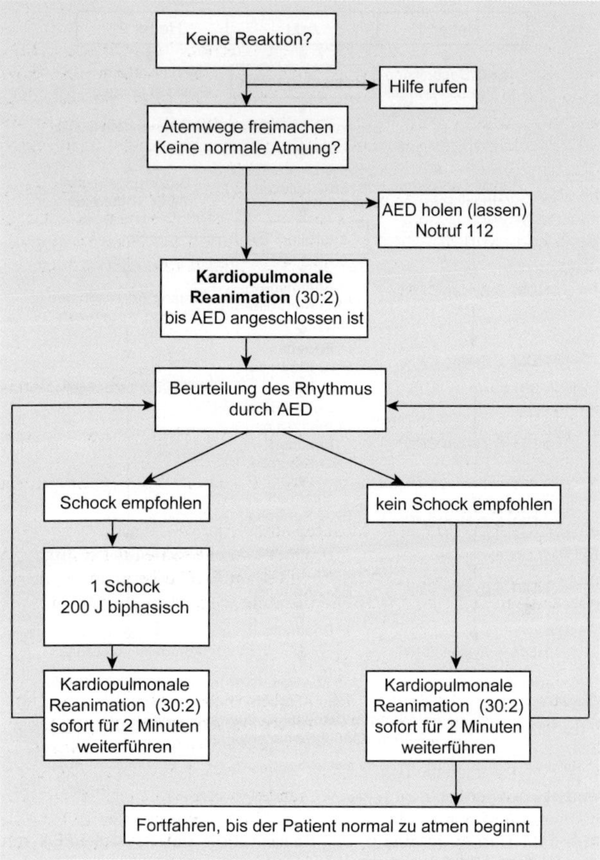

Abb. 1.15 AED-Algorithmus [L261]

1.2.5 Einsatz eines AED

Bei Verwendung eines automatisierten externen Defibrillators (AED), der computergestützt mit einer Sensitivität von 92–100 % und einer Spezifität von 94–100 % über großflächige Klebelektroden das EKG analysiert und bei Erkennen eines defibrillationswürdigen Rhythmus per Sprachanweisung zur Defibrillation auffordert, ist der nachfolgende Algorithmus zu verwenden (▶ Abb. 1.15).
Der integrierte Computer analysiert 2–3 EKG-Segmente im Hinblick auf Amplitude, Frequenz und Flankensteilheit über 3 Sekunden. Darüber hinaus wird die Thoraximpedanz gemessen zur Überprüfung des Elektrodenkontakts. Somit können eine Analyse und eine Defibrillation innerhalb von 9–15 Sekunden erfolgen.

1.2.6 Erfolg der Reanimation

Ein Erfolg einer Reanimation bei Erwachsenen ist dann eher zu erwarten, wenn

- der Stillstand beobachtet war und sofort von Notfallzeugen mit den Basismaßnahmen begonnen wurde,
- primär ein Kammerflimmern vorliegt, das kurzfristig defibrilliert werden kann,
- innerhalb der ersten 10 Minuten eine Remission eintritt.

Bei Herzinfarktpatienten mit Kammerflimmern sollte die Reanimation nicht beendet werden, bis eine Nulllinie im EKG erkennbar ist, da oft über längere Zeit eine elektrische Instabilität des Herzens besteht.

1.2.7 Abbruch der Reanimation

Als zuverlässiges Kriterium für den Abbruch einer korrekt durchgeführten, aber erfolglosen Reanimation gilt aus medizinischer und juristischer Sicht nur das endgültige Scheitern der Wiederbelebung des Herzens. So wird man im Allgemeinen die Herz-Lungen-Wiederbelebung abbrechen, wenn bei normothermen Erwachsenen bei korrekt durchgeführter Technik nach 30 Minuten kein Erfolg der Maßnahmen erkennbar ist bzw. die Reanimierbarkeit des kardiovaskulären Systems als unwahrscheinlich angesehen werden muss. Dazu zählen folgende Kriterien:

- keine elektrische Spontanaktivität (Nulllinien-EKG) über einen Zeitraum von mehr als 30 Minuten,
- Zeichen elektromechanischer Entkoppelung (deformierte Kammerkomplexe im EKG, ohne dass an den großen Arterien ein Puls tastbar ist).

Bei Vorliegen dieser Zeichen kann von einem definitiven und irreversiblen Hirntod ausgegangen werden, sofern der Patient normotherm ist und keine besonderen Umstände vorliegen.
Bei **Kindern**, unterkühlten Patienten und bei Fällen von Zustand nach Ertrinken oder Intoxikation müssen Reanimationsmaßnahmen dagegen über die angegebene Zeitspanne hinaus bis zur Wiedererwärmung bzw. Detoxikation fortgeführt werden. Erst danach ist eine Entscheidung über das Beenden der Bemühungen medizinisch sinnvoll.
Bei Patienten mit Schrittmacher ist daran zu denken, dass durch das noch funktionierende Aggregat ein Rhythmus vorgetäuscht werden kann.
Bei Patienten mit Verdacht auf ein thromboembolisches Geschehen als Stillstandsursache sollte besonders in Verbindung mit einer Lysetherapie auch deutlich länger als 30 Minuten reanimiert werden, ebenso wie bei hypothermen Patienten.
Eine kardiopulmonale Reanimation kann beendet werden, wenn während der Maßnahmen eine glaubwürdige Willensäußerung des Patienten bekannt wird, z. B. durch Aussagen von nahen Verwandten wie Kindern, Eltern oder Geschwister oder bei Vorliegen eines entsprechenden Schriftstücks („DNAR"), dessen Gültigkeit verifiziert werden konnte. Auch das Bekanntwerden entsprechender anamnestischer Angaben (z. B. Terminalstadium einer unheilbaren Krankheit, terminales Organversagen mit nicht behebbarer Ursache) rechtfertigt den frühzeitigen Abbruch der Maßnahmen. In der Regel muss sich der behandelnde Arzt jedoch an der vorliegenden Anamnese und der mutmaßlichen Diagnose orientieren. Das Alter kann bei der Entscheidung eine Rolle spielen, ist aber nur ein ungenauer Prädiktor. Die Festlegung des biologischen und damit definitiven Todes bzw. des sicheren Hirntodes ist unter Reanimationsbedingungen nicht sicher möglich. Bewusstlosigkeit und Reaktionslosigkeit auf Schmerzreiz, anhaltend weite und reaktionslose Pupillen sowie das Fehlen von Spontanatmung und Hirnstammreflexen geben zwar Hinweise auf eine wahrscheinlich schlechte zerebrale Prognose, dürfen aber nicht allein zur Aufgabe der Reanimationsbemühungen führen. So können z. B. eine Barbituratintoxikation oder eine Unterkühlung die Fehleinschätzung der neurologischen Symptomatik begünstigen. Durch Stoffwechseldepression und verminderten Sauerstoffverbrauch kann bei diesen Patienten die Zeit, die für eine effektive kardiale und zerebrale Wiederbelebung benötigt wird, deutlich verlängert sein.
In die Entscheidung über einen Reanimationsabbruch fließen auch Fakten wie Dauer des Kreislaufstillstands und Zeitpunkt des Beginns der Reanimation, Intervall bis zur 1. Defibrillation und die Phase der

erweiterten Reanimationsmaßnahmen bei anhaltender Asystolie und nicht behebbarer Ursache mit ein. Die grundsätzliche Entscheidung des Arztes ist eine individuelle Entscheidung, für die es keine harten Orientierungspunkte geben kann.

1

1.3 Lagerung

Stabile Seitenlage:

- Indikation: bewusstseinsgetrübter oder bewusstloser Patient, der nicht intubiert ist.
- Durchführung ▶ Abb. 1.16.
- Besonderheiten:
  - Bei V.a. HWS-Verletzung evtl. vorherige Stabilisierung mit Stifneck®.
  - Kopf in Seitenlage strecken, sonst Verlegung der Atemwege möglich.
  - Thoraxtrauma: Lagerung auf der verletzten Seite.
  - Kombination mit Kopftieflage möglich.

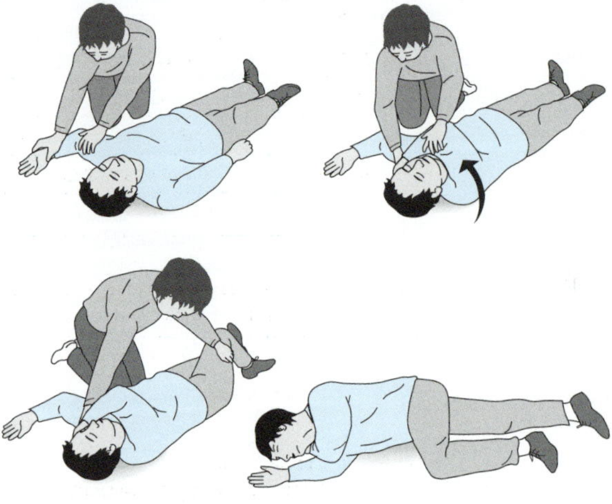

Abb. 1.16 Stabile Seitenlage [L157]

1.4 Oxygenierung

1.4.1 Freihalten der Atemwege

Pharyngealtuben

Größen ▶ Tab. 1.3.

Tab. 1.3 Pharyngealtuben: Größen

Patientengruppe	Oropharyngealtuben (Guedel-Tuben)	Nasopharyngealtuben (Wendl-Tuben)
Frühgeboren	Größe 000	
Neugeborene	Größe 00	
Kleinkinder	Größe 0	
Kinder	Größe 1	Größe 20–24 Ch
Jugendliche	Größe 2	Größe 26 Ch
Frauen	Größe 3	Größe 28 Ch
Männer	Größe 4–5	Größe 30–32 Ch

CAVE
Auslösung von Erbrechen und Regurgitation beim nicht tief Bewusstlosen, insbesondere durch (zu große) Guedel-Tuben.

Endotracheale Intubation

Indikation:

- Atemstillstand, kardiopulmonale Reanimation,
- Aspirationsgefahr, z. B. erloschene Schutzreflexe, Gesichtsschädeltrauma,
- schweres Schädel-Hirn-Trauma mit GCS < 7,
- Polytrauma,
- hämorrhagischer Schock,
- Zustand nach Ertrinken,
- Unmöglichkeit der suffizienten Maskenbeatmung,
- schwere Ateminsuffizienz unterschiedlicher Genese, z. B. Lungenödem, Inhalationstrauma.

Vorgehen:
- Instrumentarium (Funktionskontrolle) und Medikamente vorbereiten.
- Sicherer venöser Zugang, Infusion.
- Ausreichende Präoxygenierung (Sauerstoffinhalation über 60–90 Sekunden), wenn Atmung noch vorhanden.
- Lagerung (Schnüffelstellung).

Endotrachealtuben: Richtwerte ▶ Tab. 1.4.

Tab. 1.4 Endotrachealtuben

Patientenalter	Endotrachealtubus[1]	Intubationstiefe[2]
Frühgeborene	2,5 mm – ungeblockt	
Neugeborene	3,0 mm – ungeblockt	12 cm
6 Monate	3,5 mm – ungeblockt	13 cm
18 Monate	4,0 mm – ungeblockt	14 cm
3 Jahre	4,5 mm – ungeblockt	15 cm
5 Jahre	5,0 mm – ungeblockt	16 cm
6 Jahre	5,5 mm – ungeblockt	17 cm
8 Jahre	6,0 mm – ungeblockt (Cuff)	19 cm
12 Jahre	6,5 mm – ungeblockt (Cuff)	20 cm
Frauen	7,0–7,5 mm	
Männer	7,5–8,5 mm	

[1] Die angegebene Größe ist als Richtwert anzusehen. Individuell unterschiedlich kann ein größerer oder kleinerer Tubus Verwendung finden.
[2] Intubationstiefe: Zahnreihe bis Tubusspitze.

Merke: Langsam – nach Gehör – blocken: Minimalen Manschettendruck verwenden; richtige Tubuslage kontrollieren, ggf. Bestätigung der Tubenlage durch Kapnografie oder besser Kapnometrie.

CAVE

Gefahren: Fehlintubation, einseitige (rechts-)endobronchiale Platzierung.

Larynxtubus

Indikationen: Alternative zur Intubation zum Freihalten der Atemwege. *Vorteile:* schnelle, einfache Platzierbarkeit. Sichere Beatmung möglich. *Nachteile:* kein 100-prozentiger Aspirationsschutz, keine endotracheale Absaugbarkeit.
Lage des Tubus und Bezeichnungen ▶ Abb. 1.17, ▶ Abb. 1.18.

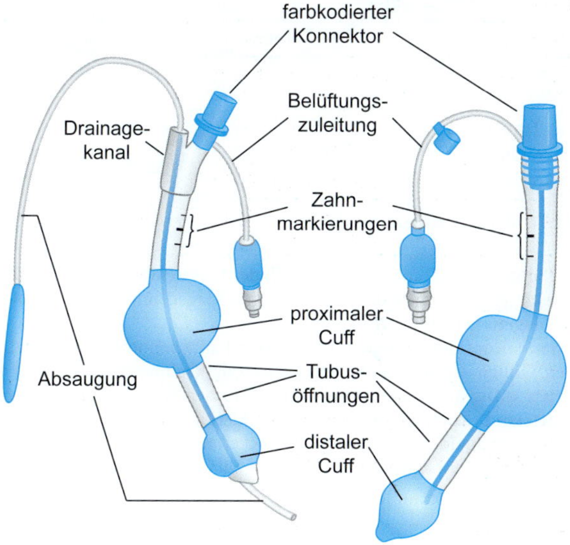

Abb. 1.17 Larynxtubus – 2 Varianten [L231]

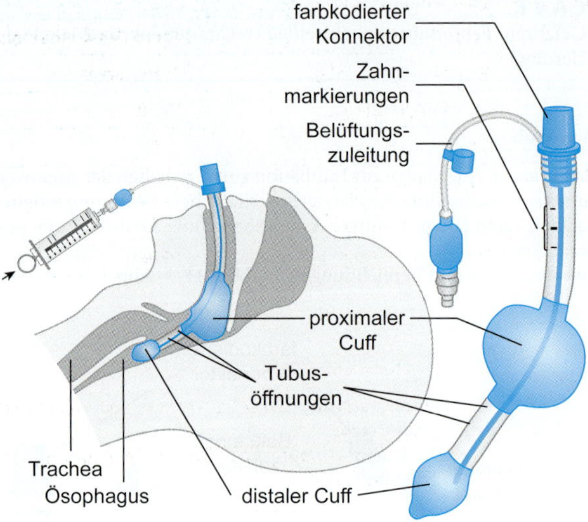

Abb. 1.18 Larynxtubus: Lage [L231]

Im Rahmen der Reanimation hat sich der Larynxtubus mit einem Suktionslumen (LTS) bewährt, mit dem eine Magensonde zur Entlastung des Magens gelegt werden kann.

Technik: Kopf des Patienten mit der Hand anheben und Hals überstrecken. Öffnen des Munds mit dem Kreuz- oder Daumengriff. Blindes Einführen mittig mit Kontakt zum harten Gaumen bis zu einem federnden Widerstand. Kontrolle der (Zahn-)Markierung am Tubus, die im Bereich der Schneidezähne liegen soll. Blocken mit der farbkodierten Spritze. Bei korrekter Lage blockt der distale Cuff den Ösophagus. Fixierung. Größen ▶ Tab. 1.5.

Tab. 1.5 Larynxtuben: Größen

Größe	Patient	Farbe des Konnektors
0	Neugeborenes (< 5 kg)	Transparent
1	Säugling (5–12 kg)	Weiß
2	Kinder (12–15 kg)	Grün
3	Erwachsene (< 155 cm)	Gelb
4	Erwachsene (Frau, 155–180 cm)	Rot
5	Erwachsene (Mann, > 180 cm)	Violett

1.4.2 Beatmung

Beatmungsmöglichkeiten

- Atemspende: Mund-zu-Nase, Mund-zu-Mund, bei Säuglingen Mund-zu-Mund-und-Nase,
- **Beatmung mit Beutel-Masken-System** (unter Verwendung eines Reservoirs mit Sauerstoff).

CAVE

Gefahren: Hoher Beatmungsdruck → Blähung des Magens → Auslösen von Erbrechen → Atemwegsverlegung, Aspiration.

Richtwerte ▶ Tab. 1.6, ▶ Tab. 1.7, ▶ Tab. 1.8.

Tab. 1.6 Richtwerte zur Maskenbeatmung

Patientengruppe	Maske [Größe]	Frequenz [l/min]
Früh- und Neugeborene	0	40–50
Kleinkinder	1	20
Frauen	2–3	10–15
Männer	3–5	10–15

1

Tab. 1.7 Anhaltswerte wichtiger Parameter

Alter	Atmung [min]	$RR_{syst.}$ [mmHg]	Puls [/min]	Gewicht [kg]	Tubusgröße [mm ID[1]]
Frühgeborene	50	40	140	1	2,5/12
Neugeborene	50	80	140	2–4	3,0/14
1 Mon.	35–40	80	120	4	3,5/16
6 Mon.	20–30	90	130	6	3,5/16
1 Jahr	20–30	95	130	10	4,0/18
2 Jahre	20–30	100	120	10–15	4,5/20
4 Jahre	20–30	100	100	15	5,0/22
6 Jahre	15–20	105	100	20–25	5,5/24
8 Jahre	12	110	90	25–30	6,0/26
10 Jahre	12	120	80	30–40	6,5/28

[1] ID: Innendurchmesser
Die Tubusgröße 2,5/12 bis 5,0/22 ungeblockt.

Tab. 1.8 Richtgrößen für Absaugkatheter bei Kindern

Alter	Absaugkatheter
Neugeborene	6 F
6 Monate	8 F
18 Monate	8 F
3 Jahre	8 F
5 Jahre	10 F
6 Jahre	10 F
8 Jahre	10 F
12 Jahre	10 F

Merke: Zur Beatmung von Kindern Masken mit kleinem Totraum verwenden.

- **Maschinelle (automatische) Beatmung:**
  Grundeinstellungen des Beatmungsgeräts:

FiO_2	1,0 (ohne S_aO_2)
AMV	100 ml/kg KG
AZV	10 ml/kg KG
F	10/min
$F_{AW\,MAX}$	< 40 torr
PEEP	+ 5 cmH_2O
I:E	2:1, 1:1

- Vorgehen ▶ Abb. 1.19.

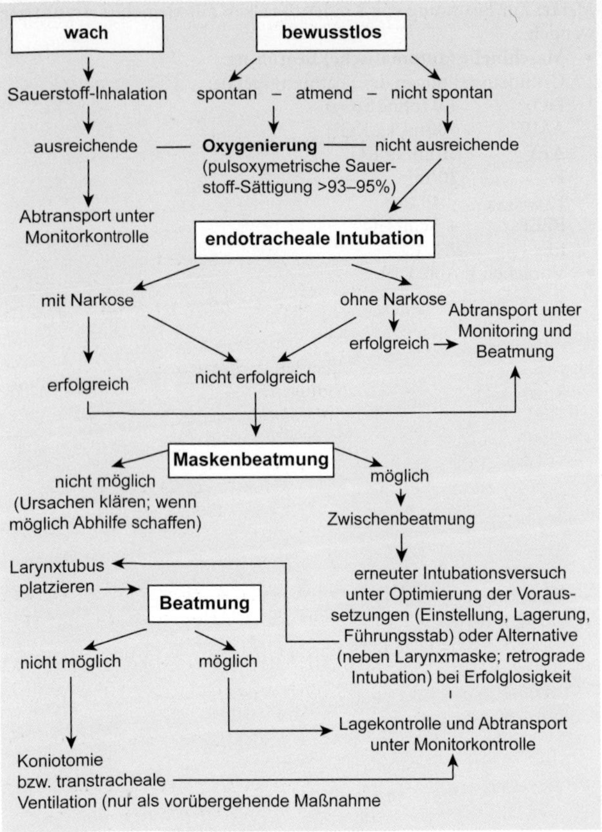

Abb. 1.19 Algorithmus bei einem respiratorisch insuffizienten Notfallpatienten (Sefrin) [L261]

1.5 Narkose im Rettungsdienst

1.5.1 Ziel und Indikation

Zielsetzung

Die Ziele der Narkose im Rettungsdienst sind:

- Analgesie,
- Hypnose, Amnesie, Anxiolyse,
- Optimierung der Oxygenierung, Normokapnie,
- Sicherstellung der Vitalfunktionen,
- Beeinflussung der Funktion von Organsystemen,
- Sicherung der Transportfähigkeit.

Im Rettungsdienst stehen nur wenige Narkoseverfahren unter deutlich erschwerten Bedingungen zur Verfügung.

Der Notarzt wird dabei mit folgenden Problemen konfrontiert:

- Ungewohnte Umgebungsbedingungen.
- Notfallpatient gilt als nicht nüchtern.
- Hemmschwelle vor der Intubation.
- Unbekanntes Assistenzpersonal, kein eingespieltes Team.
- Equipment und Monitoring sind oftmals unzureichend.
- Eingeschränkte Auswahl an Medikamenten.

Indikation zur Narkoseeinleitung

- Trauma: Polytraumatisierung, Schädel-Hirn-Trauma (Glasgow Coma Scale < 9), Thoraxtrauma, schwerer Schockzustand, operative Versorgung nach Klinikaufnahme.
- Sicherung der Atemwege: intrakranielle Blutung, Gesichtsschädeltrauma, Verbrennungen, Inhalationstrauma, Schwellneigung im Gesicht oder Atemwegsbereich.
- Sicherstellung der Oxygenierung: respiratorische Insuffizienz, Lungenödem, Status asthmaticus.
- Sonstige: Status epilepticus, anderweitig nicht ausreichende Analgesie, Rettung von Eingeklemmten, Transport im Rettungshubschrauber.

Die präklinische Einleitung einer Narkose muss auch unter dem Blickwinkel einer Verbesserung der endgültigen Überlebensrate gesehen werden. Bei Traumapatienten konnte eine Verkürzung der Liegedauer auf der Intensivstation durch frühzeitige Intubation und Beatmung am Unfallort gezeigt werden.

1

1.5.2 Medikamente

Im Rettungsdienst steht nur eine begrenzte Auswahl an Narkotika zur Verfügung. Kurz wirksame, gut steuerbare, intravenös zu applizierende Substanzen mit geringer Nebenwirkungsrate sind für den Einsatz im Rettungsdienst wünschenswert. Volatile Anästhetika finden hier keine Anwendung. Muskelrelaxanzien sind bei entsprechender Narkosetiefe im Rettungsdienst weitgehend entbehrlich. Der Einsatz von Muskelrelaxanzien im Rettungsdienst bedarf der kontinuierlichen Erfahrung aus dem klinischen Bereich. Die folgende Zusammenstellung der am häufigsten im Rettungsdienst verwendeten Narkotika beschränkt sich auf die für den Notfalleinsatz relevanten Informationen.

Hypnotika

Thiopental (Trapanal®):

- Kurz wirksames Barbiturat (ca. 5 Minuten). Sichere, schnelle Schlafinduktion, keine analgetische Wirkung, hirndrucksenkend, antikonvulsiv, kardiodepressiv.
- **Kontraindikationen:** Asthma bronchiale, dekompensierte Herzinsuffizienz, akuter Myokardinfarkt.
- **Dosierung:** 2–5 mg/kg KG streng i. v., Dosisreduktion bei Hypovolämie und geriatrischen Patienten. 500 mg Trockensubstanz mit 20 ml Aqua ad inj. auflösen (2,5 %-Lösung: 1 ml = 25 mg Wirksubstanz).

Propofol (Disoprivan®)

- Zentral wirkendes Narkotikum, schneller Wirkungseintritt, kurze Wirkdauer, kardiodepressiv.
- **Kontraindikationen:** Kinder < 3 Jahre, Hypovolämie, dekompensierte Herzinsuffizienz.
- **Dosierung:** 1,5–2,5 mg/kg KG i. v., bei geriatrischen Patienten evtl. Dosisreduktion.

Sedativa

Midazolam (Dormicum®):

- Kurz wirksames Benzodiazepin (ca. 15–30 Minuten). Wirkt sedierend, anxiolytisch, antikonvulsiv, bewirkt retrograde Amnesie. In höheren Dosierungen hypnotisch und stark schlafauslösend, jedoch gegenüber Barbituraten erheblich langsamerer Wirkungseintritt. In höheren Dosen atemdepressiv. Keine analgetische Wirkung, relativ geringe Kreislaufwirkungen. Paradoxe Wirkung möglich. Nebenwirkungsarmes Sedativum.

- **Dosierung:** 0,15–0,2 mg/kg KG i. v., starke individuelle Schwankungen. 3 Ampullengrößen: 3 ml = 15 mg Wirksubstanz; 1 ml = 5 mg Wirksubstanz; 5 ml = 5 mg Wirksubstanz (Verwechslungsgefahr!).

Analgetika

Nicht BTM-pflichtige Analgetika sind zur Einleitung einer Narkose ungeeignet (Ausnahme: Ketamin). Opioide sind im Rettungsdienst oft nicht verfügbar. Zumindest Fentanyl sollte vorhanden sein.

Fentanyl (4,5 PtFentanyl-Janssen®):
- Ca. 125fach höhere analgetische Potenz gegenüber Morphin. Atemdepressiv, emetisch wirksam, nur geringe Kreislaufdepression, Hypotonie, Bradykardie, Erhöhung des Tonus der Bronchialmuskulatur.
- **Dosierung:** initial 0,1–0,3 mg. Zur Aufrechterhaltung der Narkose nach Intubation 0,05–0,1 mg i. v. alle 30 Minuten. Ampullen zu 2 ml und 10 ml; 1 ml = 0,05 mg Wirksubstanz.

Muskelrelaxanzien

- Muskelrelaxanzien dürfen nur bei sicherem Beherrschen von Intubation und Maskenbeatmung eingesetzt werden.
- Es kommen nur kurz wirksame Relaxanzien infrage, z. B. Succinylcholin mit sehr schnellem Wirkeintritt (Dosierung: 0,5–1,0 mg/kg KG).

> **CAVE**
> Gefahren: ausgeprägte Muskelfaszillationen. Anstieg des intragastralen Drucks → Regurgitation.

Sonstige

- **Ketamin** (Ketanest S®):
  - Chemische Verwandtschaft zu Halluzinogenen. Als Monoanästhetikum geeignet, sowohl analgetisch als auch amnestisch wirksam. Einziges intravenöses Anästhetikum, das eine Kreislaufstimulation bewirkt. Muskeltonus der oberen Atemwege und Schutzreflexe bleiben oft erhalten, dennoch *Aspiration möglich* (nicht nüchterne Patienten immer intubieren!). Stark gesteigerte Speicheldrüsensekretion. Beim Status asthmaticus gut geeignet. Steigert Hirndruck unter Spontanatmung.

   - **Kontraindikationen:** ACS, Hypertonie, manifeste Herzinsuffizienz, Klappenvitien, Hyperthyreose, perforierende Augenverletzung, Epilepsie und psychiatrische Erkrankungen.
   - **Dosierung:** 0,5–1 mg/kg KG i. v. zur Narkoseeinleitung. Zur Vermeidung von bizarren Albträumen Kombination mit Benzodiazepin empfehlenswert. Notfallschmerzbehandlung: 0,1–0,25 mg/kg KG i. v.; als 0,5 %-Lösung (1 ml = 5 mg Wirksubstanz) und 2,5 %-Lösung (1 ml = 25 mg Wirksubstanz) im Handel (Verwechslungsgefahr!).
- **Etomidate** (Hypnomidate®):
   - Einleitungshypnotikum. Geringe Beeinträchtigung des Kreislaufs, kurze Wirkdauer (ca. 5 Minuten), keine analgetische Wirkung, Auftreten von Myoklonien und Dyskinesien, nur geringe Dämpfung des Intubationsreizes, große Sicherheitsbreite. Führt schon bei einmaliger Gabe zu einer adrenorenalen Insuffizienz.
   - **Kontraindikationen:** bekannte Nebennierenrindeninsuffizienz.
   - **Dosierung:** 0,15–0,3 mg/kg KG i. v.; zur Vermeidung von Myoklonien und Minderung des Intubationsreizes Kombination mit Fentanyl, z. B. 0,1 mg, empfehlenswert. Ampullen zu 10 ml = 20 mg Wirksubstanz.

1.5.3 Durchführung einer Narkose

Ablauf

Zur Durchführung einer präklinischen Narkose benötigt man:
- Sicher befestigten venösen Zugang.
- Monitoring: EKG, Pulsoxymetrie, Blutdruckmessung, Kapnografie.
- Instrumentarium: Laryngoskop mit passendem Spatel (Größe 3), Tubus (8 mm Innendurchmesser) mit Einführungsstab, Gleitgel, Blockerspritze.
- Ausreichend aufgezogene Medikamente.
- Funktionsfähige Absaugvorrichtung.

Während der Vorbereitungszeit den Patienten über eine Maske Sauerstoff mit hohem Flow (6–12 l/min) spontan atmen lassen (Präoxygenierung). Nach der Injektion der Einleitungsmedikamente werden eine direkte Laryngoskopie bei ausreichender Narkosetiefe und eine endotracheale Intubation durchgeführt. Abschließend Lagekontrolle durch Auskultation und Fixation des Tubus. Dabei Beatmung mittels Beutel oder Notfallrespirator.

Grundregeln

- Arbeiten Sie mit den Substanzen, deren Indikationen und Kontraindikationen Sie kennen.
- Machen Sie sich mit den Dosierungen der Substanzen vertraut.
- Intubation nicht um jeden Preis, die Oxygenierung ist vorrangig.
- Verzichten Sie nicht auf adäquates Monitoring.
- Die Bewältigung heikler Situationen lässt sich bis zu einem gewissen Grad in der Klinik oder in der Praxis eines niedergelassenen Kollegen trainieren.

Beatmung während der Narkose im Rettungsdienst

Nachteil einer manuellen Beatmung mit konventionellen Beatmungsbeuteln ist die Limitierung der erreichbaren inspiratorischen Sauerstoffkonzentration. Außerdem liegt bei manueller Beatmung eine Tendenz zur stärkeren Hyperventilation vor. Mit der nachfolgenden Respiratoreinstellung liegt bei den meisten Patienten der $PaCO_2$ zwischen 30 und 35 mmHg und damit im gewünschten Bereich:

- FiO_2 = 1,0,
- Atemhubvolumen 10 ml/kg KG,
- Atemfrequenz 10/min,
- PEEP + 5 cmH_2O,
- Drucklimitierung 30–40 cm H_2O (falls möglich).

Zuverlässige Messmöglichkeiten des endexspiratorischen CO_2 sind im Rettungsdienst inzwischen gängig.
Eine kontrollierte Beatmung lässt sich auch ohne Muskelrelaxation bei ausreichender Narkosetiefe durchführen. Eine Reduktion der FiO_2 ist, falls am Gerät durchführbar, unter Verwendung der Pulsoxymetrie möglich. Bei zu hohem Spitzendruck lässt sich durch Reduktion des Hubvolumens bei gleichzeitiger Anpassung der Beatmungsfrequenz ein ausreichendes Atemminutenvolumen gewährleisten.
Plötzlich steigender Beatmungsdruck ist ein Hinweis auf nachlassende Narkosetiefe oder verminderte Compliance der Lunge (z. B. Entwicklung eines Pneumothorax!).

1.5.4 Spezielle Situationen

Patentrezepte zur Durchführung einer Narkose im Rettungsdienst gibt es nicht. Die hier vorgestellten Narkosekonzepte haben sich in der Praxis bewährt und sollen eine **mögliche Vorgehensweise** darstellen. Die Dosierungen beziehen sich, falls nicht auf kg/KG angegeben, auf einen 75 kg schweren Patienten und eine Narkosedauer/Transportzeit von 30 Minuten.

Polytrauma

- Einleitung: Fentanyl 0,1 mg + Thiopental 3–5 mg/kg KG.
- Intubation + Beatmung.
- Fortführung: Fentanyl 0,1 mg + Midazolam 5–30 mg, evtl. Diazepam 5–20 mg.

Schädel-Hirn-Trauma

- Einleitung: Fentanyl 0,1 mg + Thiopental 3–5 mg/kg KG.
- Intubation + Beatmung.
- Fortführung: Fentanyl 0,1 mg + Midazolam 5–30 mg, evtl. Diazepam 5–20 mg.

Hämorrhagischer Schock (traumatisch/nichttraumatisch)

- Einleitung: Thiopental 1–2–4 mg/kg KG oder
  Ketamin-S 1 mg/kg KG + Etomidate 10–20 mg oder
  Ketamin-S 1 mg/kg KG + Midazolam 5–15 mg.
- Intubation + Beatmung.
- Fortführung: Midazolam 5–15 mg + Ketamin-S 50–200 mg, evtl. Fentanyl 0,2 mg.

Lungenödem (kardialer Notfall)

- Einleitung: Fentanyl 0,1 mg + Etomidate 10–20 mg oder
  Fentanyl 0,1 mg + Thiopental 1–2 mg/kg KG oder
  Fentanyl 0,1 mg + Propofol 1,5–2,5 mg/kg KG.
- Intubation + Beatmung.
- Fortführung: Midazolam 5–15 mg + Fentanyl 0,4 mg, evtl. Diazepam 5–20 mg.

Status asthmaticus (pulmonaler Notfall)

- Einleitung: Ketamin-S 1 mg/kg KG + Etomidate 10–20 mg oder
  Ketamin-S 1 mg/kg KG + Midazolam 5–15 mg oder
  Midazolam 5–15 mg + Etomidate 10–20 mg.
- Intubation + Beatmung.
- Fortführung: Midazolam 5–15 mg + Ketamin-S 50–200 mg, evtl. Fentanyl 0,2 mg.

1.5.5 Komplikationen

Komplikationsraten von 30 % sind Grund für die häufig geübte Zurückhaltung bei der Indikationsstellung. Viele Komplikationen sind absehbar und lassen sich bei bedachter Vorgehensweise verhindern.

Aspiration

Jeder Notfallpatient gilt als nicht nüchtern und ist somit aspirationsgefährdet. Bewährt hat sich folgende Vorgehensweise, um Erbrechen während der Einleitung zu vermeiden:

- Präoxygenierung.
- Oberkörperhochlagerung ca. 30°.
- Funktionsbereite Absaugvorrichtung.
- Maskenbeatmung vermeiden.
- Laryngoskopie erst bei ausreichender Narkosetiefe.
- Tubus sofort nach Positionierung blocken.

Die Verwendung von Substanzen mit schnellem Wirkungseintritt verkürzt die Zeit bis zur Intubation und damit die Aspirationsgefahr.

Die schwierige Intubation

Warnsignale für eine zu erwartende schwierige Intubation sind

- kurzer Hals, Adipositas,
- vorstehende Schneidezähne und Prognathie,
- eingeschränkte Mundöffnung,
- nicht reklinierbarer Kopf,
- Verletzungen im Mund-Rachen-Bereich.

In diesen Fällen sollte man immer auf eine erschwerte Intubation vorbereitet sein. Als Alternative kann der Einsatz eines Larynxtubus in Betracht gezogen werden. Unter Umständen muss dann die Indikation zur Narkoseeinleitung enger gestellt werden.

Vorgehen bei fehlgeschlagener Intubation

- Ruhe bewahren, keine Panik!
- Patienten über Maske beatmen.
- Keine Muskelrelaxanzien (Spontanatmung ausgeschlossen).
- Optimale Lagerung in „Schnüffelstellung“ (Kopf 10 cm erhöht und Hals leicht überstreckt).
- Patient zu wach?
- Erneuter Intubationsversuch.
- Maskenbeatmung, falls Intubation misslungen.

- Intubationsversuch mit dünnerem Tubus und vorstehendem Einführungsstab.
- Bei nicht möglicher Intubation: Maskenbeatmung und Rückkehr zur Spontanatmung.
- Transport zur Klinik unter assistierter oder, falls nötig, kontrollierter Maskenbeatmung.
- Einsatz einer Larynxmaske erwägen.
- Keine Beatmung möglich: Koniotomie als Ultima Ratio.

1.5.6 Hilfsmittel

Kapnometrie/Kapnografie

Die Kapnometrie ist ein Verfahren, um den Gehalt des CO_2 in der Ausatemluft zu messen und zu überwachen. Die Messung des Kohlendioxids kann auf mehreren Wegen erfolgen. Die grafische Darstellung des endexspiratorischen CO_2 ($etCO_2$) wird als Kapnografie bezeichnet und umfasst den gesamten Atemzyklus, während die alleinige Messung und Darstellung der endexspiratorischen CO_2-Konzentration als Kapnometrie bezeichnet wird. Als kontinuierliches, nichtinvasives Messverfahren ist die Überwachung der CO_2-Atemgaskonzentration in gleicher Weise wie die Pulsoxymetrie geeignet, die begrenzten klinischen Wahrnehmungsfähigkeiten des Arztes zu unterstützen und frühzeitig auf sich entwickelnde bzw. bestehende Komplikationen aufmerksam zu machen.

Die Kapnografie kann
- nicht nur Komplikationen erkennen, sondern die laufende Beatmung überwachen und
- damit für jeden Atemzug ein Echtzeit-Feedback liefern sowie
- eine objektive Bestätigung der klinischen Beurteilung statt einer subjektiven Einschätzung liefern.

Es gibt zwei Verfahren der Messung des $etCO_2$ – das Hauptstrom- und das Nebenstromverfahren. Beim Hauptstromverfahren wird die Messung im Schlauchsystem direkt am Endotrachealtubus im Gasstrom vorgenommen. Bei der Messung im Nebenstromverfahren erfolgt diese patientenfern, wobei aus dem Gasstrom eine geringe Luftmenge über eine Saugleitung der Messeinrichtung zugeführt wird. Neben diesen beiden quantitativen Messverfahren gibt es auch die semiquantitative CO_2-Bestimmung auf kolometrischer Basis.

Die Messung beruht auf dem Einsatz von infrarotem Licht mit einer definierten Wellenlänge (628 nm), das durch CO_2-Moleküle absorbiert wird. Der Normalbereich für $etCO_2$ liegt bei 33–43 mmHg, was 4,3–5,7 Vol.-% entspricht.
Mit der Kapnografie können die physiologischen bzw. die pathophysiologischen Funktionen des Metabolismus, der Perfusion und Ventilation beurteilt werden. Die Kapnografie bzw. Kapnometrie ist die sicherste Methode zur Überprüfung des endotrachealen Tubus, nachdem klinische Zeichen hierfür nicht immer zuverlässig sind. Die Kapnografie erkennt eine Tubusdislokation sofort, wobei sich die Kurve sofort verändert. Sie erkennt aber auch, ob das Atemvolumen dem Bedarf des Patienten entspricht. Eine weitere Indikation ist die Überwachung des Herzzeitvolumens bei Kreislaufstillstand. Anhand des $etCO_2$ können Tiefe, Rate und Stärke der Herzdruckmassage eingeschätzt werden. Ein Wiedereinsetzen des Spontankreislaufs (ROSC) ist gleichfalls an einer Änderung des Kurvenverlaufs sichtbar. Die Messung des $etCO_2$ ist in der Lage, die Beatmung bzw. das Beatmungssystem sowohl auf gerätebedingte Fehler (z. B. Diskonnektion, Leckagen oder Obstruktion im Beatmungssystem) als auch auf patientenbedingte Störungen (z. B. Bronchospasmus) zu überprüfen.

2 Fachgebiete

2.1 Augennotfälle

2.1.1 Augenverätzungen

- **Säureverätzungen:** Meist verhindert die oberflächliche Eiweißkoagulation die Einwirkung auf tiefere Strukturen.
- **Laugenverätzungen:** Durch Kolliquationsnekrose schnelle Ausbreitung in das Augeninnere, daher meist schwerwiegendere Folgen.

Symptome

- Starke Schmerzen am betroffenen Auge,
- Lichtscheu,
- akute Sehverschlechterung,
- starker Tränenfluss,
- Blepharospasmus, Abwehrhaltung,
- Unruhe, Angst.

Diagnostik

- Anamnese: Arbeiten mit ätzenden Substanzen.
- Fremdanamnese.
- Klinisches Bild: Bindehaut teils hyperämisch (Rötung), teils ischämisch (blass), partielle oder totale Hornhauttrübung (gekochtes Fischauge).

Lagerung

Lagerung mit erhöhtem Oberkörper.

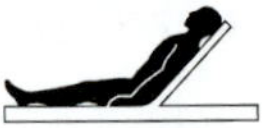

Therapie

- Schnellstmögliche Entfernung des schädigenden Stoffs. Dabei Eigenschutz beachten (Handschuhe!).
- Gegebenenfalls gewaltsame Öffnung des krampfhaften Lidschlusses.
- Evtl. lokalanästhesierende Augentropfen (z. B. Lidocain).
- Reichliche Spülung mit Wasser im Strahl, Ringer-Lösung oder besser – falls vorhanden – mit physiologischer Kochsalzlösung oder z. B. Isogutt®-Spülung entweder mit Augenspülflasche oder am liegenden Patienten von der Nasenwurzel weg zur Wange.

- Mechanische Entfernung unlöslicher oder fester Partikel (Kalk) auch aus den Bindehautsäcken mittels feuchter Wattestäbchen u. a.
- Soweit möglich, Ektropionieren des Oberlids und Reinigung der tarsalen Bindehaut.
- Gegebenenfalls Analgesie (z. B. Morphium 5–10 mg i. v.) und Sedierung, z. B. mit Midazolam (z. B. Dormicum® 1–3 mg i. v.).
- Sofern vom Patienten toleriert, sterile Bedeckung beider Augen.

CAVE
Bei Verätzung mit Zement oder ungelöschtem Kalk dürfen die Augen **nicht** mit Wasser gespült werden, da hierbei die Ätzwirkung durch das dabei entstehende Kalziumhydroxid noch verstärkt wird. Evtl. Spülung der Bindehaut mit Speiseöl.

Transport

- Nach ausreichender Spülung rascher Transport in Augenklinik.
- Evtl. Spülung während der Fahrt fortsetzen.

2.1.2 Augenverletzungen, perforierende

Perforierende Augenverletzungen führen zu einer akuten Bedrohung des Sehvermögens, primär durch die Verletzung, sekundär durch Infektion, Sekundärglaukom, Sekundärkatarakt und Netzhautablösung.

Symptome

- Meist schmerzhafte akute Sehstörung, abhängig von Fremdkörpergröße und Eindringtiefe.
- Erkennbarer Prolaps von Uvea und Glaskörper.
- Fehlender Schmerz ist kein sicheres Ausschlusskriterium für eine Perforation.
- Tränenfluss, diffuse Chemosis oder Bindehautunterblutung.

Diagnostik

- Anamnese (Fremdkörperperforation möglich oder wahrscheinlich; bei Schädel-Hirn-Trauma und Polytrauma an Augenverletzung denken; Arbeiten an Metallteilen),
- herabgesetzter Augeninnendruck,
- Entrundung der Pupille, keine Pupillenreaktion,

- sichtbare Wundöffnungen an Hornhaut und Sklera,
- Prolaps von Augengewebe.

> **CAVE**
> Schonende Augenuntersuchung, da u. U. krampfartiger Lidschluss (dadurch Herauspressen innerer Augenteile).
> Frühdiagnose für das Verbleiben des Sehvermögens entscheidend.

2

Lagerung

Lagerung mit erhöhtem Oberkörper.

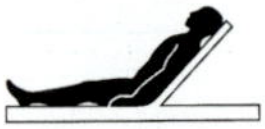

Therapie

- Keine Gabe von Augentropfen oder Salben (führt zu Verschlechterung).
- Steriler Verband ohne Druck auf den Augapfel und binokuläre Ruhigstellung durch Verband beider Augen.
- Gegebenenfalls Sedierung, z. B. mit Midazolam (z. B. Dormicum® 3–5 mg i. v.) und Analgesie, z. B. mit Fentanyl 0,1 mg.
- Fremdkörper im Auge nicht entfernen.

Transport

Auch bei dem geringsten Verdacht auf eine perforierende Verletzung möglichst umgehender Transport zur fachärztlichen, ggf. stationären Untersuchung.

2.1.3 Glaukomanfall, akutes Glaukom

Symptome

- Sehr heftige, fast unerträgliche dumpfe Schmerzen des betroffenen Auges. Ausstrahlen periorbital und in die benachbarten Gesichtspartien, aber auch in den Hinterkopf und in den Thorax oder das Abdomen.

- Plötzliche Sehverschlechterung mit Nebelsehen und Farbringen um Lichtquellen.
- Übelkeit, Erbrechen, Schwitzen, Bradykardie.
- Rotes Auge ohne Anzeichen einer Infektion (kein Sekret).
- Milchig-trübe Hornhaut, mittelweite, lichtstarre Pupille.
- Härte des Augapfels.

Diagnostik

- Schmerzanamnese,
- stark erhöhter Augeninnendruck („steinharter Augapfel") beim Palpieren des Bulbus (Lid geschlossen, Blick des Patienten nach unten),
- typisches äußeres Erscheinungsbild des betroffenen Auges.

CAVE
Durch starke Schmerzausstrahlung wird evtl. das Auge nicht als Ausgangspunkt empfunden. Fehldiagnosen: Appendizitis, Hirntumor, zerebraler Insult, Myokardinfarkt.

DD

- Intrazerebrale Prozesse,
- Hypertonie,
- neuralgisches Geschehen im Trigeminusbereich,
- Arteriitis temporalis (Morbus Horton),
- otologische, dentale und andere Prozesse.

Lagerung

Lagerung mit erhöhtem Oberkörper.

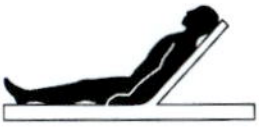

Therapie

- Intravenöse Injektion von Acetazolamid (z. B. Diamox® 500–750 mg i. v.), falls vorhanden.
- Gegebenenfalls Pilocarpin® Augentropfen 1 % im Abstand von 10 Minuten je 1 Tropfen. Evtl. zusätzlich 1 Tropfen eines lokalen Betablockers.

- Analgesie, z. B. Morphin 5–10 mg i. v.
- Gegebenenfalls Sedierung, z. B. mit Midazolam (z. B. Dormicum® 3–5 mg i. v.).

Transport

Sofortiger Transport in eine Augenklinik mit Vorverständigung (ohne die in der Regel erforderliche Operation droht innerhalb weniger Stunden eine irreversible Erblindung).

2.2 Chirurgische Notfälle

2.2.1 Abdominaltrauma

Symptome

- Hämorrhagischer Schock mit Tachykardie und Hypotonie.
- Schmerzhaftes und evtl. abwehrgespanntes Abdomen.
- Prellmarken, Hämatome, Abschürfungen.
- Evtl. Fernschmerz: bei Milzruptur in der linken Schulter, bei Leberruptur in der rechten Schulter.
- Bei offenem Abdominaltrauma Prolaps von Dünn- und Dickdarm, großem Netz.

CAVE
Häufig ausgesprochene Symptomarmut nach stumpfem Trauma mit intraabdomineller Organläsion.

Diagnostik

- Anamnese (Unfallhergang).
- Zeitlicher Zusammenhang des Auftretens der Symptome mit dem Unfall.
- Inspektion, Palpation. Bei Auskultation spärliche bis aufgehobene Darmgeräusche.

DD

Akutes Abdomen.

Lagerung

Rückenlage mit Knierolle (zur Entspannung der Bauchdecken) und Kopfpolster.

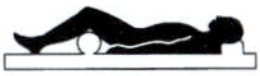

Therapie

- Mindestens ein sicherer venöser Zugang,
- Schockprophylaxe bzw. Schocktherapie,
- bei offenem Bauchtrauma sterile Abdeckung ohne Repositionsversuche,

- ggf. Schmerzbekämpfung i. v., insbesondere wegen schmerzhafter Begleitverletzungen,
- bei offenem Abdominaltrauma ggf. Narkoseeinleitung.

Transport

- Liegender Transport mit Entlastung der Bauchdecken unter laufender Infusionstherapie.
- Vorverständigung mit Hinweis auf die Verdachtsdiagnose.
- Auch bei konkurrierenden Verletzungen (z. B. Schädel-Hirn-Trauma) vorrangig primäre Kreislaufstabilisierung durch abdominalen Eingriff. Deshalb ist die Neurochirurgie nicht das primäre Transportziel.

2.2.2 Akutes Abdomen

Das Krankheitsbild stellt lediglich die Beschreibung eines Zustands dar, hinter dem sich eine Vielzahl von Erkrankungen verbergen kann.

Symptome

Gemeinsame Leitsymptome

- Plötzlich auftretende, heftige Bauchschmerzen (umschrieben, diffus), meist mit Übelkeit.
- Störung der Darmperistaltik, Meteorismus, Erbrechen.
- Druckschmerzhaftigkeit, Loslass-, Klopfschmerz.
- Reflektorische Abwehrspannung: Patient liegt mit angezogenen Beinen im Bett, evtl. harter Bauch.
- Schocksymptomatik: Tachykardie, Blässe, evtl. Exsikkose, Unruhe.

Lagerung

Entlastende Lagerung mit Knierolle und Kopfpolster.

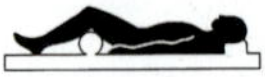

Therapie

- Sicherer venöser Zugang,
- Analgetikagabe mit genauer Dokumentation bzgl. Zeitpunkt und Dosierung, z. B. Tramadol, z. B. Fentanyl 0,1 mg,
- ggf. Antiemetika, z. B. Dimenhydrinat (z. B. Vomex® A) 1 Amp. i. v.,
- Dokumentation der Befunde vor Gabe der Analgetika,

- Wärmeerhaltung,
- absolutes Ess-, Trink- und Rauchverbot.

Transport

Schonender Transport in ein Krankenhaus (liegend mit Entlastung des Bauchraums) mit entsprechenden Diagnosemöglichkeiten (Röntgen, CT, Sonografie, Endoskopie) wegen der Tendenz zur raschen Verschlimmerung.

2.2.3 Amputation

Therapie

- Bei unvollständiger Abtrennung unbedingt alle noch vorhandenen Gewebebrücken erhalten (auch schmale und unscheinbar aussehende Stränge können Gefäße und Nerven enthalten!).
- Bei nicht in angemessener Zeit zu befreiender eingeklemmter Extremität Vervollständigung der Amputation oder Notamputation (nur bei akutester vitaler Gefährdung des Verletzten).
- Schonende Befreiung.
- Bei offenen Wunden sofort steriler Verband.
- Bei arterieller Blutung direkte Kompression, Druckverband, wenn möglich evtl. Tourniquet.
- Verletzte Extremität zum Transport nach Möglichkeit schienen bzw. durch Lagerung ruhigstellen und möglichst hochlagern.
- Schockbekämpfung mit Elektrolytlösung (z. B. Sterofundin®, Ringer-Malat).
- Gegebenenfalls ausreichende Analgosedierung (z. B. Morphin 5–10 mg oder Ketanest S® 0,10–0,25 mg/kg KG und zusätzlich Dormicum® 2,5–5 mg i. v.).
- Entscheidung über Replantation grundsätzlich der Klinik überlassen. In jedem Fall

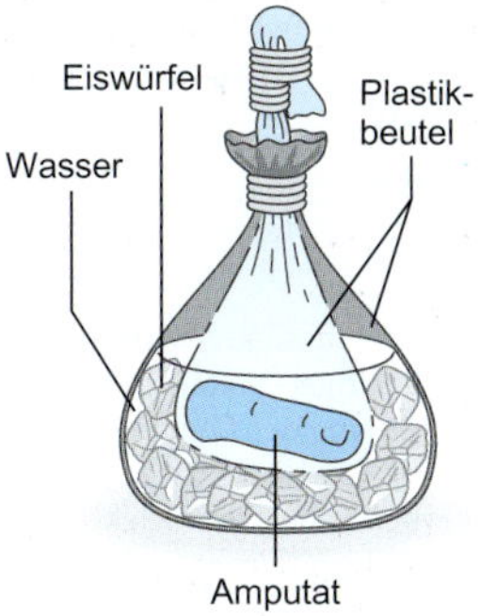

Abb. 2.1 Amputatverpackung [L190]

Amputat suchen und mitnehmen (es besteht auch eine juristische Verpflichtung).
- Amputat ohne vorherige Reinigung in trockene, nach Möglichkeit sterile Kompresse wickeln und in einen sauberen Plastikbeutel stecken. Beutel verschließen, am einfachsten durch Zuknoten, und in einen mit Eiswürfeln und Wasser gefüllten Beutel verbringen (▶ Abb. 2.1, z. B. Replant®-Beutel). In jedem Fall Kontakt des Amputats mit Wasser oder Eis vermeiden.
- Blutstillung an der Amputationsstelle nur mit Kompressionsverband.

Transport

Primäre Zielklinik muss nicht das Replantationszentrum sein; evtl. Sekundärverlegung nach Stabilisierung und Klärung der Versorgungskapazität.

2.2.4 Crush-Syndrom

Verschütten mit längerfristiger Kompression von Extremitäten oder Rumpf(teilen) mit anhaltender Quetschung größerer Muskelareale.

Symptome

- Bläuliche Verfärbung der Kutis,
- ausgedehnte Hypästhesieareale,
- motorische Ausfälle,
- rußig-brauner Urin.

Diagnostik

Anamnese.

Therapie

- Hohe Flüssigkeitszufuhr mit kaliumarmer kristalloider Lösung (z. B. Ringer-Malat- bzw. -Acetat-Lösung 1.000 ml).
- Steigerung der Diurese mit Furosemid (z. B. fraktioniert Lasix®, Furorese® 5–10 mg i. v.).
- Verbesserung der selektiven Nierenperfusion (z. B. Dopamin 0,5–4,0 μg/kg KG/min i. v.).
- Bei Hypovolämie zusätzlich kolloidale Ersatzlösungen.
- Evtl. Alkalisierung des Urins durch Zusatz von 50 mval $NaHCO_3$ zu 1.000 ml Sterofundin®.

> **CAVE**
> Im Vordergrund aller therapeutischen Bemühungen steht die Optimierung der Urinproduktion zur Verhinderung des akuten Nierenversagens (Crush-Niere).

Transport

Klinik mit Dialysemöglichkeit. Evtl. Sekundärtransport dorthin nach Stabilisierung des Patienten.

2.2.5 Extremitätentrauma

Symptome

- Frakturzeichen:
  - Sichere Frakturzeichen: abnorme Beweglichkeit, Dislokation, Krepitation.
  - Unsichere Frakturzeichen: Schmerz, Schwellung, Funktionsbehinderung.
- **Einteilung offener Frakturen in 3 Grade:**
  - **Grad 1:** punktförmige Wunde. Eine Anspießung ist von innen heraus erfolgt.
  - **Grad 2:** äußeres Anpralltrauma, Weichteilschaden gering.
  - **Grad 3:** komplizierte Wunde mit begleitender Verletzung größerer Gefäße, Nerven und evtl. Zerstörung der umgebenden Muskulatur.

Diagnostik

- Anamnese,
- Inspektion,
- Funktionsprüfung.

> **CAVE**
> - Beurteilung von Motorik, Sensibilität und Durchblutung (gemeinsames Symptom).
> - Blutverluste durch Frakturhämatome in unterschiedlichen Ausmaßen (bis zu einem Gesamtvolumen von 5.000 ml).

Therapie

- Verletzte Extremitäten von Kleidungsstücken befreien.
- Bei offener Fraktur steriler Verband (evtl. sterile Klebefolie).
- Immobilisation: unter vorsichtigem Längszug achsengerechte Stellung erzielen.
- Schienenverband unter Einbeziehung der angrenzenden Gelenke (z. B. mittels pneumatischer Schienen, formbarer Schienen, z. B. Sam-Splint®, Streckschienensystemen, Vakuummatratze).
- Bei stark dislozierten Frakturen Repositionsversuche, auch bei offenen Frakturen.
- Sicherer venöser Zugang (1–2 großlumige Venenverweilkanülen).
- Schockprophylaxe bzw. -therapie.
- Analgesie i. v., kombiniert mit Metamizol (z. B. 1 Amp. Novalgin® i. v.) und BtM-pflichtigen Opioiden (z. B. Morphin 5–10 mg i. v., Fentanyl® 0,1–0,2 mg i. v.).
- Gegebenfalls Narkoseeinleitung noch an der Notfallstelle zur Reposition und Immobilisation.
- Wärmeerhalt (Rettungsdecke).

CAVE

- Reposition von Luxationen (durch Fehlstellung und typische federnde Luxation sowie den tastbaren Nachweis eines verlagerten Gelenkkopfs und einer leeren Gelenkpfanne diagnostizierbar) sowie stark dislozierten Frakturen möglichst bereits am Unfallort, um sekundäre Druckschäden, besonders des Hautweichteilmantels, zu verhindern (dazu evtl. Kurznarkose erforderlich, z. B. mit Ketamin und Midazolam).
- Reposition der Schultergelenkluxation nur bei habitueller, nie bei traumatischer Schulterluxation.

Transport

- Liegender und schonender Transport zur nächsten unfallchirurgischen Abteilung.
- Während des Transports Motorik, Durchblutung und Sensibilität überprüfen.

2.2.6 Gefäßverletzungen

Symptome

- **Sichere Zeichen:** arterielle Blutung, rasch zunehmendes Hämatom, distale Ischämie und Pulsdefizit.
- **Unsichere Zeichen:** kleines stabiles Hämatom, begleitende Nervenverletzungen, penetrierende Verletzungen im direkten Bereich größerer vaskulärer Strukturen, nicht durch andere Ursachen erklärbarer Schockzustand.

Diagnostik

- Einfach bei äußeren Weichteilverletzungen mit sichtbarer spritzender arterieller bzw. massiver venöser Blutung,
- Fehlen peripherer Arterienpulse,
- Zunahme des Umfangs einer Extremität,
- Beurteilung von Motorik und Sensibilität.

Therapie

Blutstillung ohne zusätzliche Schäden:

- Gegebenenfalls Arterien abdrücken, bis Druckverband angelegt ist.
- Falls das Anlegen eines Druckverbands nicht möglich ist, manuelle direkte Kompression.
- Hochlagern der betroffenen Extremität und Druckverband.
- Sicherer venöser Zugang (mindestens 1–2 großlumige Venenverweilkanülen).
- Schockprophylaxe bzw. -therapie.
- Gegebenenfalls Sedierung mit Midazolam (z. B. Dormicum® 3–5 mg i. v.).
- Gegebenenfalls Analgesie, z. B. Morphin 5–10 mg i. v.

CAVE

- Abbinden/Tourniquet ist wegen möglicher Zusatzschäden keine Maßnahme der Erstversorgung (nur bei Massenanfall).
- Gewarnt werden muss auch vor dem Anlegen von Klemmen!

Transport

- Unter Hochlagern der betroffenen Extremität liegender Transport zur chirurgischen Versorgung.

- Bei Verdacht auf Verletzung eines größeren Gefäßes Zielklinik mit gefäßchirurgischer Abteilung.

2.2.7 Herzverletzungen

Symptome

- Äußerlich erkennbare Brustkorbverletzungen zwischen linker und rechter (vorderer oder hinterer) Medioklavikularlinie.
- Differente hämodynamische Situation: ausgeprägte Schocksymptomatik (Symptomentrias: Tachykardie, oberflächlicher Puls, Blutdruck < 100 mmHg), Halsvenenstauung, Blässe.
- Bei stumpfer Herzverletzung Dyspnoe, retrosternaler Schmerz, Herzrhythmusstörungen, Einflussstauung.

> **CAVE**
> Bei Herzverletzungen kann auch eine völlige Stabilität vorhanden sein, was eine Schädigung nicht ausschließt.

Diagnostik

- Anamnese: Umgebungssituation und Situationsanalyse. Bei Verkehrsunfällen speziell Benutzung des Sicherheitsgurts.
- EKG: ggf. Niedervoltage.

Lagerung

Lagerung mit erhöhtem Oberkörper.

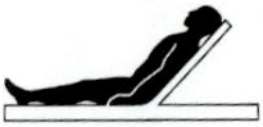

Therapie

- Bei Spontanatmung: großzügige Sauerstoffgabe, Lagerung mit erhöhtem Oberkörper.
- Anlage mindestens eines großlumigen Zugangs.
- Kreislaufstabilisierung durch angepasste Volumengabe. Evtl. Adrenalin in fraktionierten Dosen (0,1 mg) i. v.

- Sedierung und Analgesie (z. B. mit Dormicum® 2–5 mg, Morphin 5–10 mg i. v.).
- Bei Verdacht auf Pneumothorax: Anlage einer Thoraxdrainage.

CAVE

- Bei ausreichender Oxygenierung keine Intubation, da eine Überdruckbeatmung nach Intubation durch Summation von positivem Beatmungs- und intrakardialem Druck zum Kreislaufzusammenbruch führen kann.
- Intubation nur bei stabiler bzw. stabilisierbarer Kreislauffunktion, aber ungenügender Oxygenierung bzw. fehlender Spontanatmung.

Transport

- Transporteinleitung auch ohne Kreislaufstabilisierung mit Vorankündigung, evtl. Hinweis auf Herz-Lungen-Maschine.
- Vorverständigung eines Thoraxchirurgen zur sofortigen Thorakotomie, insbesondere wenn sich unter der Therapie und dem Transport der Zustand hämodynamisch rapide verschlechtert.

2.2.8 Magen-Darm-Blutung, akute

Man unterscheidet:

- Obere Gastrointestinalblutung: alle Blutungen ab Speiseröhre bis Zwölffingerdarm.
- Untere Gastrointestinalblutung: alle Blutungen nach Zwölffingerdarm bis Rektum.
- Hämatemesis: „kaffeesatzartiges" Bluterbrechen.
- Melaena: Teerstuhl.
- Hämatochezie: peranaler Blutabgang.

Symptome

- Übelkeit, Schweißausbruch, Blässe, Durstgefühl, Schwächegefühl, Unruhe, Abdominalschmerz,
- Bewusstseinstrübung,
- Hämatemesis, evtl. Teerstuhl, rotes Bluterbrechen bei Ösophagusvarizen oder Anazidität,

- Tachykardie, Blutdruckabfall, Bewusstseinstrübung, Schock,
- evtl. Ikterus, Aszites, Palmarerythem.

> **CAVE**
> Hämatemesis wird oft unterschätzt.

Diagnostik

- Anamnese: frühere Ulkus- oder Lebererkrankungen, bekannte Ösophagusvarizen, vorausgegangene Sklerosierungstherapie; Medikamenteneinnahme, insbesondere Antirheumatika, Glukokortikoide, Antikoagulanzien; Alkoholgenuss; Widerwillen gegen Fleisch, Gewichtsabnahme; Refluxschmerzen, retrosternales Sodbrennen.
- Überwachung vitaler Parameter.

DD

- Große schwallartige Blutungen und Bluterbrechen meist bei Ösophagusvarizenblutungen und bei arteriellen Blutungen aus Ulzera bzw. Karzinom.
- Schwächere Blutungen mit relativ starkem Erbrechen bei erosiver Gastritis und besonders bei Mallory-Weiss-Syndrom.
- Auch bei Blutungen aus dem Nasen-Rachen-Raum sind Bluterbrechen und kaffeesatzartiges Erbrechen möglich.

Lagerung

- Lagerung mit erhöhtem Oberkörper bei stabilem Kreislauf und Hämatemesis (wegen Aspirationsgefahr),
- sonst Schocklagerung.

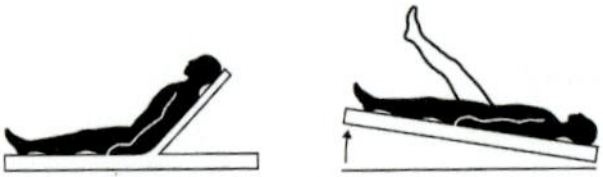

Therapie

- Sicherer venöser Zugang, evtl. mehrere Zugänge,
- rasche Volumenzufuhr in Abhängigkeit vom klinischen Zustandsbild,
- Sauerstoffinhalation 4–6 l/min, ggf. assistierte Beatmung,

- evtl. Magensonde (nicht bei Verdacht auf Ösophagusvarizenblutung),
- bei Hämatemesis Mageninhalt und Blut absaugen (Aspirationsgefahr!),
- ggf. Sedierung mit Midazolam (z. B. Dormicum® 3–5 mg i. v.),
- ggf. Intubation nach Narkoseeinleitung zur Sicherung der Atemwege bei massiven Blutungen.

Transport

- Jede akute Magen-Darm-Blutung bedarf der stationären Abklärung.
- Bei schweren Blutungen Vorverständigung.
- Liegender Transport, evtl. in Schocklage.

2.2.9 Polytrauma

Symptome

- Anamnese,
- sichtbare Schädigungsfolgen,
- Schocksymptomatik,
- Bewusstseinsstörung.

Diagnose

- Zunächst orientierende Übersicht (Untersuchung) mit Kontrolle der Vitalfunktionen.
- Abklärung des Verletzungsmusters mit Eruierung der Schädigung mit momentaner vitaler Gefährdung.
- Nach Rettung und Stabilisierung im NAW/RTW: gründliche klinische Untersuchung möglichst am entkleideten Patienten von kranial nach kaudal.

Lagerung

- Schocklagerung, evtl. in Kombination mit stabiler Seiten- oder Rückenlage.
- Lagerung auf Trage grundsätzlich auf der Vakuummatratze.

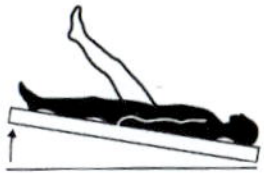

Therapie

Problem: Reihenfolge der zu ergreifenden Maßnahmen bei konkurrierenden vitalen Gefährdungen (Prioritätensetzung). Siehe S3-Leitlinie.

- Gegebenenfalls HWS-Immobilisation.
- Adäquate aggressive Volumentherapie über mindestens 2 großlumige, sichere venöse Zugänge: evtl. Schnellinfusion, Druckinfusion, 500–1.000–2.000 ml Elektrolytlösung. Bei fehlender Stabilisierung durch kristalline Lösungen Volumenersatzmittel, z. B. HAES 6 %.
- Großzügige Indikationsstellung zur Intubation und kontrollierten Beatmung (mit FiO_2 1,0), ggf. PEEP 5 cmH_2O.
- Evtl. zur Durchführung der Intubation Narkoseeinleitung (z. B. Etomidate, Propofol, Thiopental, Midazolam).
- Schmerztherapie: großzügige Analgesie bis hin zur Narkose (mit Ketamin, z. B. Ketanest S® 0,1–0,25 mg/kg KG i. v. [außer bei Schädel-Hirn-Trauma] oder Morphin 10–20 mg i. v. oder Fentanyl 0,1–0,3 mg i. v.).
- In Narkose weitgehende Reposition von Frakturen und Immobilisation auf Vakuummatratze. Immobilisation der Halswirbelsäule (z. B. Stifneck, Ferno HWS-Schiene).
- Wundbedeckung.
- Ständiges Atemmonitoring, möglichst Pulsoxymetrie.
- Puls- und Blutdruckmonitoring.
- Bei Vorbereitung für Hubschraubertransport Magensonde legen.
- Wärmeerhalt (Rettungsdecke).

CAVE

Bei massivem Volumenverlust kann eine ausreichende Oxygenierung vitaler Organsysteme letztlich nur durch eine ausreichende Anzahl von Sauerstoffträgern garantiert werden.

Transport

- Umgehender Transport in Traumazentrum; evtl. in nächstes Krankenhaus zur Stabilisierung des Zustands, um später einen Sekundärtransport durchzuführen. Grundsätzlich nach Stabilisierung am Unfallort auch Transport in ein entfernter gelegenes Krankenhaus einer höheren Versorgungsstufe in Erwägung ziehen, möglichst mittels Rettungshubschrauber (RTH).

- Unbedingt Voranmeldung erforderlich mit möglichst genauer Beschreibung des Verletzungsmusters und des momentanen Zustands des Patienten.
- Während des Transports auf mögliches Auftreten eines Spannungspneumothorax unter Beatmung und PEEP achten.

2.2.10 Rektale Blutung

Als „Anorektalblutung" wird das Austreten mehr oder weniger (hell-) roten Blutes aus dem Anus verstanden.

Symptome

- Teer- oder Blutstuhl: Blutung im oberen Gastrointestinaltrakt, keine Schmerzen.
- Dunkelrotes Blut (als Koagel aufgelagert oder beigemengt): Erkrankungen des terminalen Dünn- und proximalen Dickdarms.
- Hellrote Blutabgänge mit Tenesmen: Erkrankungen des Rektums.
- Hellrotes Blut auf dem Stuhl mit Brennen und Juckreiz: Blutung im Analkanal, meist Hämorrhoidalblutung.

Diagnostik

- Unter Umständen mehr oder weniger ausgeprägte Schocksymptomatik.
- Anamnese: Blutverlust bei Stuhlgang (Defäkationsblutung) oder unabhängig davon (Intervallblutung), Menge, Aspekt, Exsudat oder Schleimbeimengungen, Vorerkrankungen (Ösophagusvarizen, Ulzera, sonstige Erkrankungen des Magens und oberen Dünndarms, entzündliche Dickdarmerkrankungen, Hämorrhoiden und Analfissuren, Anal- und Rektumprolaps), Dauertherapie mit Antikoagulanzien.
- Menge und Art des Blutabgangs (Blutstuhl, Teerstuhl und Blutkoagel), Farbe des Blutes (schwarz – dunkelrot – hellrot), Auflagerung von Blut auf dem Stuhl oder Blutbeimengung.

Lagerung

Schocklage.

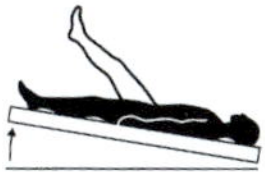

Therapie

- Bei stärkeren Blutungen kann eine Mullstreifentamponade vorübergehend sinnvoll sein.
- Bei stärkeren Blutungen und Schock sicherer venöser Zugang.
- Volumentherapie.

Transport

- Jede größere akute rektale Blutung ist als diagnostischer Notfall einzuweisen.
- Transport in Abhängigkeit vom Gesamtzustand des Patienten.

2.2.11 Schädel-Hirn-Trauma

Der **Primärschaden** wird bedingt durch unmittelbare Gewalteinwirkung auf den Kopf. Er führt zur Bewusstseinsstörung ohne morphologisch fassbares Substrat oder anatomisch fassbare Schäden. Der **Sekundärschaden** ist der mittelbare Gehirnschaden durch Hypoxie, Blutung oder Volumenzunahme (Steigerung des intrakraniellen Drucks).
Es gibt epidurale, subdurale und intrazerebrale traumatische Blutungen, die zu Massenverschiebung und intrakranieller Drucksteigerung führen können.

Symptome

- Bewusstseinsstörung mit allen Graduierungen bis zu Bewusstlosigkeit und Koma (Leitsymptom).
- Pupillenveränderungen (Reaktion, Weite, Seitendifferenz).
- Ausbildung von Seitendifferenzen (Hemiparese, Strecksynergismen).
- Störungen der Vitalfunktionen Atmung (Tachy-, Bradypnoe, Atempausen, periodische Atmung) und Kreislauf (Brady-, Tachykardie, Hyper-/Hypotonie, Zentralisation).
- Äußere Verletzungen, Wunden, Hämatome, Prellmarken.
- Bei offenem Schädel-Hirn-Trauma: Prolaps von Hirnbrei aus Kopfwunde, Nase, Gehörgang oder Mund, Austritt von Liquor aus Nase oder Gehörgang, Blutung aus Nase, Mund, Gehörgang.

CAVE

- Schädel-Hirn-Traumen sind oft mit anderen, nicht sofort erkennbaren Verletzungen vergesellschaftet (insbesondere HWS-Schädigungen, stumpfem Bauchtrauma).
- Durch Blutung (mit hypovolämischem Schock) mögliche Verschlechterung der Prognose.

DD

Bewusstseinsstörungen anderer Genese:

- Herzrhythmusstörung,
- Stoffwechselentgleisung,
- Koma,
- apoplektischer Insult,
- Subarachnoidalblutung,
- Krampfanfall bei Alkoholabhängigkeit mit nachfolgendem Trauma,
- Intoxikation.

Lagerung

Lagerung mit um 15–30° erhöhtem Oberkörper nach Sicherung der Atemwege. Bei Patienten mit Schock Flachlagerung (keine Schocklage!). Kopf in Mittelposition (fixiert).

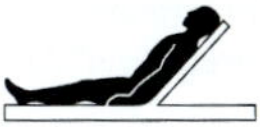

Therapie

- Atemwege freimachen und freihalten (Absaugen, Bronchialtoilette, frühzeitige Intubation nach Narkoseeinleitung mit Barbituraten [Aspirationsgefahr!] oder Etomidate).
- Gegebenenfalls Beatmung mit hohem FiO_2 (1,0).
- Bei Hypotonie Stabilisierung des Kreislaufs durch Volumenersatz (auf Blutdruck > 100–130 mmHg systolisch). Keine Glukose-Lösung.
- Blutstillung, Wundverband.
- Stabilisierung der HWS, Vermeidung extremer Kopfbewegungen und -lagerungen (Abknicken, Überstrecken, ruckartige Bewegungen), Immobilisation mit HWS-Schiene.
- Bei motorischer Unruhe Midazolam (z. B. Dormicum® 5–15 mg i. v.).

- Bei Schmerzen Morphin (5–10 mg i. v.), Fentanyl (0,1–0,2 mg).
- Bei Krämpfen Midazolam (z. B. Dormicum® 5–10 mg i. v.), evtl. Thiopental (z. B. Trapanal® 125–250 mg i. v., Dosierung nach Wirkung). Primäres Ziel der Medikation: schnelle Durchbrechung des Krampfs mit nachfolgender Intubation.
- Bei Strecksynergismen Midazolam (z. B. Dormicum® 5–10 mg i. v.), evtl. Thiopental (z. B. Trapanal® 125 mg i. v.).
- Bei Herzrhythmusstörungen spezielle antiarrhythmische Therapie (▶ Kap. 2.5.8).
- Bei Verdacht auf sekundäre Schädigung symptomatische Therapie.

CAVE
- Bei Oberkörperhochlagerung Veränderung des Blutdrucks.
- Bei Wundverband bei offenem Schädel-Hirn-Trauma Vermeidung von Druck auf prolabiertes Cerebrum.

Transport

- Nach Stabilisierung der Vitalfunktionen langsam und schonend mit Arztbegleitung.
- Liegender Transport mit RTW oder RTH unabdingbar wegen maschineller Beatmungsmöglichkeit.
- Zielklinik mit CT-Möglichkeit. Nicht unbedingt primär neurochirurgische Klinik, wenn dadurch längerer und risikoreicherer Abtransport vom Unfallort erforderlich.

2.2.12 HWS-Schleudertrauma

In 90 % der Fälle handelt es sich um leichte bis mittelschwere Schädigungen mit einer Beschwerdeentwicklung nach einem symptomfreien Intervall. Nur in 10 % liegt eine schwere Schädigung zugrunde.

Symptome

Die Symptomenvielfalt ist groß:
- Nacken- und Hinterkopfschmerzen,
- schmerzhafte Bewegungseinschränkung der HWS,
- druckschmerzhaft verspannte Zervikalmuskulatur mit in Schulter und Arm ausstrahlenden Schmerzen,

- Schwindelanfälle, Hörstörungen, Gleichgewichtsstörungen, Übelkeit,
- Sensibilitätsstörungen, Parästhesien sowie motorische Defizite in Arm, Hals und Schulter.

Diagnostik

- Anamnese, z. B. Auffahrunfall, Sturz,
- Störungen der Motorik und Sensibilität, Kraftminderung,
- Stellung der HWS hinsichtlich Seitabweichungen und Rotationsfehlstellung,
- Einschränkung der aktiven Beweglichkeit,
- Spannung der nuchalen Paravertebralmuskulatur,
- Druckschmerzhaftigkeit der spinalen und okzipitalen Muskelansätze.

Lagerung

Lagerung mit leicht erhöhtem Oberkörper und Immobilisation der HWS. Evtl. zusätzlich Lagerung auf Vakuummatratze.

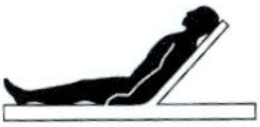

Therapie

- Vermeidung jeder aktiven und passiven Bewegung der HWS.
- Bei bewusstlosen Patienten mit Verdacht auf HWS-Schädigung Sicherung der Vitalfunktionen durch Intubation, evtl. nach HWS-Immobilisation. Sofern Intubation damit nicht möglich, Immobilisation der HWS nach Intubation.
- Schmerzbekämpfung z. B. Novalgin® ½–1 Amp. i. v.

Transport

Entsprechend der Schwere der Symptome zur röntgenologischen Abklärung und weitergehenden fachärztlichen Diagnostik unter Aufrechterhaltung der Immobilisation.

CAVE

Das Fehlen einer Symptomatik nach entsprechender Anamnese mit typischer Mechanik widerlegt nicht den Verletzungsverdacht!

2.2.13 Schussverletzungen

Symptome

- **Einschuss:** Substanzverlust der Haut (Loch) mit Abschürfung am Lochrand.
- **Ausschuss:** stern- oder schlitzförmige Aufreißung der Haut.
- **Nahschuss:** Die Waffenmündung ist direkt auf den Körper aufgesetzt oder hochgradig angenähert (ohne Hautkontakt). Im Unterhautfettgewebe zeigt sich eine sog. Schmauchhöhle mit Pulverniederschlägen, Stanzmarke im Gewebe, evtl. Pulverschmauch und -einsprengungen in und auf der Haut.
- **Fernschuss:** Einschuss ohne Zeichen eines Nahschusses mit rundlichem Hautdefekt mit Schürfsaum.

Diagnostik

Nach der Anamnese bzgl. des Vorgangs Suche nach Ein- und Austrittswunde bzw. weiteren Einschüssen. Aus Position und Lage der Wunde sind Rückschlüsse auf innere Verletzungen möglich, jedoch nicht mit Sicherheit festzulegen.

CAVE
- Rücksichtnahme auf Ermittlungen der Polizei. Evtl. Schutz der Beschmauchung und Kleidung für Tatrekonstruktion.
- Waffe nicht berühren, auf Richtung des Laufs achten.

Therapie

- Grundsätzlich primär vitale Störungen behandeln. Zwei großlumige Zugänge, Infusionen, evtl. Druckinfusionen. Schussverletzungen sind immer als kontaminiert anzusehen.
- Gesichtsverletzungen (Bedrohung der Atemwege durch starke Blutung): frühzeitige Intubation. Bei fehlender Intubationsmöglichkeit Koniotomie in Erwägung ziehen.
- Schädelverletzungen (Steigerung des intrazerebralen Drucks): Sicherung der Oxygenierung, Beatmung mit Sauerstoff, Intubation.
- Halsverletzungen (schwere Blutung und Wirbelsäulenverletzungen möglich): Blutstillung, Intubation.

- Brustverletzung (Mediastinalverletzungen mit Ausblutung möglich, Pneumothorax): Drainage, Wundverschluss, Beatmung.
- Abdominalverletzung (▸ Kap. 2.2.1).

Transport

Klinikeinweisung wie bei Polytrauma.

2.2.14 Thoraxtrauma

Symptome

- Schmerzen im Thoraxbereich, Seitendifferenz.
- Prellmarken bzw. erkennbare Thoraxverletzungen.
- Tachypnoe, Dyspnoe, evtl. Zyanose.
- Eingeschränkte oder fehlende Atemexkursion.
- Evtl. Hautemphysem.
- Evtl. Herzrhythmusstörungen.
- Bei Spannungspneumothorax: oberere Einflussstauung, Hypotonie, Tachykardie, Schock bis hin zum Kreislaufstillstand. Evtl. Hautemphysem.
- Bei instabilem Thorax (Rippenserienstückfrakturen): paradoxe Atmung, Ateminsuffizienz, Schock.
- Bei Hämatothorax: Blässe, Schock, abgeschwächtes Atemgeräusch.
- Bei Mediastinalemphysem: kissenartige Luftansammlung am Hals und im Gesicht, zunehmende Dyspnoe, Schock.
- Bei Blutung in das Perikard: Schock.
- Bei offener Thoraxverletzung: sichtbare Eröffnung der Pleurahöhle, Luftblasen im Bereich der Wunde, sichtbare Fremdkörper in der Wunde.

Diagnostik

- Hypersonorer bzw. abgeschwächter Klopfschall.
- Bei Blutung in das Perikard: gestaute Halsvenen; sehr leise, zunehmend schlechter hörbare Herztöne.
- Auskultation – Seitendifferenz. Atemgeräusch.

Lagerung

Lagerung auf dem Rücken bzw. auf der verletzten Seite mit um 30° erhöhtem Oberkörper.

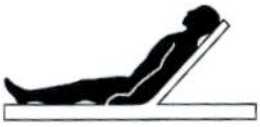

Therapie

- Mindestens ein sicherer großlumiger, venöser Zugang.
- Schocktherapie.
- Analgesie mit Metamizol (z. B. Novalgin® i. v.), Ketamin (z. B. Ketanest S® 0,25 mg/kg KG), Fentanyl 0,1–0,3 mg i. v.
- Großzügige Indikation zur Intubation und Beatmung mit hohem FiO_2, ggf. nach Narkoseeinleitung.
- Bei Spannungspneumothorax: vorübergehende Entlastung durch Einstechen einer Venenverweilkanüle (G 12) im 2. ICR in der Medioklavikularlinie als Erstmaßnahme. Dann Legen einer Thoraxdrainage (empfohlen: Thorakozentese).
- Bei Hämatothorax: Schocktherapie, Thoraxdrainage.
- Bei Mediastinalemphysem: Pleurapunktion und evtl. Legen einer Thoraxdrainage.
- Bei offener Thoraxverletzung: Fremdkörper nicht entfernen, luftdurchlässiger Wundverband.
- Laufendes Atem- und Kreislaufmonitoring (EKG, Pulsoxymetrie).
- Wärmeerhalt (Rettungsdecke).
- (Bei Blutung in das Perikard [selten] als Ultima Ratio Herzbeutelpunktion.)

Transport

- In Abhängigkeit vom Gesamtzustand mit erhöhtem Oberkörper.
- Unbedingt Arztbegleitung.
- Voranmeldung. Evtl. thoraxchirurgisches Konsil.

2.2.15 Weichteilverletzungen

Symptome

- **Offene Weichteilverletzung:** Wunde, Blutung.
- **Geschlossene Weichteilverletzung:** Hämatombildung, Quetschung, Schwellung.

> **CAVE**
> Bei geschlossenen Weichteilverletzungen durch Hämatombildung bzw. Plasmaverluste in das gequetschte Gewebe ist die Entwicklung eines Schockzustands und eines Kompartmentsyndroms möglich.

Therapie

- Ruhigstellung der betroffenen Extremität,
- Blutstillung (Kompressionsverband),
- steriler Wundverband,
- sicherer venöser Zugang,
- Schockprophylaxe bzw. -therapie,
- evtl. Sedierung mit Midazolam (z. B. Dormicum® 1–3 mg i. v.),
- ggf. Schmerzbekämpfung mit Ketamin (z. B. Ketanest S® 0,10–0,25 mg/kg KG i. v.) oder Metamizol (z. B. Novalgin® 1 Amp. i. v.).

Transport

Liegender Transport in unfallchirurgische Abteilung zur Erstversorgung und bzgl. Abklärung von Sekundärverletzungen.

2.2.16 Wirbelsäulenverletzungen

Symptome

- Äußere Verletzungen der Wirbelsäule,
- gürtelförmiger Schmerz oder Zwangshaltung (bei Schädigung der Halswirbelsäule),
- Hämatom, Schürf- oder/und Prellmarken,
- Druckschmerz über den Dornfortsätzen, Klopfschmerz über der Wirbelsäule,
- Abstandsänderung zwischen den Dornfortsätzen, Stufen und Gibbusbildung,
- Paresen (Para- bis Tetraparese),
- Sensibilitätsstörungen,
- ggf. Bewusstseinsstörung,
- ggf. Ateminsuffizienz (Ausfall der Interkostal- und/oder Zwerchfellmuskulatur), Aspiration,
- Kreislaufinsuffizienz (spinaler Schock),
- Thermoregulationsstörungen,
- Blasen- und Mastdarmstörungen, unwillkürlicher Harn- und Stuhlabgang.

Diagnostik

- Anamnese (Unfallhergang),
- klinische Symptomatik,

- Höhendiagnostik der Schädigung mithilfe der Beweglichkeit der Beine, des Zwerchfells, der Arme und Finger, der Interkostalmuskulatur, Grenze der Sensibilitätsstörungen.

Therapie

- Primärversorgung der vitalen Funktionsstörungen (Atmung, Kreislauf).
- Großzügige Indikation zur Intubation und Beatmung (bei Intubation Anteflexion des Kopfs vermeiden).
- Stabiler venöser Zugang.
- Schockprophylaxe bzw. -therapie (alleiniger Volumenersatz oft nicht ausreichend, deswegen evtl. zusätzlich Tonisierung der Gefäße mit Katecholaminen).
- Lagerung: Immobilisation in Vakuummatratze, Stabilisierung der Halswirbelsäule mittels entsprechender Immobilisation (z. B. Stifneck).
- Schutz vor Auskühlung.
- Evtl. Sedierung mit Midazolam (z. B. 3–5 mg Dormicum® i. v.).
- Evtl. Analgesie mit Morphium 5–10 mg i. v.
- Bei Bradykardie Atropin (z. B. Itrop® 0,25–2,0 mg i. v.).
- Laufendes Atem- und Kreislaufmonitoring,

CAVE

- Vermeidung jeder aktiven und passiven Bewegung des Patienten und Verlagerung auf Vakuummatratze unter axialem Zug (z. B. mit Schaufeltrage oder Spineboard).
- Bei Bauchlage am Unfallort, sofern Vitalparameter es zulassen, vorsichtiges Umheben mit Vakuummatratze und Schaufeltrage mittels „Sandwichtechnik".
- Beim Absaugen der Vakuummatratze beachten, dass die Taschen des Verletzten entleert sind, um Druckstellen zu vermeiden.
- Bei Abweichungen der Wirbelsäule, insbesondere bei Knickbildung oder im Halswirbelsäulenbereich, keine Repositionsversuche vor Ort.

Transport

- Erschütterungsfreier Transport in kompletter Immobilisation, evtl. zusätzlich HWS-Immobilisation.

- Zielkrankenhaus: nächste chirurgische bzw. neurochirurgische Klinik – Spezialklinik nur bei räumlicher Nähe.
- Notarztbegleitung.
- Zuweisung zur operativen Immobilisation erst nach Stabilisierung, evtl. als Sekundärtransport.
- Bei Kombination mit thorakaler oder abdominaler Verletzung in nächstgelegene chirurgische Klinik.

2.3 Gynäkologische Notfälle

2.3.1 EPH-Gestose, Eklampsie

Symptome

2

- **EPH-Gestose:** Ödeme (E), Proteinurie (P), Hypertonie (H).
- **Präeklampsie:** Augenflimmern, Ohrensausen, Schwindel, Kopfschmerzen, Gesichtsfeldausfälle, abdominale Schmerzen, Übelkeit, Erbrechen, motorische Unruhe, Unterschenkel-, Gesichtsödeme, Hypertonie > 160/110 mmHg.
- **Eklamptischer Anfall:** plötzlicher, generalisierter, tonisch-klonischer Krampfanfall mit Bewusstlosigkeit, ggf. Apnoe, meist einer Präeklampsie folgend.

Diagnostik

- Anamnese: Hinweis auf EPH-Gestose im „Mutterpass".
- Klinische Symptomatik mit meist erhöhten Blutdruckwerten.

DD

- Epileptischer Anfall,
- intrakranielle Blutung.

Therapie

Im Anfall:

- Schutz vor zusätzlichen Verletzungen. Gegebenenfalls Lagerung auf linker Seite.
- Zufuhr von Sauerstoff (4–6 l/min).
- Sicherer venöser Zugang.
- Infusion mit Elektrolytlösung (z. B. Ringer-Malat bzw. -Acetat, Ionosteril® 500 ml) zur Verbesserung der Fließeigenschaften des Blutes.
- Anfallskupierung mit Midazolam (z. B. Dormicum® 5–10 mg i. v.) fraktioniert i. v. bis zum Sistieren des Krampfanfalls (Präeklampsie: Anfallsprophylaxe mit z. B. Midazolam [z. B. Dormicum® 1–5 mg] i. v.).
- In schweren Fällen u. U. Narkoseeinleitung (z. B. Trapanal® ab 350 mg i. v., fraktioniert als Bolus, steigern nach Wirkung) und kontrollierte Beatmung.
- Gegebenenfalls Blutdrucksenkung bei massivem Blutdruckanstieg mit Dihydralazin (z. B. Nepresol® 6,25–12,5 mg i. v.), alternativ Nit-

rendipin (z. B. Bayotensin® 5 mg Phiole oral), Nifedipin (z. B. Adalat®, Nifehexal®-Lsg. 10–20 mg sublingual) oder Urapidil (z. B. Ebrantil® fraktioniert bis 75 mg i. v.).

> **CAVE**
> Zu starke diastolische Blutdrucksenkung (< 90 mmHg) bewirkt eine akute vitale Gefährdung.

Transport

- Grundsätzlich schonender, liegender Transport nach Abklingen des Anfalls ohne Sondersignale bei möglichst abgedunkeltem Innenraum (Rezidivgefahr).
- Vorverständigung der gynäkologischen Abteilung.
- Arztbegleitung zur therapeutischen Intervention bei neuerlichem eklamptischem Anfall.

2.3.2 Extrauterine Gravidität

Symptome

- **Symptomarmes Stadium:** weitgehende Beschwerdefreiheit, allgemeine Schwangerschaftssymptome wie Übelkeit, Spannung in der Brust, Schmerzempfindungen im Unterbauch.
- **Symptomreiches Stadium:** zunehmender einseitiger Unterbauchschmerz, plötzlicher, zeitlich genau bestimmbarer vernichtender Rupturschmerz, zunehmende Druckempfindlichkeit im Unterbauch, Ausbildung eines akuten Abdomens mit Abwehrspannung, Schocksymptomatik.
- Bei **Tubarruptur** plötzlich stechender Schmerz im Unterbauch, akutes Abdomen, Schock.

Diagnostik

- Anamnese (Adnexitiden, Operationen an den Adnexen [z. B. Sterilisierung], Intrauterinpessar, Zyklusunregelmäßigkeiten, letzte Periode),
- hochgradiger Uterusbewegungsschmerz,
- Tachykardie, Blutdruckabfall, Schocksymptomatik.

DD

- Akutes Abdomen anderer Genese,
- Verdacht auf atypische Appendizitis,
- Perforation einer Ovarialzyste,
- tiefer Harnleiterverschluss mit Harnstau.

Lagerung

- Bei Schocksymptomatik: Schocklagerung mit Knierolle.
- Ohne Schocksymptomatik: Flachlagerung mit Knierolle.

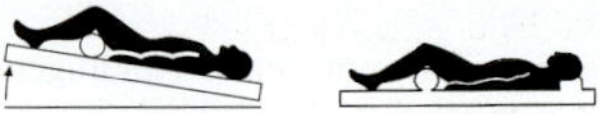

Therapie

- Sicherer venöser Zugang (1–2 großlumige Zugänge),
- Volumensubstitution,
- ggf. Analgesie,
- ggf. Sedierung (z. B. mit Midazolam [z. B. Dormicum® 1–3 mg] i. v.),
- Sauerstoff 2–4 l/min.

Transport

- Grundsätzlich liegend. Wenn möglich, unter ärztlicher Begleitung nach Kreislaufstabilisierung.
- Transportziel: gynäkologische Abteilung mit entsprechender Voranmeldung, u. U. Vorbestellung eines chirurgischen Konsiliars.

2.3.3 Geburt, plötzliche

Symptome

- **Eröffnungsperiode:** Beginn der Wehen, meist regelmäßig alle 5–10 Minuten, Dauer 30–60 Sekunden. Abgang von Schleim, Blut und Fruchtwasser. Kein Pressdrang.
- **Austreibungsperiode:** Durchschneiden des kindlichen Kopfs, u. U. Vorfall von Nabelschnur oder kindlichen Teilen (als Geburtskomplikation). Presswehen alle 2 Minuten, Dauer 60–90 Sekunden.
- **Nachgeburtsperiode:** Abgang der Plazenta, Blutung aus der Scheide, normal bis 500 ml.

Diagnostik

- Anamnese: Anzahl der Entbindungen, voraussichtlicher Geburtstermin, bisheriger Schwangerschaftsverlauf (Mutterpass); Zeitpunkt des Wehenbeginns, Zeitabstände; ggf. Schwangerschaftskomplikationen.
- Inspektion des weiblichen Genitale (unter Zeugen).
- Kreislaufmonitoring bei der Mutter.

Therapie

Eröffnungsperiode:
- Beruhigung der Patientin. Verbindliches und sicheres Auftreten.
- Zum Wasserlassen animieren.
- Sterile Vorlage (z. B. Verbandtuch).
- Blutdruckmessung nach Blasensprung.
- Flachlagerung, evtl. Beckenhochlagerung mit überkreuzten Beinen oder Linksseitenlage.
- Sicherer venöser Zugang.
- Vorbereitung des Geburtshilfebestecks des Rettungswagens (Abnabelung und Material zur Neugeborenenreanimation).
- In der Regel kaum geburtshilfliche Komplikationen vor Blasensprung.
- Gegebenenfalls rechtzeitige Anforderung des Transportinkubators über die Leitstelle.

Austreibungsperiode:
- Patientin hat das Bedürfnis, bei Druck nach unten mitzupressen, heftiges Atmen.
- Bei Geburtsbeginn (= Durchschneiden des Kopfs) Transport unterbrechen bzw. nicht beginnen.
- Geburt nicht aufhalten, Geburt beenden.
- Sterile Unterlage (Verbandtuch unter die Kreißende).
- Hilfe bei den Presswehen: Beine auseinander, Kopf auf die Brust, Mitpressen („wie beim Stuhlgang“); zwischen den Wehen hecheln.
- Dammschutz: mit steriler Mullkompresse und Hand-

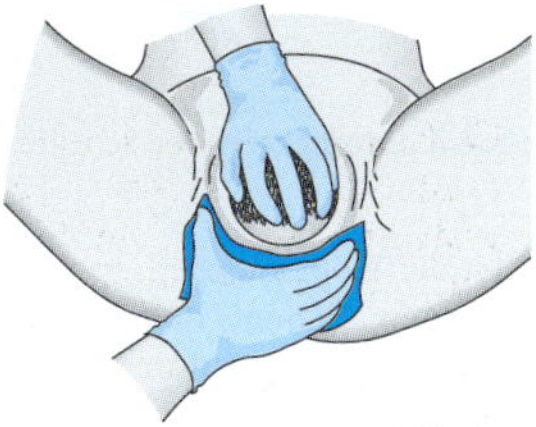

Abb. 2.2 Dammschutz [L157]

schuhen. Druck einer Hand mit abgespreiztem Daumen von unten gegen den Damm, andere Hand liegt auf dem vorangehenden Kindsteil. Druck mit flacher Hand, um Kind langsam austreten zu lassen, zur Verhinderung eines Dammrisses (▶ Abb. 2.2).

- Indikation zur medialen Episiotomie (= 3–4 cm langer, wehensynchroner Schnitt bei angespanntem Damm): drohender Dammriss (Blasswerden des Damms). Scherenhaltung rechtwinklig zum Gewebe. Auf Dammschnitt kann allerdings meist verzichtet werden.
- Nach Geburt des kindlichen Kopfs mit der nächsten Wehe und gleichzeitigem Pressen mit beiden Händen kindlichen Kopf an den Schläfen fassen und in Richtung Unterlagen absenken, bis die vordere Schulter entwickelt ist. Danach Heben des Kopfs in Richtung Symphyse zur Entwicklung der hinteren Schulter und des Rumpfs (▶ Abb. 2.3).

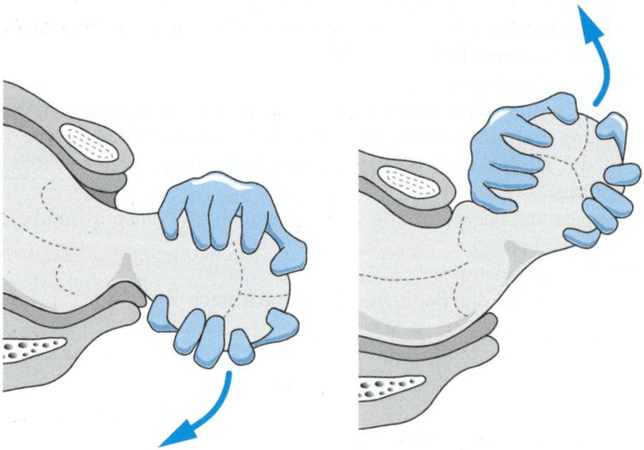

Abb. 2.3 Entwickeln der Schulter bei normalem Geburtsverlauf [L157]

- Ist der Kopf geboren, muss die Geburt unbedingt zu Ende geführt werden. Niemals den geborenen Kopf belassen (Gefahr der Nabelschnurkompression und der kindlichen Hypoxie)!
- Nach Herausgleiten des Kopfs Absaugen von Mund, Rachen und Nase mit dem Orosauger.

- Nach ca. 45 Sekunden bei pulsloser Nabelschnur Abnabeln durch Setzen von 2 sterilen Klemmen, die erste ca. 20 cm vom Nabel entfernt, die zweite ca. 5 cm in Richtung Plazenta daneben. Nabelschnur durchschneiden und Nabelschnurrest steril bedecken.
- Kind abtrocknen und mit Tüchern warmhalten, evtl. Wärmeschutzfolie.
- Vitalitätsbeurteilung des Neugeborenen nach Apgar nach 1, 5 und 10 Minuten (Apgar-Schema ▶ Kap. 2.8.1).

Versorgung des Neugeborenen:
- Kind auf den Bauch der Mutter legen und zudecken.
- Bei Asphyxie des Kindes (Zyanose): Reanimation des Neugeborenen.
- Bei unzureichender Atmung: Atemwege freimachen, assistierte Beatmung über Maske, ggf. Intubation.
- Bei Atemstillstand: Atemwege freimachen, Intubation, Beatmung.
- Bei Kreislaufstillstand: Herzdruckmassage 120/min mit Zeigefinger, kombiniert mit Beatmung 40-mal/min.

Nachgeburtsperiode:
- Fritz-Lagerung mit überkreuzten Beinen.
- Sterile Vorlage.
- Gegebenenfalls nach Geburt der Plazenta Oxytocin (z. B. Orasthin® 1 ml = 3 V. E., Oxytocin 3 Hexa® i. v.). Sicherstellung und Asservierung der Plazenta (zur Beurteilung der Vollständigkeit).
- Bei Weichwerden des Uterus nach Plazentalösung und Einsetzen stärkerer Blutung (> 500 ml/min): Schocktherapie, Halten des Uterus mit dem Credé-Handgriff, Methergin® 1 Amp. i. v.
- Bei massiver Blutung Versuch einer manuellen Aortenkompression durch die Bauchdecke.
- Ständiges Monitoring von Mutter und Kind.
- Versorgung der Episiotomie, Wunde steril abdecken (adäquate Wundversorgung in der Klinik).

CAVE
Genauen Zeitpunkt der Geburt und Abnabelung sowie evtl. Geburtsort vermerken (Straße, evtl. Hausnummer merken) – Dokumentationspflicht.

Transport

- **Eröffnungsperiode:** schonender liegender Transport in Fritz-Lagerung oder Linksseitenlage. Vorverständigung der geburtshilflichen Klinik. Falls möglich, Transport in Fahrtrichtung im RTW wegen Zugänglichkeit zur Patientin.
- **Austreibungsperiode:** Transport unterbrechen, Geburt beenden.
- **Nachgeburtsperiode:** schonender liegender Transport der Mutter in Fritz-Lagerung, möglichst in Arztbegleitung. U. U. Transport des Kindes im Transportinkubator.
- Standardeinstellung des Transportinkubators: Temperatur 35 °C, Sauerstoff-Anreicherung auf ca. 30 Vol.-%;
- Zum Transport Mutterpass mitnehmen.

2.3.4 Genitale Blutungen

Aus therapeutischen Gesichtspunkten empfiehlt sich folgende Einteilung:

- Schmierblutungen (z. B. bei Endometriose, ektoper Schwangerschaft, leichteren Schleimhautverletzungen),
- schwache Blutung (z. B. bei Zyklusstörungen, Uterusperforation nach Intrauterinpessar, Genitalpolypen, Neoplasmen geringerer Ausdehnung),
- starke Blutung (z. B. Abort, Placenta praevia [▶ Kap. 2.3.7], vorzeitige Plazentalösung [▶ Kap. 2.3.8], Uterus myomatosus, Uterusatonie u. a., postpartale und postoperative Nachblutungen, Kohabitationsverletzungen nach sexuellen Exzessen, Pfählungsverletzungen und Neoplasmen).

Folge der Blutung ist ein hämorrhagischer Volumenmangelschock. Bei Verletzungen oder durch Fremdkörper Beteiligung benachbarter Organe u. U. mit der Eröffnung des Peritonealraums.

Symptome

- Blutungen unterschiedlicher Stärke aus der Vagina,
- Abgang von Blutkoageln mit unterschiedlich starken Schmerzsensationen,
- ggf. wehenartiger Charakter,
- klinische Zeichen des Volumenmangelschocks (Tachykardie, Blutdruckabfall),
- ggf. sichtbare Fremdkörper.

Diagnostik

Anamnese (Zyklusunregelmäßigkeiten, Sexualpraktiken, Kontrazeptiva, Schwangerschaft, operative Eingriffe, Verletzungsmuster).

CAVE

- Aufgrund des Fehlens von Hilfsmitteln für eine genauere Untersuchung Verzicht auf Abklärung bzgl. Schwere, Ursprung und Ausdehnung.
- Bei Blutungsquellen im Uterus Verschleierung der Blutungsstärke.

Lagerung

Schocklagerung mit überkreuzten Beinen (Fritz-Lagerung).

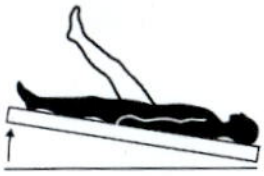

Therapie

- Gegebenenfalls Mulltamponade bei Blutungen im Scheidenbereich,
- Belassen eingedrungener Fremdkörper (Pfählungsverletzung) in situ,
- sicherer venöser Zugang,
- bei manifestem Schock ohne Verbesserung nach Elektrolytinfusion Gabe von Kolloid (z. B. HAES 6 % 500–1.000 ml),
- ggf. Methergin® bei Abort, Uterus myomatosus,
- ggf. Analgesie mit Tramadol (z. B. Tramal®, Tramadolor® 50–100 mg i. v.) oder Morphin 2–5 mg i. v.,
- ggf. Sedierung mit Midazolam (z. B. Dormicum® 1–2 mg i. v.).

Transport

- Bei Blutungen, die stärker als eine Schmierblutung sind, klinische Abklärung erforderlich. Ausgestoßene Teile in die Klinik mitgeben.
- Kontinuierliches Monitoring, ggf. Arztbegleitung.
- Vorverständigung der gynäkologischen Abteilung.

2.3.5 HELLP-Syndrom

Symptome

- Auftreten im letzten Drittel der Schwangerschaft.
- Typische Symptome der Gestose (Hypertonie, Proteinurie, Ödem).
- Gastrointestinale Beschwerden (Leitsymptom: Schmerzen im rechten Oberbauch, Leberschwellung), Übelkeit, Erbrechen.
- Komplikationen: Präeklampsie, Abruptio placentae, akutes Nierenversagen, Lungenödem, intrauterine Asphyxie, Hirnblutung, subkapsuläre Leberblutung, Leberrupturen.

2

Diagnostik

- Anamnese,
- Lebertastbefund (fest, prall mit abgerundeter Kante),
- erhöhte Transaminasen (Leberzelluntergang),
- mechanische Hämolyse, niedriges Hämoglobin, erhöhtes indirektes Bilirubin,
- erhöhtes LDH, spezifisch Haptoglobin,
- Thrombozytopenie.

DD

- Gastroenteritis,
- Lebererkrankung,
- idiopathische Thrombozytopenien,
- mikroangiopathische hämolytische Anämie (z. B. hämolytisch-urämisches Syndrom),
- thrombozytopenische Purpura,
- Evans-Syndrom (= autoimmunhämolytische Anämie mit Thrombozytopenie).

Therapie

- Rein symptomatisch,
- sicherer venöser Zugang,
- langsame Infusion von Elektrolytlösungen (z. B. Ringer-Malat).

Transport

- Einlieferung in gynäkologische Klinik zur sofortigen Entbindung,
- Auswahl der gynäkologischen Klinik möglichst mit Intensivstation,

- liegend in Linksseitenlage, Oberkörper hoch,
- Vorverständigung der Klinik.

2.3.6 Nabelschnurvorfall

Symptome

- Sichtbarwerden der Nabelschnur in der Scheide oder vor der Vulva (▶ Abb. 2.4),
- Bremsung des Geburtsablaufs.

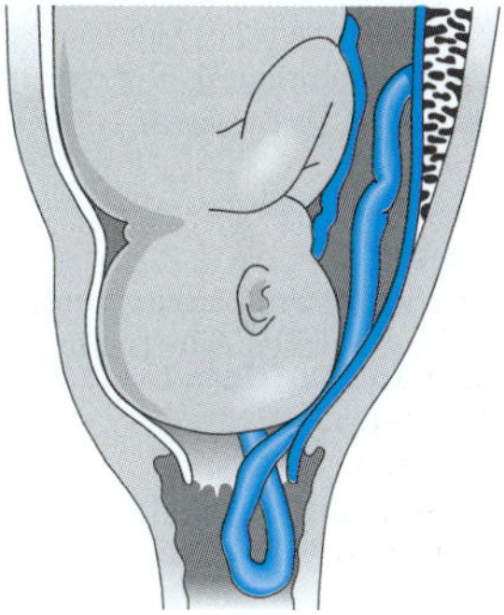

Abb. 2.4 Nabelschnurvorfall [L157]

Diagnostik

- Anamnese (ggf. bekannte Lageanomalien [Mutterpass]),
- Abgang von Blut, Schleim, Fruchtwasser,
- Wehentätigkeit.

Lagerung

Beckenhochlagerung.

Therapie

- Beruhigung der Patientin.
- Manuelles vaginales Hochdrücken des vorangehenden Kindsteils (bei noch pulsierender Nabelschnur) mit möglichst sterilem Handschuh.
- Nach außen sichtbare Nabelschnurteile steril abdecken.
- Sicherer venöser Zugang.
- Evtl. Sedierung mit Midazolam (z. B. Dormicum® 1–5 mg i. v.).
- Tokolysetropf mit Fenoterol (Herstellung: 2 Amp. Partusisten® [1.000 µg in 500 ml 0,9 % NaCl oder Glukose 5 %], davon 10–30 Tr./min [= 1–3 µg/min]).
- Akuttokolyse i. v. (1 Amp. Partusisten® = 10 ml = 500 µg, davon 1 ml Partusisten® + 4 ml NaCl [= 50 µg/5 ml], davon 1–3 ml über 30 Sekunden).
- Alternativ: Berotec®-Spray 2–4 Hübe, evtl. alle 5 Minuten wiederholen (Off-Label-Use).

> **CAVE**
> Isolierte Manipulation (z.B. Hochschieben) der Nabelschnur.

Transport

2

- Liegend in Beckenhoch- und evtl. Linksseitenlage unter Arztbegleitung. Transport in Fahrtrichtung wegen Zugänglichkeit zur Patientin.
- Vorverständigung der geburtshilflichen Klinik zur Vorbereitung einer Sectio caesarea.

> **CAVE**
> Nach erfolgtem Blasensprung stets Liegendtransport als Prophylaxe eines möglichen Nabelschnurvorfalls.

2.3.7 Placenta praevia

Symptome

- Nach vorausgehenden Schmierblutungen schmerzlose, stärkere bis massive Blutungen ex utero, die als kontinuierliche oder rezidivierende vaginale Blutung erscheinen,
- keine peritoneale Reizsymptomatik,
- Bauch weich, keine Abwehrspannung,
- keine Wehen,
- keine Dauerkontraktion.

Diagnostik

- Anamnese (letztes Schwangerschaftstrimenon, vorausgegangene Schmierblutung),
- klinische Symptomatik mit Ausbildung eines Schocks.

> **CAVE**
> - Keine vaginale oder rektale Untersuchung wegen möglicher Einrissgefahr der Plazenta.
> - Kindliche Lageanomalien häufig in Kombination mit Placenta praevia.

DD

Vorzeitige Plazentalösung.

Lagerung

Schocklagerung kombiniert mit Fritz-Lagerung.

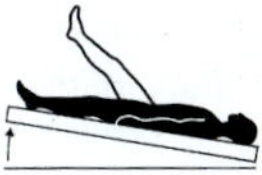

Therapie

- Sicherer venöser Zugang (evtl. mehrere).
- Volumensubstitution in Abhängigkeit vom Ausmaß der Blutung und der Schocksymptomatik mit kristallinen oder kolloidalen Lösungen.
- Tokolysetropf mit Fenoterol (z. B. 10–30 Tr./min, 2 Amp. Partusisten® in 500 ml Elektrolytlösung). Alternativ Berotec®-Spray 2–4 Hübe (Off-Label-Use),
- Gegebenenfalls Sedierung mit Midazolam (z. B. Dormicum® 1–5 mg i. v.).

Transport

- In Schocklage, evtl. zusätzlich Linksseitenlage. Zügig und möglichst erschütterungsfrei in ärztlicher Begleitung in gynäkologische Abteilung.
- Vorverständigung notwendig, da u. U. Entbindung per sectionem nötig.
- Bei nur leichteren Blutungen zur ambulanten Untersuchung in Poliklinik oder in gynäkologische Praxis.

2.3.8 Plazentalösung, vorzeitige

Symptome

- Meist plötzlich einsetzende stichartige Unterbauchschmerzen,
- hartes gespanntes Abdomen, sehr druckdolent,
- Dauerwehen mit „bretthartem Uterus" (Holzuterus),
- leichte Vaginalblutung bis zu massivem hämorrhagischem Schock,
- ggf. Diskrepanz zwischen Schocksymptomatik und Intensität der Vaginalblutung wegen Blutung nach innen.

Diagnostik

- Anamnese (Gravidität),
- klinische Symptomatik.

CAVE
- Beachte: Keine vaginale oder rektale Untersuchung!
- Erkennbare Blutung ist kein Maß für tatsächlichen Blutverlust.

2

DD

- Placenta praevia,
- Uterusruptur (meist akutes Schmerzereignis mit Nachlassen oder Sistieren der Wehen und sich entwickelnder Schocksymptomatik).

Lagerung

Fritz-Lagerung.

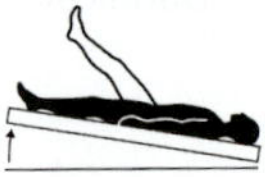

Therapie

- Behandlungsziele: dringliche Entleerung des Uterus und Behandlung des Schocks.
- Sicherer venöser Zugang, Volumensubstitution in Abhängigkeit von der Schocksymptomatik mit kristalloiden oder kolloidalen Lösungen.
- Gegebenenfalls akute Tokolyse (z. B. mit Partusisten® 10–30 µg langsam i. v. [Herstellung: 1 ml der Ampulle zu 500 µg = 0,05 mg + 4 ml NaCl: 1 ml der Lösung entspricht 10 µg], 1 Amp. [1 ml] Partusisten® intrapartal = 0,025 mg = 25 µg).
- Alternativ: Fenoterol per inhalationem (z. B. Berotec®-Spray 2–4 Hübe), evtl. alle 5 Minuten wiederholen (Off-Label-Use).
- Sauerstoffgabe 3–4 l/min.

Transport

- Einlieferung mit Sondersignal zur schnellstmöglichen Entbindung.

- Grundsätzlich liegend in gynäkologische Abteilung unter ärztlicher Begleitung.
- Vorverständigung notwendig.

2.3.9 Vena-cava-Kompressionssyndrom

Symptome

- Blässe bis Zyanose.
- Schwindelgefühle, Kollapsneigung.
- Bewusstseinsstörung bis zur plötzlichen Bewusstlosigkeit.
- Schocksymptome: Kaltschweißigkeit, Blutdruckabfall, Tachykardie.

Diagnostik

- Anamnese (Gravidität 2.–3. Trimenon),
- klinische Symptomatik,
- Ausschluss einer vaginalen Blutung,
- Ausschluss einer Schockursache anderer Genese.

DD

Extrauteringravidität.

Lagerung

Linksseitenlagerung (evtl. zusätzlich Schocklage; in der Regel spontane Zustandsverbesserung nach Linksseitenlagerung).

Therapie

- Sauerstoffgabe per inhalationem 2–4 l/min.
- Evtl. venöser Zugang, sofern auf Lagerung hin keine deutliche Besserung eintritt. Meist jedoch nicht erforderlich,
- Bei Bedarf Volumenersatz (z. B. Ringer-Malat 500–1.000 ml).

Transport

- Liegender Transport in Linksseitenlage.
- Gynäkologische Abklärung erforderlich.

2.4 Hals-Nasen-Ohren-Notfälle

2.4.1 Abszess – retromaxillär, peritonsillär

Symptome

- Rötung und Schwellung des Gaumens,
- Schwellung der Wange,
- schmerzhafte Schluckstörungen,
- evtl. Kieferklemme,
- allgemeines Krankheitsgefühl mit Fieber.

Diagnostik

- Anamnese,
- Inspektion.

DD

- Epiglottitis,
- Halsabszess,
- Zahnerkrankung.

Lagerung

Lagerung mit erhöhtem Oberkörper.

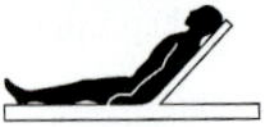

Therapie

- Venöser Zugang,
- Infusion, 500 ml Ringer-Malat-Lösung,
- evtl. Analgetika.

Transport

Unverzüglich in HNO-Abteilung zur evtl. operativen Versorgung.

2.4.2 Akustisches Trauma (Knalltrauma)

Symptome

- Schmerzen im Ohr,
- Ohrgeräusche,
- Hörverlust im Hochtonbereich, aber auch über den gesamten Tonbereich,
- leichte Blutung aus dem Ohr (z. B. nach Schädelbasisfraktur).

Diagnostik

- Anamnese.
- Klinische Symptomatik.
- Bei stumpfen Schädeltraumen weitere zerebrale Schädigungen beachten.

Lagerung

Lagerung mit erhöhtem Oberkörper.

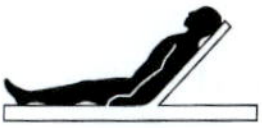

Therapie

- Beruhigung des Patienten,
- bei Blutungen keine Tamponade,
- ggf. Sedierung und Analgesie.

Transport

In der Regel ambulante HNO-ärztliche Abklärung ausreichend.

2.4.3 Fremdkörperaspiration

Es gibt vier Mechanismen der Bronchialobstruktion durch Fremdkörper:

- **Ventilstenose:** inspiratorisch. Die Luft kann zwar ein-, aber nicht ausströmen – Überblähung der Lunge.
- **Kugelventilstenose:** exspiratorisch. Ein runder Fremdkörper setzt sich bei der Inspiration fest und löst sich bei Exspiration – Atelektase.
- **Totalverschluss:** poststenotische Atelektase.

- **Stenose:** Das poststenotische Areal ist unterbelüftet, durch reduzierte bronchiale Clearance kommt es zu entzündlichen Veränderungen.

Symptome

Abhängig von Größe, Form, Konsistenz und Lokalisation des Fremdkörpers:
- Bei „Bolusaspiration“ starkes Druckgefühl unter dem Kehlkopf und Sternum.
- Plötzlich einsetzender, heftiger, rezidivierender Husten.
- Dyspnoe mit und ohne Zyanose.
- Erstickungsanfälle.
- Exspiratorischer Stridor.
- Seitendifferente Atembewegungen.
- Bei Kindern: Husten, Zyanose, abgeschwächtes Atemgeräusch, Tachypnoe.
- Spätsymptome: Husten, Fieber und Leukozytose.

Diagnostik

Eigen- und Fremdanamnese (Grundkrankheit, Verschlucken beim Essen).

DD

- Asthma bronchiale,
- Stenokardie,
- Pneumonie,
- Lungenabszess,
- Bronchitis,
- Bronchusstenose,
- bei Kindern Pseudokrupp, Epiglottitis.

Therapie

- Versuch der digitalen Fremdkörperentfernung.
- Bei effektivem Hustenstoß zum Husten auffordern.
- Bei ineffektivem Hustenstoß und ansprechbaren Kleinkindern: Schlag zwischen die beiden Schulterblätter in Kopftieflage.
- Bei fehlendem Erfolg bei Säuglingen Kompression des Thorax mit beiden Händen, bei Kindern und Erwachsenen Kompression im Abdomen (epigastrischer Winkel).

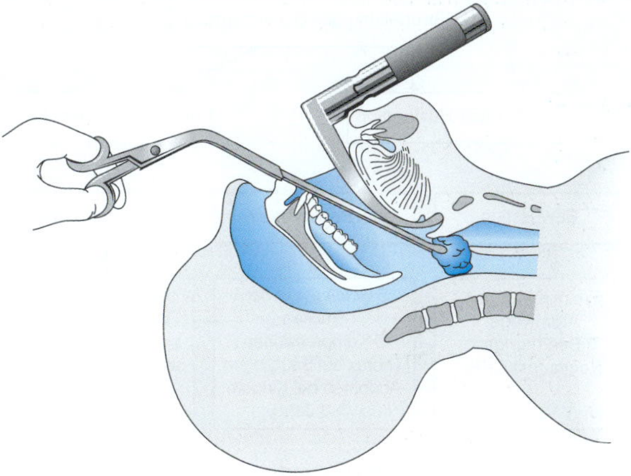

Abb. 2.5 Entfernen eines Hypopharynxfremdkörpers mit Laryngoskop und Magill-Zange [L190]

- Bei Bewusstlosigkeit 5 Beatmungen und Basisreanimation.
- Evtl. Extraktionsversuch mit Laryngoskop und Magill-Zange (▶ Abb. 2.5).
- Ultima Ratio: Koniotomie bei Atemwegsverlegungen im Kehlkopfbereich mit vollständigem Atemwegsverschluss.
- Bei Verschwellung Kortikosteroide (z. B. 100–250 mg Solu-Decortin® H i.v.).
- Erbrechen ist kontraindiziert.
- Zum Vorgehen bei Kindern ▶ Abb. 2.6.

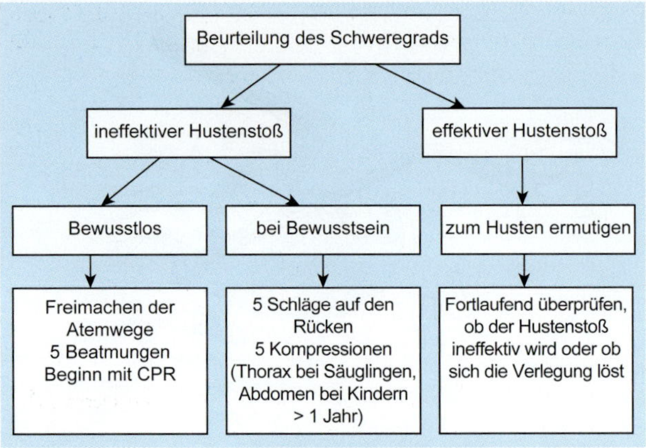

Abb. 2.6 Vorgehen bei Atemwegsverlegung durch Fremdkörper bei Kindern [L261]

Transport

Nach primärem komplikationslosem Entfernen des Fremdkörpers Klinikeinweisung nicht erforderlich. Nach längerer Liegedauer Kontrolle durch HNO-Arzt. Ansonsten Einweisung zur Endoskopie (z. B. in HNO-Klinik). Im Zweifelsfall immer Abklärung des Verdachts.

2.4.4 Hörverlust, akuter (Hörsturz)

Symptome

- Gegebenenfalls vorausgehender Tinnitus,
- einseitiger Hörverlust,
- Gefühl von „Watte im Ohr",
- subjektives Wohlbefinden ohne Schwindel und Erbrechen.

Diagnostik

- Anamnese: typische Symptomatik, Inspektion des äußeren Gehörgangs (Cerumen obturans?).

- Gegebenenfalls Weber-Stimmgabelversuch: Aufsetzen der Stimmgabel auf Scheitelmitte, Lateralisation in das gesunde Ohr = Innenohrschaden des betroffenen Ohrs.

DD

- Virusinfekte,
- Akustikusneurinom,
- Allergie,
- Lärmtrauma,
- Morbus Menière.

Therapie

- Beruhigung des Patienten,
- sicherer venöser Zugang,
- bei entzündlicher Genese Glukokortikoide (z. B. Solu-Decortin® H 250 mg i. v.),
- Infusionstherapie mit Ringer-Malat-Lösung.

Transport

Umgehende Einweisung in nächstgelegene HNO-Abteilung.

2.4.5 Menière-Anfall

Symptome

- Trias: schlagartig auftretende Drehschwindelanfälle mit Übelkeit und/oder Erbrechen, Schwankschwindelanfälle.
- Vegetative Zeichen mit Schweißausbruch und kollapsähnlichen Erscheinungen (ohne Bewusstlosigkeit) für Minuten bis Stunden rezidivierend.
- Einseitige Hörstörungen: Ohrgeräusche (Tinnitus) mit tiefem brummendem, maschinenartigem Sausen, Druckgefühl im Ohr, einseitige Schwerhörigkeit.

Diagnose

- Schwindelanamnese,
- Spontannystagmus meist zur kranken Seite hin (kann allerdings später zur Gegenseite umschlagen),
- typische Symptomentrias,

- EKG, Blutzuckerbestimmung.

DD

- Akuter Hörsturz,
- transitorische ischämische Attacke (TIA),
- Intoxikationen,
- Traumen mit Labyrinthbeteiligungen,
- entzündlicher Labyrinthausfall,
- Hypoglykämie,
- Multiple Sklerose.

Lagerung

Lagerung mit erhöhtem Oberkörper.

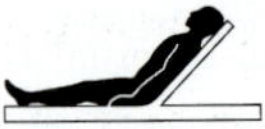

Therapie

- Beruhigung des Patienten,
- venöser Zugang und Infusion von Ringer-Malat-Lösung,
- ggf. Sedierung, z. B. mit Midazolam (z. B. Dormicum® 1–3 mg langsam i. v.),
- ggf. Dämpfung des Brechreizes mit Dimenhydrinat (z. B. Vomex A®, 1 Amp. i. v.).

Transport

- Bei erstmaligem Auftreten eines Anfalls ist eine HNO-ärztliche Abklärung auch ambulant möglich.
- Bei schwerer Symptomatik stationäre Einweisung.
- Dämpfung des Schwindelgefühls durch optische Fixation während des Transports.

2.5 Internistische Notfälle

2.5.1 Aortenaneurysma

Symptome

- Akuter, scharfer, plötzlicher Schmerz.
- Beim thorakalen Aortenaneurysma kann er einen Infarkt imitieren.
- Je nach Lokalisation Herzbeuteltamponade, kardiogener Schock, Blutdruckdifferenz zwischen linkem und rechtem Arm und Neuauftreten eines Herzgeräusches (akute Aorteninsuffizienz).
- Beim Bauchaortenaneurysma häufig dumpfer abdominaler Schmerz.
- Nach Ruptur des Aneurysmas rascher Blutdruckabfall, Tachykardie und Schock.
- Durch die Dissektion können verschiedene abgehende Arterienäste verschlossen werden mit der Folge einer bunten Symptomatik, verursacht durch die Ischämie der verschiedenen Organe:
  - zerebrovaskuläre Insuffizienz, Ischämie des Rückenmarks mit Querschnittslähmung sowie Ischämie der peripheren Nerven mit Sensibilitätsstörungen, Parästhesien, Paresen oder Reflexausfällen,
  - psychomotorische Unruhe,
  - Durst (Hypovolämie),
  - Hämaturie, Anurie, Erbrechen und Übelkeit durch gastrointestinale Reize,
  - Dysphagie, Hämatemesis, Heiserkeit,
  - ggf. Schwellung der Halsweichteile.

Diagnostik

- Erhebung eines kompletten Pulsstatus,
- beidseitige Blutdruckmessung,
- Auskultation und Inspektion,
- bei Verdacht auf ein dissezierendes Aortenaneurysma engmaschige Blutdruck- und EKG-Kontrolle,
- kontinuierliche Messung der Sauerstoffsättigung.

DD

- Akuter Myokardinfarkt,
- akute Perikarditis und Myokarditis,
- Pneumothorax, Lungenembolie,
- Harnsteinkolik,
- akutes Abdomen.

2

Lagerung

- Lagerung mit leicht erhöhtem Oberkörper in Abhängigkeit von der Kreislaufsituation,
- ansonsten Schocklagerung.
- 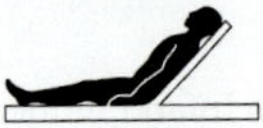

Therapie

- Immobilisation.
- Sauerstoffgabe per inhalationem (6–8 l/min).
- Peripher-venöser Zugang.
- Bei Hypovolämie Schockbehandlung.
- Morphin 1:10 verdünnt, fraktioniert bis zur deutlichen Schmerzreduzierung (5–10 mg i. v.).
- Gegebenenfalls Blutdrucksenkung, z. B. mit Urapidil (z. B. Ebrantil®), auf (sub) normale Werte.
- Gegebenenfalls Intubation und Beatmung.
- Gegebenenfalls Perikardpunktion bei V. a. Perikardtamponade und nicht beherrschbarem kardiogenem Schock (▶ Abb. 2.7). Aufgrund von Komplikationen aus der Technik resultierend und fehlender Praxis in der Präklinik meist nicht durchführbar.

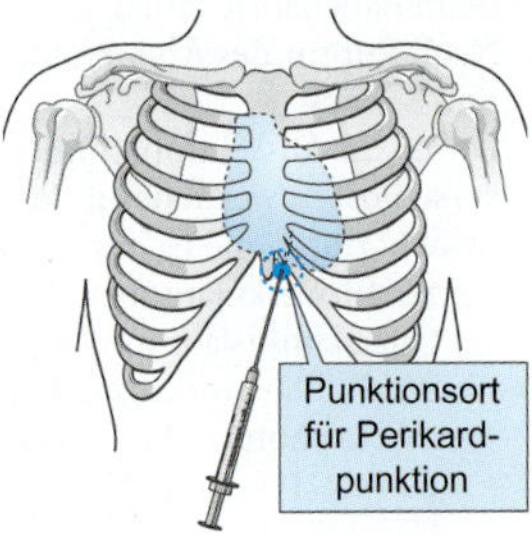

Abb. 2.7 Perikardpunktion [L190]

Komplikationen

- Ruptur mit Herzbeuteltamponade, Hämatothorax,
- kardiogener Schock,
- hypovolämischer Schock.

Transport

- Sofortige Einweisung auf eine kardiologische Intensivstation mit kardiochirurgischer Abteilung (mit Echokardiografie- und Angio-CT-Möglichkeit) in Arztbegleitung,

- liegender und schonender, erschütterungsfreier Transport,
- engmaschige Blutdruck- und EKG-Kontrolle sowie kontinuierliche Messung der Sauerstoffsättigung während des Transports,
- Vorverständigung.

2.5.2 Arterieller Gefäßverschluss, akuter

Symptome

Typische klinische Symptomkonstellation mit den sog. 6 P (nach Pratt):
- **Pain:** Ein akut auftretender, „peitschenschlagartiger" Schmerz, der im weiteren Verlauf in einen dumpfen, brennenden Schmerz übergeht.
- **Pulselessness:** An der betroffenen Extremität lässt sich distal des Verschlusses kein Puls tasten.
- **Paraesthesia:** Es kommt zu Sensibilitätsstörungen, Taubheitsgefühl, Verminderung oder Aufhebung der Oberflächen- und Tiefensensibilität.
- **Paresis (Paralysis):** Schwäche bis hin zur Lähmung der betroffenen Extremität.
- **Pallor:** Blässe der verschlossenen, nicht mehr durchbluteten Seite.
- **Prostration:** Schock (fakultativ, v.a. bei proximal gelegenen Verschlüssen).

Diagnostik

- Anamnese: bekannte AVK, Claudicatio intermittens, Herzvitien, Z.n. Myokardinfarkt, Klappenersatz.
- Klinische Befundkonstellation.
- Seitenvergleichende Palpation der peripheren Pulse.
- Seitendifferente Hauttemperatur.

Lagerung

Flach- bzw. Tieflagerung der betroffenen Extremität.

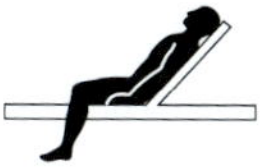

Therapie

- Immobilisation des Patienten.
- Lockere Umpolsterung zur Vermeidung von zusätzlichen Druckläsionen.
- Sauerstoffgabe 6 l/min.
- Peripher-venöser Zugang und Infusion von 500–1.000 ml Elektrolytlösung – nicht an der betroffenen Extremität.
- Morphin 1:10 verdünnt fraktioniert, 5–10 mg.
- Gegebenenfalls Katecholamine zur Schockbekämpfung.
- Antikoagulation mit Heparin 5.000–10.000 IE i. v.
- Kreislaufmonitoring.

> **CAVE**
> Keine lokale Wärmeapplikation, keine i. m. Applikation (wegen evtl. Lysetherapie).

Transport

- Sofortige Klinikeinweisung, falls vom zeitlichen Management vertretbar, in Gefäßchirurgie,
- liegender Transport.

2.5.3 Asthma bronchiale, akuter Asthmaanfall

Symptome

- Schwerste exspiratorische Dyspnoe, Orthopnoe,
- Unruhe, Angst,
- Haltung mit aufrechtem Oberkörper, Einsatz der Atemhilfsmuskulatur,
- trockener, unproduktiver quälender Husten,
- Tachypnoe (≥ 25/min) mit deutlich verlängertem Exspirium, evtl. exspiratorischer Stridor,
- Giemen, Pfeifen, Brummen,
- bei Inspiration Einziehung der Interkostalräume und der Schlüsselbeingruben,
- Zyanose,
- Tachykardie, teilweise über 160/min,
- ggf. obere Einflussstauung.

Diagnostik

- Anamnese: bekanntes Asthma, frühere Asthmaanfälle, allergische Disposition, vorausgegangener Infekt, Medikamenteneinnahme, iatrogene Ursache (Aminophyllin-Überdosierung, Gabe von Betablockern, Analgetika).
- Typisches klinisches Bild: auskultatorisch trockene Rasselgeräusche, Giemen, Brummen und Pfeifen.
- EKG: gelegentlich P pulmonale, Tachykardie.
- Pulsoxymetrie: SaO_2 meist deutlich < 90 %.
- Chemische oder physikalische Irritation (Staub, kalte Luft).
- Emotionale Irritation, Erregung.

Alarmsymptome

- Sichtbare Erschöpfung,
- Abnahme der Herzfrequenz,
- unregelmäßige Atmung
- Bewusstseinsstörung.

Lagerung

Lagerung mit erhöhtem Oberkörper.

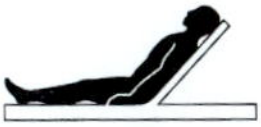

Therapie

- Beruhigung, verbale Sedierung.
- Inhalation mit β_2-Mimetika, z. B. Salbutamol (z. B. Salbuhexal®) über Verneblermaske. Mindestens 8 l/min Sauerstoff.
- Evtl. Fenoterol-Spray (z. B. Berotec®-Spray) mit Inhalationshilfe.
- Sicherer venöser Zugang.
- Infusion (z. B. Ringer-Malat 500 ml).
- Ipratropium per inhalationem (z. B. Atrovent®-Lösung oder Dosier-Aerosol) oder i. v. (z. B. Itrop®).
- Kortikosteroide (z. B. Solu-Decortin® H 250 mg i. v.).
- β_2-Mimetika wie Terbutalin (z. B. Bricanyl® 0,5 mg s. c.) oder Reproterol (Bronchospasmin® 1–2 Amp. i. v.).
- Gegebenenfalls Promethazin (Atosil®) 25 mg i. v.
- Evtl. NIV-Beatmung.

- Bei Status asthmaticus u. U. zusätzlich Adrenalin (z. B. Suprarenin® 1:10.000 verdünnt, 0,01–0,04 mg i. v.), Ketamin (z. B. Ketanest S® 2–5 mg/kg KG i. v.).
- Bei lebensbedrohlicher Atemnot bei zunehmender Erschöpfung nach Narkoseeinleitung (z. B. mit Ketanest S® 2–5 mg/kg KG) Intubation und Beatmung.

2

CAVE

- Bei Asthmatikern mit sekundären Emphysemveränderungen und Hyperkapnie kann die Atmung über den Sauerstoffgehalt des Blutes geregelt sein. Durch Sauerstoffgabe könnte deshalb eine Atemdepression auftreten. Bei Zyanose ist allerdings eine aus diesem Grund zurückhaltende Einstellung zur Gabe von Sauerstoff nicht gerechtfertigt. Im Notarztdienst ist eine eher aggressivere Sauerstoffgabe indiziert. Bei ängstlichen und erregten Asthmatikern sollte auch vor einer Sedierung (mit nachfolgender notwendiger Intubation und Beatmung) nicht zurückgeschreckt werden.
- Die Infusionsmenge muss von der kardialen Situation abhängig gemacht werden.

Transport

- Transport in halbsitzender Position unter laufendem Monitoring, ggf. in Arztbegleitung.
- Bei chronisch obstruktiver Bronchitis oder leichten Asthmaanfällen ohne vitale Bedrohung kann sich nach ambulanter Behandlung der Zustand so weit bessern, dass von einer klinischen Einweisung abgesehen werden kann. Ansonsten stets klinische Weiterbehandlung.
- Falls vorhanden, ggf. Verifizierung des Therapieerfolgs mittels Peak-Flow-Messung.

2.5.4 Coma diabeticum

Symptome

- Entwicklung über Stunden bis Tage über die Phase eines Präkomas mit zunehmendem Durstgefühl, Polyurie, Polydipsie, Brechreiz, Erbrechen, Bauchschmerzen.

- Trockene gerötete Haut und Schleimhäute, verminderter Hautturgor.
- Müdigkeit, Bewusstseinstrübung bis Bewusstlosigkeit.
- Tachykardie, Blutdruck normal bis erniedrigt.
- Azidoseatmung (Kussmaul-Atmung) bei Ketoazidose. Evtl. Azetongeruch in der Ausatemluft.
- Schlaffer Muskeltonus, Hypo- bis Areflexie.

Diagnostik

- Eigen- und Fremdanamnese (bekannter Diabetes, Insulinspritze),
- klinisches Bild,
- Blutzuckerbestimmung (BZ > 300 mg/dl), bei ketoazidotischem Koma evtl. auch weniger,
- im Zweifelsfall (sofern Testung nicht möglich) 20–50 ml Glukose 40 % i. v. zum Ausschluss einer Hypoglykämie.

DD

- Andere Komaursachen,
- Laktatazidose (Biguanide),
- Apoplex, Subarachnoidalblutung,
- Intoxikation.

Lagerung

- Schocklagerung,
- bei Bewusstlosigkeit bzw. Bewusstseinstrübung Seitenlagerung.

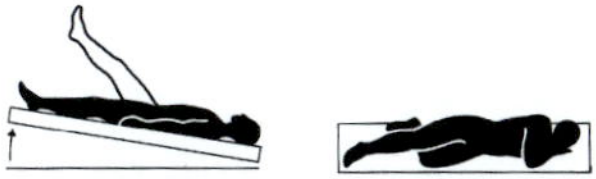

Therapie

- Sauerstoffgabe, ggf. Intubation und Beatmung,
- sicherer venöser Zugang zur raschen Infusion von Elektrolytlösung (z. B. 500–1.000 ml NaCl 0,9 %),
- ggf. Magensonde,
- laufendes Atem- und Kreislaufmonitoring.

CAVE
- Gefahr: Hirnödem bei Zufuhr elektrolytfreier Lösungen.
- Wegen der Gefahr der Hypokaliämie keine blinde Azidosekorrektur, keine Insulingabe in der Präklinik.

Transport

- Liegender Transport unter Fortsetzung des Atem- und Kreislaufmonitorings.
- Aufnahme auf einer Intensivstation wegen möglicher Dekompensation erforderlich.

2.5.5 Coma uraemicum

Symptome

- Beginnend mit Müdigkeit, Abgeschlagenheit, Bewusstseinstrübung bis Bewusstlosigkeit,
- Übelkeit, Erbrechen, Durchfälle,
- Oligurie, Anurie, Urämie,
- neurologische Symptome (Sehstörungen, Muskelzuckungen, Verwirrtheit, Kopfschmerzen, Krämpfe),
- blasse bis fahlgraue, ggf. pigmentierte (Café-au-lait-Flecken), aufgedunsene, evtl. kaltschweißige Haut, u. U. mit Ablagerung von Harnstoffkristallen,
- metabolische Azidose mit Kussmaul-Atmung,
- Dyspnoe durch Lungenödem.

Diagnostik

- Anamnese (durchgemachte Nierenerkrankungen, Hochdruckleiden, Medikamenteneinnahme, Dauer des Krankheitsbilds, letzte Blasenentleerung, Dialysebehandlung, Dialyserhythmus),
- klinische Symptomatik, typischer Uringeruch der Atemluft und der Haut.

CAVE
Uringeruch auch durch Einnässen bei anderen Komaformen oder nach zerebralen Krampfanfällen möglich.

Lagerung

Lagerung nach Zustandsbild:
- Seitenlage bei Bewusstlosigkeit,
- bei stabilem Kreislauf Lagerung mit erhöhtem Oberkörper bei Dyspnoe.

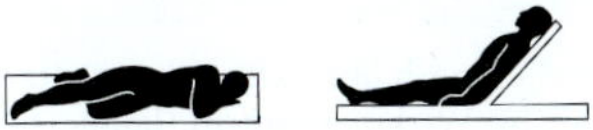

Therapie

- Sauerstoff per inhalationem 4–6 l/min,
- ggf. Intubation und Beatmung,
- sicherer venöser Zugang, keine Infusion am Shunt-Arm,
- Infusionstherapie mit äußerster Zurückhaltung (z. B. Ringer-Malat bzw. -Acetat),
- weitere Behandlung des Lungenödems (▶ Kap. 2.5.17).

Transport

- Jeder Patient mit beginnender urämischer Intoxikation bedarf der sofortigen Einweisung.
- Liegender Transport zur weiteren stationären Behandlung.

2.5.6 Gichtanfall

Symptome

- Hochakute, schmerzhafte arthritische Attacke, typischerweise nachts mit einer plötzlichen Explosivität aus voller Gesundheit heraus,
- stark gerötetes, geschwollenes, hoch bewegungsschmerzhaftes und heftig berührungsempfindliches Gelenk.

Diagnostik

- Typische Anamnese.
- Typische Symptomatologie.
- Harnsäurespiegel im akuten Anfall nicht verlässlich.

DD

- Bakterielle Arthritis, Kristallarthropathien (Pseudo-Gicht; besonders Kniegelenk betroffen),
- Psoriasisarthritis,

- Reiter-Syndrom,
- andere seronegative Spondyloarthritiden,
- Hyperlipoproteinämien.

Therapie

- Colchicin (z. B. Colchicum Dispert®) 1 mg/h über 4 Stunden, später 0,5 mg/h oder 1,0 mg alle 2 Stunden bis Wirkungseintritt (halbieren bei Patienten mit Nierenfunktionseinschränkungen und manifesten Lebererkrankungen).
- Nichtsteroidale Antiphlogistika: Diclofenac (z. B. Voltaren®, Diclac®) 50–100 mg oder Indometacin (z. B. Amuno®) 25 mg. Bei Bedarf Dosiserhöhung, nach 4–6 Stunden um je 1 Kps. (25 mg), bis zu 6 Kps./d.
- Wenn diese Medikamente nicht verfügbar sind: Metamizol (z. B. Novalgin®) 1 Amp. i. v.
- Allgemeinmaßnahmen: Ruhigstellung und Kühlung des betroffenen Gelenks, Entlastung des Auflagedrucks der Bettdecke durch Tunnel. Diätetisch leichte Kost, viel Flüssigkeit zur Steigerung der Diurese.

Transport

Keine Klinikeinweisung erforderlich. Ambulante Therapie ausreichend.

2.5.7 Herzinsuffizienz, akute

Ursachen:

- Folge einer akuten linkskardialen Dekompensation.
- Hinterwandinfarkt mit Rechtsherzbeteiligung.
- Akute Druckerhöhung im pulmonalarteriellen Kreislauf:
  - akute Lungenarterienembolie,
  - Status asthmaticus,
  - Pneumothorax.

Symptome

- **Typische Symptome:**
  - Atemnot,
  - Orthopnoe,
  - nächtliche Dyspnoe
  - reduzierte körperliche Belastbarkeit,

- Abgeschlagenheit,
- prätibiale Ödeme.

- **Rechtsherzinsuffizienz:** Dyspnoe, Zyanose, Halsvenenstauung, Leberstauung (Schmerz), Aszites, Nykturie, periphere Ödeme.
- **Linksherzinsuffizienz:** Ruhedyspnoe, Orthopnoe, akute Atemnot, evtl. blutiger Auswurf, Galopprhythmus, blasse Zyanose, kalter Schweiß, Stauungsbronchitis, Asthma cardiale, trockener Husten, verlängertes Exspirium bis hin zum Lungenödem.

Diagnostik

- Anamnese (Atemnot),
- SaO_2 erniedrigt (Linksherzinsuffizienz),
- evtl. Tachykardie,
- fein-, mittel- oder grobblasige Rasselgeräusche, verstärkt oder allein über den Lungenunterfeldern,
- Distanzrasseln mit schaumigem, meist reichlichem Sputum, das blutig tingiert sein kann.

DD

- **Linksherzinsuffizienz:**
  - Koronare Herzkrankheit.
  - Hypertone Entgleisung.
  - Seltener: Kardiomyopathie, Herzklappenfehler, Myokarditis, Herzrhythmusstörungen.
- **Rechtsherzinsuffizienz:**
  - Rechtsherzinsuffizienz infolge einer Linksherzinsuffizienz.
  - Seltener: Lungenarterienembolie, Herzbeuteltamponade, Herzinfarkt, Spannungspneumothorax.

Lagerung

Lagerung mit erhöhtem Oberkörper, Absenken der Beine.

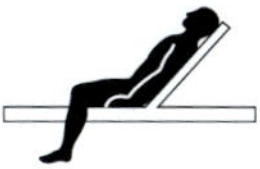

Therapie

- Immobilisation.
- Nitroglyzerin (z. B. Nitrolingual®-Spray 1–2 Hübe) bei hypertonem Blutdruck.

- Sauerstoff über Maske mit Reservoir bis 15 l/min.
- Sicherer intravenöser Zugang.
- Furosemid (z. B. Lasix®, Furorese® 20–40 mg i. v.).
- Bei Hypertonie > 200 mmHg systolisch: Nifedipin (z. B. Nifehexal®) 10 mg sublingual oder Nitrendipin (z. B. Bayotensin®, 1 Phiole) oder Urapidil (z. B. Ebrantil® 5–50 mg langsam i. v.).
- Sedierung und Analgesie mit Midazolam (z. B. Dormicum® 2–5 mg i. v.), Morphin 5–10 mg i. v. (verdünnt 1:10) fraktioniert.
- Bei kardiogenem Schock flache Lagerung
- Körperwärme erhalten.
- Rhythmisierung bei Herzrhythmusstörungen (▶ Kap. 2.5.8).
- Bei Hypotonie Infusion mit Dobutamin über Perfusor (5–20 µg/kg KG/min), je nach arteriellem Blutdruck, evtl. Noradrenalin titriert.
- Laufendes Atem- und Kreislaufmonitoring (EKG, Pulsoxymetrie).
- Gegebenenfalls Intubation und kontrollierte Beatmung mit FiO_2 1,0 und PEEP 5 cmH_2O.
- Reanimationsbereitschaft.

Transport

- Zügiger Transport mit Arztbegleitung.
- Voranmeldung auf Intensivstation.

2.5.8 Herzrhythmusstörungen, akute

Definition

Jede Abweichung von der normalen Herzschlagfolge (Sinusrhythmus) bezeichnet man als „Rhythmusstörung“.

- **Bradykarde Rhythmusstörungen:**
  - Störungen der Erregungsbildung,
  - Störungen der Erregungsleitung,
  - Kombination aus Störungen der Erregungsbildung und -leitung.
- **Tachykarde Rhythmusstörungen:**
  - gesteigerte Automatie,
  - abnorme Automatie,
  - getriggerte Aktivität,
  - kreisende Erregungen mit präformiertem Leitungsweg,
  - kreisende Erregungen ohne präformierten Leitungsweg.

Symptome

Viele Rhythmusstörungen machen nur uncharakteristische oder gar keine Symptome:

- „Herzstolpern",
- Unruhe in der Brust,
- Kloßgefühl im Hals,
- Kopfdruck,
- Hustenattacken,
- Schwächeanfälle, Müdigkeit, Leistungsminderung oder Panikattacken.

Im Gefolge von Rhythmusstörungen kann es aber auch zu hämodynamischen Auswirkungen kommen:

- Blutdruckabfall,
- koronare und kardiale Insuffizienz,
- zentrale Ausfälle (Schwindel, Synkopen, Bewusstseinsverlust),
- pötzlicher Herztod.

Diagnostik

- Herzfrequenz: schnell – normal – langsam.
- Rhythmus: rhythmisch – arrhythmisch:
  - Völlig regelmäßig.
  - Regelmäßiger Grundrhythmus.
  - Vereinzelt früh einfallende Schläge.
  - Pausen.
  - Wechselnde Frequenzen.
  - Völlig arrhythmisch.
- Differenzierung des Ursprungsorts:
  - Kammerkomplexe schmal → meist supraventrikulärer Rhythmus.
  - Kammerkomplexe breit → häufig ventrikulärer Rhythmus.
- Vorhandensein von Vorhofaktionen.
- Vorhof-Kammer-Relation:
  - Verhältnis 1:1, Überleitung normal.
  - Verhältnis 1:1, Überleitung verlängert.
  - Mehr P-Wellen als QRS-Komplexe.
  - Kammerkomplex schmal.
  - Kammerkomplex breit.
  - Mehr QRS-Komplexe als P-Wellen.

Therapie

Grundsätzlich werden nur symptomatische Patienten behandelt. Therapiepflichtige Symptome können sein:
- koronare oder kardiale Insuffizienz,
- pektanginöse Beschwerden,
- Atemnot,
- klinische Zeichen eines akuten Koronarsyndroms,
- Schwindel,
- Bewusstseinsstörungen,
- zirkulatorische Probleme.

Ist der Patient stabil und weitgehend beschwerdefrei, sollte er unbedingt so schnell wie möglich in die nächste geeignete Klinik gebracht werden, in der eine kardiologische Diagnostik eingeleitet werden kann. Falls der klinische Zustand des Patienten eine sofortige therapeutische Intervention nötig macht, muss unbedingt vor Einleiten der antiarrhythmischen Therapie zumindest ein 1-Kanal-EKG registriert werden. Im Notfall dürfen maximal 2 Antiarrhythmika kombiniert werden, um eine Potenzierung der Nebenwirkungen, insbesondere der proarrhythmischen Wirkungen, zu minimieren. Bei Versagen des zweiten Antiarrhythmikums muss bei bradykarden Rhythmusstörungen ein externer Schrittmacher eingesetzt, bei tachykarden Rhythmusstörungen synchronisiert kardiovertiert werden.

Bradykarde Rhythmusstörungen

▶ Abb. 2.8.

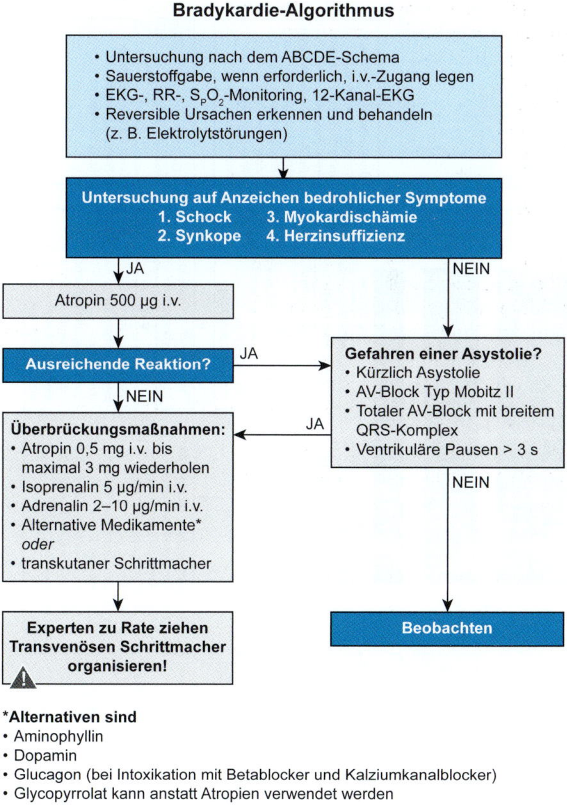

Abb. 2.8 Bradykardie-Algorithmus entsprechend den ERC-Leitlinien 2015. © German Resuscitation Council (GRC) und Austrian Resuscitation Council (ARC) 2015

Therapie tachykarder Rhythmusstörungen

▶ Abb. 2.9.

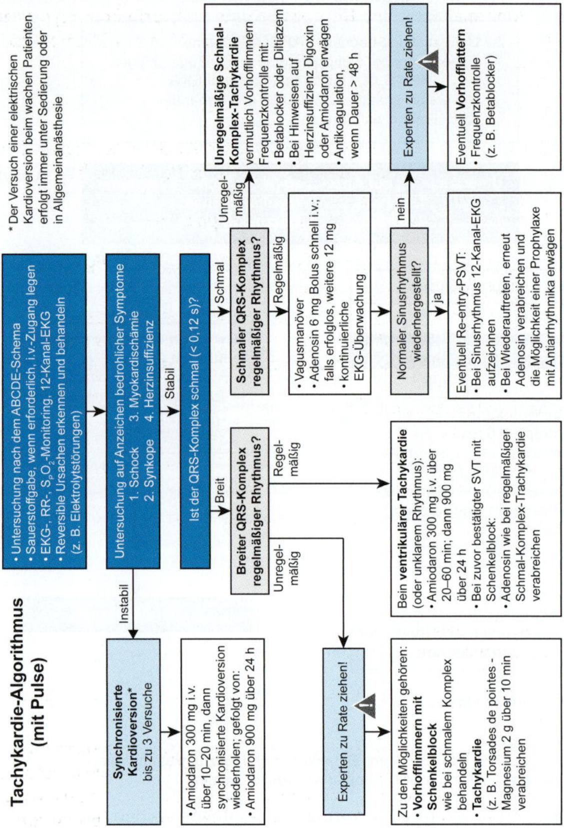

Abb. 2.9 Tachykardie-Algorithmus (nach den ERC-Leitlinien 2015), beinhaltet auch Herzfrequenzen, die zu langsam für die Hämodynamik sind. © German Resuscitation Council (GRC) und Austrian Resuscitation Council (ARC) 2015

2.5.9 Hyperkalzämische Krise

Hyperkalzämie (> 5,2 mval/l) führt in fast allen Organsystemen zu vielfältigen Störungen. Ursache sind Tumoren (60 %; z. B. Bronchialkarzinom, Mammakarzinom, Kopf-/Halstumoren), primärer Hyperparathyreoidismus (30 %), selten Immobilisation, Vitamin-D-Intoxikation oder Niereninsuffizienz/Dialyse.

Symptome

- **ZNS/Psyche:** Adynamie, Antriebsarmut, Apathie, Müdigkeit, Muskelhypotonie, Pseudoparalyse, endokrines Psychosyndrom (Angst, Hypokaliämie, Agitation).
- **Niere:** Polyurie, Polydipsie, Hyperphosphaturie, Hypokaliämie, Exsikkose, Niereninsuffizienz.
- **Herz/Kreislauf:** Rhythmusstörungen, Tachykardie, EKG-Veränderungen, arterielle Hypertonie.
- **Magen-Darm-Trakt:** Übelkeit, Erbrechen, Obstipation, Cholelithiasis, Magenulzera, Pankreatitis.
- **Skelett:** Gelenkbeschwerden, Schmerzen, Osteoporose, Chondrokalzinose.
- **Augen:** Bandkeratopathie.
- „Stein – Bein – Magenpein".

Diagnostik

Hyperkalzämie als Labordiagnose meist zufällig.

DD

- Koma anderer Genese,
- akute Psychose,
- Hirndrucksteigerung (z. B. Tumor).

CAVE

- Die hyperkalzämische Krise ist die Steigerung des hyperkalzämischen Syndroms plus Niereninsuffizienz und Koma. Leitsymptome: Koma, Hyperkalzämie, Niereninsuffizienz (Erbrechen, Exsikkose).
- Evtl. vor Beginn der Therapie Entnahme einer Blutprobe zur späteren Bestimmung des Kalziumgehalts.

Therapie

- Flüssigkeitssubstitution mit 0,9-prozentiger NaCl-Lösung 500 ml/h.
- Senkung des erhöhten Kalziumspiegels – sofern präklinisch möglich. Gabe von Clodronsäure (Ostac® 300 mg/d in 500 ml 0,9 % NaCl über 4 Stunden), Hämodialyse gegen kalziumfreies Wasser, Prednisolon 100 mg i. v., Calcitonin 2 Amp. per infusionem.

Transport

Einweisung in Krankenhaus mit der Möglichkeit einer intensivmedizinischen Überwachung.

2.5.10 Hypertension

Symptome

- Zerebrale Symptomatik: Kopfschmerzen, epileptiforme Erscheinungen mit Krampfäquivalenten, apoplektiforme Erscheinungen wie Halbseitenlähmung, Sprach und Sehstörungen.
- Kardiale Symptomatik: akute Linksherzinsuffizienz oder Angina-pectoris-Anfall.
- Übelkeit.
- Erbrechen.

Diagnostik

- Anamnese: bekannte Hypertonie, Hochdruckmedikation, Schwangerschaft.
- Ausgeprägte Erhöhung des systolischen Drucks (meist > 200 mmHg) und des diastolischen Blutdrucks (> 100 mmHg).
- In Abhängigkeit von der Symptomatik entsprechende EKG-Veränderungen.
- Bei Vorliegen zerebraler Symptome orientierende neurologische Untersuchung, da nur so der aufnehmende Klinikarzt das Fortschreiten der Symptome beurteilen kann.

DD

- Angina pectoris,
- Myokardinfarkt,
- Apoplex,
- epileptischer Krampfanfall,

- Eklampsie,
- Glaukomanfall.

Lagerung

Lagerung mit erhöhtem Oberkörper.

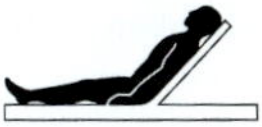

Therapie

Therapieziel ist das Absenken der Blutdruckwerte, um Endorganschäden zu vermeiden. Intensität und Geschwindigkeit der Blutdrucksenkung hängen von Ausmaß und Art der Endorganschädigung ab. Eine zu rasche und zu starke Blutdrucksenkung kann zu irreversiblen ischämischen Komplikationen führen. Beim Vorliegen schlaganfallähnlicher Symptome darf der Blutdruck, wenn überhaupt, nur bis auf Werte zwischen 160 und 180 mmHg systolisch gesenkt werden. Bei kardialen und vaskulären Endorganschäden muss der Blutdruck rasch um ca. 15–20 % vom Ausgangswert, systolisch initial keinesfalls unter 160 mmHg und diastolisch nicht unter 100 mmHg gesenkt werden, in der ersten Stunde um nicht mehr als 40/20 mmHg. Bei einer hypertensiven Dringlichkeit genügt die langsame Blutdrucksenkung.

Bei allen im Folgenden beschriebenen hypertensiven Notfallsituationen zusätzlich entsprechende kausale oder symptomatische Therapie.

- Bei Angina pectoris/akutem Koronarsyndrom (▶ Kap. 2.5.15):
  - Glyzeroltrinitrat sublingual (z. B. Nitrolingual N® Spray), 0,8–1,2 mg,
  - Betablocker, z. B. Metoprolol (z. B. Beloc®) 5–15 mg,
  - ACE-Hemmer, z. B. Captopril (Lopirin®) 12,5–50 mg,
  - Urapidil (z. B. Ebrantil®) fraktioniert bis 75 mg i. v.
- Bei Linksherzinsuffizienz (▶ Kap. 2.5.7):
  - Glyzeroltrinitrat sublingual (z. B. Nitrolingual N® Spray),
  - ACE-Hemmer, z. B. Captopril (z. B. Lopirin®) 12,5–50 mg,
  - Urapidil (z. B. Ebrantil®) fraktioniert bis 75 mg i. v.
- Bei Aortendissektion (▶ Kap. 2.5.1):
  - Betablocker, z. B. Metoprolol (z. B. Beloc®) 5–15 mg,
  - Urapidil (z. B. Ebrantil®) fraktioniert bis 75 mg i. v.
- Bei zerebraler Organschädigung (▶ Kap. 2.7.1, ▶ Kap. 2.7.7):
  - Urapidil (z. B. Ebrantil®) fraktioniert bis 75 mg i. v.,
  - Betablocker,

- ACE-Hemmer, z. B. Captopril (z. B. Lopirin®) 12,5–50 mg,
- Vorsicht vor zu starker Blutdrucksenkung bei zerebralen Symptomen.

- Präeklampsie: Urapidil (z. B. Ebrantil®) fraktioniert bis 75 mg i. v.
- Phäochromozytom: Urapidil (z. B. Ebrantil®) fraktioniert bis 75 mg i. v.
- Bei Angstzuständen vorsichtige Sedierung mit Midazolam (z. B. Dormicum®) 1–3 mg.

2

Transport

Liegend mit Oberkörperhochlagerung unter laufendem Monitoring (Blutdruck, EKG).

2.5.11 Hyperventilation, Hyperventilationstetanie

Symptome

- Akute Atemnot,
- Kribbeln, Parästhesien in Händen, Armen, Füßen, perioral,
- Unruhe, Angst, Herzrasen, „pektanginöse" Sensationen, Tachykardie,
- Schmerzen hinter dem Brustbein und über dem Thorax,
- Schwindel, röhrenförmiges und verschwommenes Sehen,
- tonische Kontraktionen bestimmter Muskelgruppen, vornehmlich an Armen und Händen (Pfötchenstellung), Karpopedalspasmen, Beine gestreckt und Equinovarus-Stellung, perioral (Karpfenmaul).

Diagnostik

- Anamnese (psychosomatische Ursachen, Drogengenuss, Stress),
- EKG,
- Blutzuckerbestimmung.

CAVE
Selten hypokalzämische Tetanie (▶ Kap. 2.5.25)

DD

- Epileptischer Anfall,
- Eklampsie,

- Tetanus,
- Fieberkrampf (Kleinkind),
- Tollwut,
- Angina pectoris,
- Hysterie.

Lagerung

Lagerung mit erhöhtem Oberkörper.

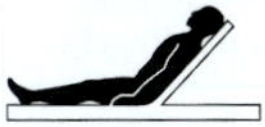

Therapie

- Beruhigung des Patienten. Auffordern, langsam zu atmen, evtl. die Luft anzuhalten.
- CO_2-Rückatmung aus dichtem Plastikbeutel zur Kompensation der respiratorischen Alkalose – sofern vom Patienten akzeptiert.
- Evtl. Sedierung mit Midazolam (z. B. Dormicum® 2–5 mg i. v.).

Transport

Im Normalfall nicht notwendig.

2.5.12 Hypoglykämie, hypoglykämischer Schock

Symptome

- Heißhunger, Unruhe,
- psychische Veränderungen (Verhaltensauffälligkeiten) bis zu aggressiven oder deliranten Zustandsbildern,
- Seh-/Sprachstörungen,
- Tremor, Kaltschweißigkeit, Blässe,
- Tachykardie, normaler Blutdruck,
- zunehmende Bewusstseinsstörung bis zur Bewusstlosigkeit,
- u. U. zerebrale Krampfanfälle und Hemiparesen.

Diagnostik

- Anamnese (bekannter Diabetes, Diabetesmedikation, Alkoholabusus),
- klinisches Bild,

- Blutzuckerbestimmung mittels Teststreifen oder automatischen Geräten,
- EKG-Monitoring.

> **CAVE**
> - Gefahr: Blutzuckerfehlbestimmung durch veraltete Teststreifen oder auch bei automatischen Geräten möglich.
> - Falls keine Blutzuckerbestimmungen möglich, zur Unterscheidung eines Coma diabeticum probatorisch 20–50 ml Glukose 40 % i. v. (bei Hypoglykämie erwacht der Patient in der Regel).

DD

- Apoplektischer Insult, intrazerebrale Blutungen,
- Alkoholentzugsdelir,
- Schock und Koma anderer Genese,
- Intoxikationen,
- Epilepsie.

Therapie

- Beruhigung.
- Laufendes Monitoring.
- Bei Bewusstseinsstörung bzw. Bewusstlosigkeit Atemwege freimachen und freihalten. Bei persistierender Bewusstlosigkeit Intubation und Beatmung (bei adäquater Therapie selten erforderlich).
- Sauerstoffgabe 4–6 l/min.
- Sicherer venöser Zugang. 20–60 ml Glukose 40 % (z. B. 2–6 Amp. Glukose 40 % i. v. bei oder in die laufende Infusion), als Infusion Ringer-Acetat.
- Asservierung von Blut vor i. v. Gabe von Glukose.
- Alternativ bei schlechten Venenverhältnissen: Glukagon 1 mg s. c. oder i. m., bei Kindern unter 6–8 Jahren 0,5 mg (Latenzzeit: 10–20 Minuten).

> **CAVE**
> - Zu schnelle Injektion der hochprozentigen Glukoselösung kann zu Venenwandreizungen führen.
> - Patienten mit Hypoglykämie können gelegentlich enorme Kräfte mobilisieren. Deshalb Eigenschutz beachten.

- Erlangt der Patient nach Glukoseinjektion nicht das Bewusstsein, an andere Ursachen der Bewusstseinsstörung denken (z. B. Vergiftung, Schädel-Hirn-Trauma u. a.).
- Erwachende Patienten können verwirrt, oft heftig aggressiv reagieren, daher auf Sedierung vorbereiten.

Transport

Liegend unter laufendem Monitoring zur anschließenden klinischen Abklärung (durch Gegenregulation Dekompensation des Glukosestoffwechsels zu erwarten).

2.5.13 Hypotonie, akute

Symptome

- Müdigkeit,
- Antriebs- und Leistungsschwäche,
- Schwindel,
- kurzzeitiger Bewusstseinsverlust.

Diagnostik

- Anamnese,
- Blutdruckmessung an beiden Armen im Liegen und Stehen,
- orientierende neurologische Untersuchung (obwohl Bewusstseinsstörungen in der Regel nur von kurzer Dauer sind).

DD

- Hypovolämie,
- kardiales Pumpversagen.

Lagerung

Lagerung flach mit angehobenen Beinen.

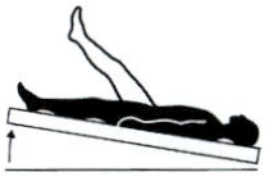

2

Therapie

- Sauerstoffgabe,
- ggf. peripher-venöser Zugang,
- ggf. ½–1 Amp. Etilefrin (Effortil®) i.v. oder ½–1 Amp. Akrinor® i.v.,
- ggf. Atropin 0,5 mg i.v.

2.5.14 Kardiogener Schock

Symptome

- Blasse, kaltschweißige Haut, evtl. Zyanose,
- Angstgefühl,
- Trübung des Sensoriums,
- Atemnot, evtl. Thoraxschmerz,
- gestaute Halsvenen,
- Rhythmusstörungen, meist Tachykardie,
- nicht messbarer oder erniedrigter Blutdruck mit kleiner Amplitude.

Diagnostik

- Anamnese (vorbestehende Infarkte, Rhythmusstörungen, Medikamenteneinnahme),
- Blutdruckmessung.

> **CAVE**
> Die Höhe des Blutdrucks ist für die Diagnose kardiogener Schock nicht entscheidend. Bestimmend ist das klinische Bild.

Lagerung

Flachlagerung, Lagerung mit erhöhtem Oberkörper in Abhängigkeit vom Blutdruck.

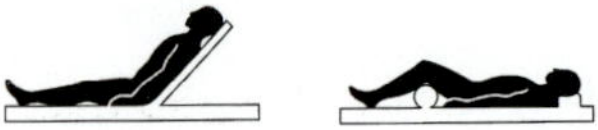

Therapie

- Sicherstellung eines ausreichenden Sauerstoffangebots: Sauerstoffinhalation per Maske und Reservoir bis 15 l/min, ggf. assistierte Beatmung.

- Sicherer venöser Zugang.
- Schmerzbekämpfung mit Morphin 10 mg i. v., ggf. Sedierung mit Midazolam (z. B. Dormicum® 2–5 mg i. v.).
- Vasoaktive Amine wie Dopamin zur Anhebung des Blutdrucks.
- Dobutamin oder letztlich Noradrenalin (z. B. Arterenol®) als Infusionstherapie oder über Perfusor. Primäre Einstellung: mittlere Dosierung.
  - Dosierung nach Wirkung; Beginn: 250 mg Dobutamin auf 50 ml NaCl 0,9 %, davon 2 ml/h, ggf. Steigerung auf 10 ml/h.
  - 5 mg Noradrenalin auf 50 ml NaCl 0,9 %, davon 2 ml/h, ggf. Steigerung.
- Antiarrhythmische Therapie je nach hämodynamischer Situation und Rhythmusstörungen.
- Laufendes Atem- und Kreislaufmonitoring.

Transport

- Liegender Transport mit leicht erhöhtem Oberkörper.
- Strikte Vermeidung jeder körperlichen Anstrengung.
- Arztbegleitung wegen Gefahr akuter Dekompensation und bei Katecholamintherapie unbedingt erforderlich.
- Voranmeldung in aufnehmender Klinik, Intensivstation.

2.5.15 Koronare Herzerkrankung/akutes Koronarsyndrom

Definition

Das klinische Bild der Koronarinsuffizienz wird als koronare Herzerkrankung bezeichnet. Koronarinsuffizienz ist jede Beeinträchtigung des myokardialen Stoffwechsels, die auf einer Durchblutungsstörung beruht. Es gibt drei Manifestationsformen der koronaren Herzerkrankung,

- die **stabile Angina pectoris (AP),**
- die **akuten Koronarsyndrome (ACS)** inkl. Myokardinfarkt
- den **plötzlichen Herztod.**

Pathophysiologie

Der Begriff „akutes Koronarsyndrom" umfasst die folgenden drei akuten Manifestationen der koronaren Herzkrankheit:

- **„ST-Hebungsinfarkt" (STEMI):**
  - ST-Hebung positiv,
  - Plaqueruptur,
  - okklusiver Thrombus.

- **„Nicht-ST-Hebungsinfarkt“ (NSTEMI):**
  - ST-Hebung negativ,
  - Troponin positiv,
  - Plaqueruptur,
  - non-okklusiver Thrombus.
- **„Instabile Angina pectoris“ (UAP):**
  - ST-Hebung negativ,
  - Troponin negativ,
  - Plaqueruptur oder hochgradige Stenose.

Der STEMI zeichnet sich durch die charakteristische ST-Hebung in mindestens 2 benachbarten Ableitungen im 12-Kanal-EKG aus. Der NSTEMI ist definiert als infarkttypischer Anstieg der kardialen Troponine ohne ST-Hebung. Bei der UAP fehlen sowohl infarkttypische EKG-Veränderungen als auch der Troponinanstieg. Sowohl NSTEMI als auch UAP können im 12-Kanal-EKG ST-Strecken-Senkungen (prognostisch ungünstig) oder unspezifische ST-Strecken-Veränderungen aufweisen.

Komplikationen

Akute Koronarsyndrome (ACS) sind die häufigste Ursache maligner Arrhythmien und des plötzlichen Herztods. Die therapeutischen Ziele sind einerseits die Behandlung akut lebensbedrohlicher Komplikationen (meist Rhythmusstörungen), andererseits der Erhalt der linksventrikulären Pumpfunktion und die Minimierung der Infarktausdehnung, um die Entwicklung einer Herzinsuffizienz und eines Lungenödems zu vermeiden.

Symptome

Akute Koronarsyndrome:

- akuter retrosternaler Thoraxschmerz (70 %) über 20 Minuten,
- Dyspnoe (50 %),
- Vernichtungsgefühl, Unruhe, Todesangst,
- kalter Schweiß,
- fahlgraue Gesichtsfarbe,
- Übelkeit, Erbrechen (20–30 %),
- Schwächegefühl,
- Bewusstseinstrübung, Bewusstseinsverlust,
- ggf. niedriger Blutdruck.

Atypische Symptome sind

- Atemnot,
- atypische Schmerzen (Art + Ort),
- Verwirrtheit,
- Lungenödem,
- Synkope.

Risikogruppen für atypische Syndrome:

- junge Patienten (Alter unter 40 Jahren),
- alte Patienten (Alter über 75 Jahren),
- Frauen,
- Diabetiker.

Diagnostik

- Anamnese.
- Typische klinische Symptomatik.
- Infarktkriterien im EKG:
  - ST-Strecken-Hebungen in 2 oder mehr benachbarten Extremitätenableitungen von > 0,1 mV oder 2 oder mehr benachbarten Brustwandableitungen von > 0,2 mV oder
  - Linksschenkelblock und typische Klinik oder
  - gegensinnige ST-Strecken-Senkungen.
- Gegebenenfalls Troponin-Test.

DD

- Koronarinsuffizienz bei Aortenklappenfehlern oder Kardiomyopathie,
- Lungeninfarkt,
- Spannungspneumothorax,
- Pneumonie,
- Lungenembolie,
- Interkostalneuralgie.

Lagerung

Lagerung mit erhöhtem Oberkörper.

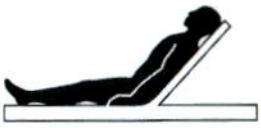

Therapie

- Immobilisation des Patienten,
- Sauerstoff 4–6 l/min,
- peripher-venöser Zugang,
- verbale Sedierung.

Nicht-ST-Hebungsinfarkt (NSTEMI) und instabile Angina pectoris (UAP):
- Nitrate (z. B. Nitrolingual® Kps. 0,8 mg, Nitrolingual® Spray 1–2 Hübe).
- Acetylsalicylsäure (z. B. Aspirin®) 500 mg i. v.
- Morphin fraktioniert in 3-mg-Schritten (1:10 verdünnt).
- Betablocker (z. B. Metoprolol [z. B. Beloc®]) fraktioniert.
- Diltiazem oder Verapamil, wenn Betablocker kontraindiziert sind.
- Bei Therapieresistenz PTCA anstreben.
- **Cave:** Entwicklung eines STEMI.

ST-Hebungsinfarkt (STEMI), akuter Myokardinfarkt:
- Gegebenenfalls Glyzeroltrinitrat (wenn Blutdruck > 90 mmHg, nicht bei Hinweisen auf eine Rechtsherzbeteiligung, Einnahme von 5-Phosphodiesterasehemmern Sildenalfil [Viagra®], Tadalafil [Cialis®], Vardenafil [Levitra®] muss ausgeschlossen sein): 2 Hübe sublingual oder 1–5 mg/h i. v.
- Morphin 1:10 verdünnt (fraktioniert in 1–3-mg-Schritten bis zur deutlichen Schmerzlinderung).
- Betablocker i. v. (z. B. Metoprolol [z. B. Beloc®]) fraktioniert. Ziel: Herzfrequenz zwischen 50 und 60/min.
  Kontraindikationen für Betablocker:
  - ausgeprägter AV-Block I (> 240 ms),
  - AV-Block II oder III,
  - Asthmaanamnese,
  - deutlich eingeschränkte linksventrikuläre Funktion mit Herzinsuffizienz,
  - vorbestehende Bradykardie,
  - Puls < 50/min,
  - anhaltende Hypotension mit systolischem Blutdruck < 90 mmHg.
- Acetylsalicylsäure (z. B. Aspirin®) 250–500 mg i. v.
- Heparin 5.000 IE i. v.
- Midazolam (z. B. Dormicum®) fraktioniert in kleinen Dosen, wenn Patient trotz ausreichender Analgesie mit Morphin immer noch ängstlich ist.

- Bei Übelkeit Dimenhydrinat (z. B. Vomex A®) 1 Amp.
- Gegebenenfalls präklinische Lyse, wenn indiziert.

Leitlinie zur präklinischen Lyse bei STEMI:
- Frühzeitige Reperfusion ist entscheidend.
- Reperfusion grundsätzlich, wenn Symptome weniger als 12 Stunden bestehen.
- PTCA besser, wenn
  - erfahrenes Team,
  - angemessene Zeit.
- Lyse, wenn PTCA > 90 Minuten später als Lyse erfolgen würde.
- Innerhalb der ersten 3 Stunden ist Lyse gleichwertig.
- Wenn Lyse, dann möglichst präklinisch.
- Regionale Besonderheiten müssen berücksichtigt werden.

Kontraindikationen einer Fibrinolyse:
- Absolut:
  - hämorrhagischer Schlaganfall oder unklarer Schlaganfall in der Vorgeschichte,
  - ischämischer Schlaganfall in den letzten 6 Monaten,
  - Erkrankung des ZNS,
  - bösartige Neubildungen,
  - größeres Trauma, Operation oder Kopfverletzung in den letzten 3 Wochen,
  - Gastrointestinalblutung im letzten Monat,
  - bekanntes Bluterleiden,
  - Aortendissektion.
- Relativ:
  - TIA in den letzten 6 Monaten,
  - Therapie mit oralen Antikoagulanzien,
  - Schwangerschaft bis 1 Woche nach Geburt,
  - Punktion von nicht komprimierbaren Gefäßen (z. B. Vena subclavia),
  - traumatische Wiederbelebung,
  - nicht behandelbare Hypertonie mit Werten > 180 mmHg systolisch,
  - fortgeschrittenes Leberleiden,
  - aktives Magengeschwür.

Transport

- Arztbegleitet, auf internistische Intensivstation, möglichst in ein Zentrum mit Akut-PTCA.
- Bei instabiler Angina pectoris, sofern vorhanden, Transportziel „Chest Pain Unit".

- Schonender Transport mit kompletter Immobilisation.
- Grundsätzlich Voranmeldung.
- Die jeweiligen Strategien zur Revaskularisation mittels präklinischer Lyse (im Rettungsdienst), stationärer Lyse und früher PTCA oder primärer PTCA richten sich nach den lokalen Gegebenheiten und bestimmen damit letztendlich das Transportziel.

2

CAVE
- Keine i. m. Injektionen.
- Bei Oberkörperhochlagerung Blutdruckverlauf beobachten.

2.5.16 Lungenarterienembolie

CAVE
- Häufige Fehldiagnosen.
- Jede größere Lungenembolie (ab Verschluss einer Segmentarterie) bedarf einer spezifischen Therapie.
- Klinische Symptomatik und körperliche Untersuchungsbefunde sind diagnostisch wegweisend.
- Weltweit eine der häufigsten Todesursachen und eine der am häufigsten verkannten Diagnosen.

Symptome

- Unspezifisches und außerordentlich vielgestaltiges klinisches Bild.
- Bei kleiner Embolie bisweilen Synkope, Husten oder Hämoptysen.
- Bei submassiver und massiver Lungenembolie häufig Tachykardie (bis 97 %), Tachypnoe (bis 87 %), Dyspnoe (bis 86 %), Zyanose (bis 74 %) und Thoraxschmerz (bis 85 %).
- Bei fulminantem Verlauf Zyanose (bis 74 %), akute Rechtsherzinsuffizienz und Entwicklung eines Schocks, Kreislaufstillstand.
- **Schweregradeinteilung** in 4 Schweregrade (SG) als Basis für eine differenzierte Therapie sinnvoll (▸ Tab. 2.1).

Tab. 2.1 Schweregradeinteilung der Lungenembolie

Schweregrad (SG)	Klinik
Leichte Lungenembolie (SG I)	80 % klinisch stumm. Uncharakteristische Zeichen: Schwindel, plötzliche kurzfristige Atemnot, kurzfristige Tachypnoe. Weiterer Verlauf: Fieber, Husten, evtl. blutiger Auswurf, pathologische Atemgeräusche, Pleuraschmerz.
Schwere Lungenembolie (SGII + III)	In 80 % Dyspnoe und Tachypnoe, präkordiale Schmerzen. Uncharakteristische Zeichen: Übelkeit, Brechreiz, Schweißausbruch, blass-zyanotisches Hautkolorit, Tachykardie, Atemnot mit Hämoptysen, Halsvenenstauung, Angst.
Große fulminante Lungenembolie (SG IV)	Akutes Rechtsherzversagen mit schwerem kardiogenem Schock, Todesangst.

Diagnostik

- Anamnese,
- Auskultation von Herz und Lunge.
- Puls- und Blutdruckmessung.
- Rhythmusüberwachung (EKG-Monitor).
- Evtl. EKG mit 12 Ableitungen.
- Pulsoxymetrie.
- Blutzuckermessung.
- Bei ausgeprägter Zyanose, die sich trotz sicherer Beatmung (mit 100 % O_2) nicht bessert, immer Lungenembolie als Diagnose in Erwägung ziehen.

DD

- Myokardinfarkt,
- Perikardtamponade,
- Myo- bzw. Perikarditis,
- akute Herzinsuffizienz,
- Lungenödem,
- Aortenaneurysma,
- Pneumonie,
- Pleuritis,
- Spannungspneumothorax.

Lagerung

Oberkörperhochlagerung, ggf. Schocklagerung als „Volumentest" möglich.

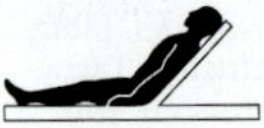

2

Therapie

- Immobilisation.
- Sauerstoffgabe, hochdosiert (10–15 l/min über Maske mit Reservoir).
- Sicherer venöser Zugang.
- Gegebenenfalls 1.000 ml Vollelektrolytlösung.
- Gegebenenfalls Morphin fraktioniert nach Wirkung.
- Gegebenenfalls Sedierung, z. B. mit Midazolam (z. B. Dormicum®, nach Wirkung titriert).
- Gegebenenfalls Noradrenalin (z. B. Arterenol®, keine betamimetischen Katecholamine) titriert. Ziel: systemarterieller Blutdruck um 100 mmHg systolisch.
- Heparinisierung mit 5.000 IE i. v.
- Gegebenenfalls Intubation und kontrollierte Beatmung.
- Gegebenenfalls Reanimation.
- Gegebenenfalls sofortige Lysetherapie:
  - Reteplase (Rapilysin®) Doppelbolus, 2 × 10 IE im Abstand von 30 Minuten oder
  - Tenecteplase (Metalyse®), gewichtsadaptierter Single Shot.

CAVE

- Auch bei länger dauernden Reanimationen sind bei einer Lyse-Therapie noch Erfolge beschrieben (Fragmentierung des Thrombus).
- Beachte: Kontraindikationen der Lyse sind Ulcus ventriculi oder duodeni, Kolitis, Ösophagusvarizen, Aortenaneurysma, Trauma oder Operation (in den letzten 2 Wochen), apoplektischer Insult, Schwangerschaft bzw. weniger als 14 Tage zurückliegende Geburt.

Transport

- Erschütterungsfreier, zügiger Abtransport,
- Voranmeldung auch im Hinblick auf Lyse,
- Abklärung der Lysemöglichkeit und der Lysekontraindikationen.

2.5.17 Lungenödem

Symptome

Gemeinsame Symptome aller Formen des Lungenödems sind Atemnot, Tachypnoe und Zyanose. Initial steht möglicherweise eine Spastik im Vordergrund (Asthma cardiale). Beim schweren alveolären Lungenödem sind Rasselgeräusche, Distanzrasseln und ggf. rötlich schaumiger Auswurf zu beobachten.

Leitsymptome:
- schwere Dyspnoe, Orthopnoe,
- „Spastik“,
- feuchte Rasselgeräusche, Distanzrasseln,
- Zyanose,
- erniedrigte Sauerstoffsättigung.

Diagnostik

- Anamnese,
- Auskultation von Herz und Lunge,
- Puls- und Blutdruckmessung,
- Rhythmusüberwachung (EKG-Monitor),
- EKG mit 12 Ableitungen,
- Pulsoxymetrie,
- Blutzuckermessung.

Lagerung

Lagerung mit erhöhtem Oberkörper, Beine nach unten hängend.

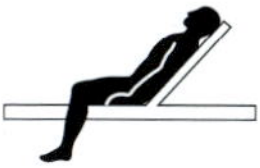

Therapie

- Immobilisation.
- Anlage eines peripher-venösen Zugangs.
- Bei hypertoner Ausgangslage: Glyzeroltrinitrat (z. B. Nitrolingual®) 0,4–1,2 mg, Repetition alle 3 Minuten.
- Bei persistierender Hypertonie: Urapidil i. v., 10–50 mg. Zielgröße: systolischer Blutdruck um 160 mmHg.
- Bei hypotoner Ausgangslage: Dobutamin i. v. 2–12 µg/kg KG/min. Zielgröße: systolischer Blutdruck um 100 mmHg.
- Morphin i. v. (1:10 verdünnt), fraktionierte Gabe.
- Furosemid i. v. 20–40 mg.
- Bei Tachyarrhythmia absoluta Digoxin i. v. 0,4–0,6 mg.
- Bei anderen Rhythmusstörungen antiarrhythmische Therapie.
- Bei persistierender respiratorischer Insuffizienz Intubation und (PEEP-)Beatmung.
- Gegebenenfalls nichtinvasive Beatmungsformen (NIV).

Transport

Transport unter Begleitung eines Arztes.

2.5.18 AICD-Notfälle

Die wachsende Zahl von Patienten mit malignen Rhythmusstörungen einerseits und die zunehmend kritische Betrachtung der medikamentösen Therapie chronischer Rhythmusstörungen andererseits haben zur Entwicklung automatischer implantierbarer Kardioverter-Defibrillator-Systeme (AICD) geführt. Das Gerät wird heute subpektoral wie ein normales Schrittmacheraggregat implantiert.
Notfälle mit diesen Geräten sind selten. Notfallsituationen können sich zum einen aus dem Nichterkennen einer lebensbedrohlichen Rhythmusstörung durch das Gerät ergeben, die dann in üblicher Weise versorgt wird, zum anderen aus einer unkontrollierten, nicht indizierten, wiederholten Schockabgabe bei Rhythmusstörungen, die dieser Therapie eigentlich nicht bedürften (z. B. bei Vorhofflimmern).

Therapie

- Gegebenenfalls Sedierung mit Midazolam (z. B. Dormicum®),
- ggf. Analgesie mit Morphin fraktioniert nach Wirkung,
- bei wiederholten inadäquaten Schockabgaben Inhibition durch Magneten.

Transport

Schonender Transport ins nächste geeignete Krankenhaus.

2.5.19 Pankreatitis

Häufigste Formen sind
- alkoholinduzierte Pankreatitis (40–50 %),
- biliäre Pankreatitis (35–45 %),
- akute Pankreatitis.

Nur letztere stellt einen Notfall dar.

Symptome

- **Leitsymptome** der akuten Pankreatitis sind plötzlich auftretende massive Abdominalschmerzen, mitunter gürtelförmig und zirkulär in den Rücken ausstrahlend.
- Begleitend: Übelkeit und Erbrechen, evtl. in Verbindung mit reflektorischem paralytischem Subileus bzw. Ileus.
- Mäßig ausgeprägte lokale Abwehrspannung („Gummibauch").
- Volumenmangelschocksymptomatik.

Diagnostik

- Anamnese: häufig im Anschluss an reichlich Nahrungsaufnahme und/oder Alkoholexzesse, evtl. bekanntes Gallensteinleiden.
- Plötzlich auftretender heftiger abdominaler Schmerz mit z. T. Ausstrahlung in den Rücken.

DD

- Septisches Ulkus (mit Perforation),
- akute Cholezystitis,
- linksseitige Pleuritis,
- Hinterwandinfarkt,
- Divertikulitis,
- Strangulationsileus,
- Aortenaneurysma,
- Mesenterialinfarkt,
- Mesenterialvenenthrombose,
- Extrauteringravidität,
- Heroinabusus.

Lagerung

Lagerung mit angewinkelten Beinen zur Reduzierung der abdominalen Spannung.

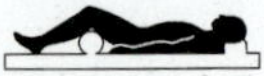

Therapie

- Sicherer großlumiger intravenöser Zugang und Infusion kristalliner Lösungen (z. B. Ringer-Malat bzw. -Acetat 500 ml).
- Analgesie mit Metamizol (z. B. Novalgin® 2,5 mg), ggf. Fentanyl 0,05 mg fraktioniert bis zur Schmerzfreiheit.
- Bei unklarer Ätiologie kann auch N-Butylscopolamin 20 mg i. v. versucht werden (bei Mitbeteiligung der Gallenwege).
- Gegebenenfalls Sauerstoff 10 l/min per inhalationem.

CAVE

- Bei unzureichender Schmerztherapie kann über reflektorische Spasmen der Bauchmuskulatur eine Hypoventilation ausgelöst werden.
- Wegen der DD Hinterwandinfarkt darf keine i. m. Applikation erfolgen.

Transport

Lagerung während des Transports: Flachlagerung mit angewinkelten Beinen (Knierolle).

2.5.20 Perikarderguss, Herzbeuteltamponade

Ursachen einer Herzbeuteltamponade können sein:
- Perikarditis,
- Trauma (stumpfes Thoraxtrauma, Stich- und Schussverletzungen),
- Ruptur des Herzens bei Myokardinfarkt oder der Aorta bei Aortendissektion,
- Zustand nach Herzoperation,
- Antikoagulation,
- iatrogen, z. B. Schrittmachereinlage, Herzkatheter, Myokardbiopsie.

Symptome

- Bei fehlender intraperikardialer Drucksteigerung asymptomatisch. Gelegentlich konstanter dumpfer Druck oder Schmerz thorakal.
- Bei großen Ergüssen Symptome durch mechanische Kompression angrenzender Strukturen (Husten, Dyspnoe, Dysphagie, Singultus, Nausea, Heiserkeit).
- Bei manifester Tamponade retrosternale Schmerzen, Atemnot, allgemeine Schwäche, Schwindel, Blutdruckabfall, belastungsabhängige Synkopen.

Diagnostik

- Anamnese: Grundkrankheit, Trauma, Myokardinfarkt, Aortendissektion, Herzoperation.
- Erhöhter Venendruck mit Halsvenenstauung.
- Tachypnoe.
- Pulsus paradoxus, palpatorisch an Arteria femoralis oder Arteria carotis feststellbar (= inspiratorischer Abfall des systolischen Blutdrucks).
- Tachykardie, arterielle Hypotonie.
- Evtl. abgeschwächte Herztöne.
- Perikardreiben.
- EKG: ggf. Niedervoltage.

CAVE

Bei schwerer Hypovolämie fehlen die Zeichen der venösen Stauung.

DD

- Perikarditis,
- Pleuritis,
- Myokardinfarkt,
- Aortendissektion,
- Lungenembolie,
- Pneumothorax,
- obere Einflussstauung.

Lagerung

Lagerung mit erhöhtem Oberkörper in Abhängigkeit vom Kreislaufzustand.

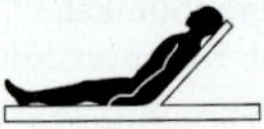

Therapie

- O_2-Gabe 10 l/min.
- Bei Hypovolämie Volumenersatz.
- Perikardpunktion aufgrund möglicher Komplikationen aus der Technik resultierend und fehlender diagnostischer Sicherheit in der Präklinik meist nicht durchführbar.
- Gegebenenfalls Sedierung und Analgesie mit Benzodiazepinen und Opiaten.

Transport

- Zügiger Transport nach Vorankündigung mit entsprechender Verdachtsdiagnose zur stationären Aufnahme.
- Lagerung in Abhängigkeit vom Zustand des Patienten: Oberkörper hoch oder Flachlagerung.

2.5.21 Notfälle bei Schrittmacherpatienten

Kodierung von Schrittmachern

Zur Behandlung von Patienten mit Herzschrittmachern ist die Kenntnis des speziellen Fachvokabulars wichtig (▶ Tab. 2.2).

Symptome

- Bradykardie mit klinischen Zeichen wie Schwindelattacken, Herzinsuffizienz,
- Adams-Stokes-Anfall,
- Ausfall des Schrittmachers bei Lagewechsel und Muskelkontraktionen,
- synchrone Pektoralis- oder Zwerchfellkontraktionen bei Isolationsdefekten,
- Halsvenenstauung.

Tab. 2.2 Kodierung von Schrittmachern

Schrittmacher-Code (NBG-Code)	Drei- bis fünfstellige Kodierung der Funktionen des Schrittmacheraggregats
1. Buchstabe	Ort der Stimulation: V – Ventrikel, A – Atrium, D – doppelt (A + V), 0 – keine Stimulation
2. Buchstabe	Ort der Detektion (= Erkennungsfunktion elektrischer Potenziale des Herzmuskelgewebes): V – Ventrikel, A – Atrium, D – doppelt (A + V), 0 – keine Wahrnehmung
3. Buchstabe	Modus (= Arbeitsweise des Schrittmachers): I – Inhibition, T – Trigger, D – doppelt (I + T), 0 – keine Steuerung, starre Frequenz
4. Buchstabe	Zusatzfunktionen, Programmierbarkeit, Frequenzadaptation: R – Frequenzadaptation, M – multiprogrammierbar, P – einfach programmierbar, C – Telemetrie, 0 – keine
5. Buchstabe	Antitachykarde Funktionen: P – Stimulation antiarrhythmisch, S – Schock, D – doppelt (D + S), 0 – keine
VVI-Schrittmacher	Ventrikuläre Stimulation, ventrikuläre Detektion, Inhibitionsfunktion
VDD-Schrittmacher	Ventrikuläre Stimulation, doppelte Detektion (atrial und ventrikulär), doppelte Betriebsart (Inhibition und Triggerung)
VVO-Schrittmacher	Ventrikuläre Stimulation, ventrikuläre Detektion, keine Steuerung
DDD-Schrittmacher	Doppelte Stimulation (atrial und ventrikulär), doppelte Detektion (atrial und ventrikulär), doppelte Betriebsart (Inhibition und Triggerung)
DDI-Schrittmacher	Doppelte Stimulation (atrial und ventrikulär), doppelte Detektion (atrial und ventrikulär), Inhibitionsfunktion

2

Diagnostik

- Anamnese (Klappenprothesen, Bypass-Operation, Schrittmacher).
- Orientierung über Implantationsgrund, Schrittmachertyp, Detektions- und Stimulationsfrequenz im Schrittmacherausweis.
- EKG:
  - Bei Elektrodendislokation ineffektive Schrittmacher-Spikes, die bei vorliegender Eigenfrequenz des Patienten mit der dem Schrittmacher eingegebenen Frequenz auf dem EKG-Streifen erscheinen. Einwandfrei beantwortete Kammerkomplexe abgelöst von ineffektiven Spikes.
  - Bei Exit-Block ineffektive Schrittmacher-Spikes, wobei das Sensing des Schrittmachers durch die Eigenaktion des Patientenherzens erhalten geblieben ist.
  - Bei Entrance-Block Schrittmacherparasystolie (Schrittmacher arbeitet starrfrequent und wird nicht durch die Eigenaktion des Patienten inhibiert).
  - Bei Elektrodenbruch je nach Ausdehnung des Bruchs und Retraktion der Elektrodenspirale entweder nur noch Eigenfrequenz des Patienten ohne Schrittmacher-Spikes oder kleine durch die Eigenfrequenz hindurchlaufende festfrequente Spikes ohne Effektivität.

Therapie

Grundsätzlich stehen folgende therapeutische Optionen in der Präklinik zur Verfügung:

- **Magnetauflage:** Die Magnetauflage ist im Notfall die einzige Möglichkeit, Einfluss auf das Schrittmachersystem selbst zu nehmen. Durch die große Zahl von Schrittmachersystemen und -programmierungen kann die Reaktion auf die Magnetauflage sehr unterschiedlich ausfallen. So kann entweder die Stimulationsenergie oder -frequenz (meist auf ca. 100/min) erhöht werden oder der Schrittmacher in eine starrfrequente Stimulation umschalten (V00- oder D00-Mode).
- **Medikamentöse Therapie:** sicherer venöser Zugang. Abhängig von der zugrunde liegenden Fehlfunktion und der daraus resultierenden Rhythmusstörung kann man versuchen, den Herzeigenrhythmus zu beschleunigen (Atropin, Katecholamine) oder zu bremsen (Betablocker, Verapamil).

  Bei Bradykardie mit entsprechender Symptomatik Atropin 0,5–1,0 mg (= 1–2 Amp. i.v.) oder Orciprenalin (z.B. Alupent® 0,5–1 mg i.v.).

- **Externe Schrittmacherstimulation:** Hat der Patient eine therapiebedürftige Bradykardie oder Asystolie, die auf medikamentöse Therapieversuche nicht ausreichend reagiert, kann ein externer Schrittmacher (im starrfrequenten Modus, V00) therapeutisch eingesetzt werden.
- **Externe Kardioversion:** Bei tachykarden Schrittmacherfehlfunktionen kann als Ultima Ratio extern synchronisiert kardiovertiert werden. Auf einen Sicherheitsabstand zum Schrittmacheraggregat ist zu achten, zum einen, um das Gerät nicht zu beschädigen, zum anderen, um hohe Ströme entlang der Elektroden zu vermeiden. Optimal wäre also eine anterior-posteriore Kardioversion mit Klebeelektroden oder in Seitenlage, aushilfsweise eine Kardioversion mit um 90° gedrehtem elektrischem Vektor. Es ist mit der niedrigsten Energie (50 J) zu beginnen.

CAVE

Bei Defibrillation Abweichen der Defibrillatorpaddle-Achse vom vermuteten Elektrodenverlauf (Schädigung des Endokards).

Transport

- Unverzügliche Einweisung möglichst in die implantierende Klinik (s. Schrittmacherpass).
- Kontinuierliches Monitoring während des Transports und ärztliche Begleitung zur Sofortintervention notwendig.

2.5.22 Sepsis

CAVE

Die Sepsis ist eine komplexe lebensbedrohliche Erkrankung. Ausgangspunkt ist eine lokale Infektion (z. B. Pneumonie) verursacht durch eine Vielzahl möglicher Erreger (Bakterien, Viren, Pilze) und eine immunologische Reaktion. Es kommt in der Folge zu einem „systemic inflammatory response syndrome" (SIRS). Die Patienten sind meist älter und haben eine Reihe von Vorerkrankungen. Werden diese zeitkritischen Erkrankungen im prognostisch günstigen Frühstadium nicht erkannt, droht das Fortschreiten zur Sepsis (Sepsis = Infektion × SIRS) und zum septischen Schock bis hin zum Multiorganversagen.

Symptome

- Schweres Krankheitsgefühl,
- Fieber, Hypothermie, Schüttelfrost,
- Tachykardie,
- Tachypnoe, Atemnot,
- Blutdruckabfall,
- akute zerebrale Dysfunktion,
- akute Verschlechterung vorbestehender Symptome.

Diagnostik

Eine Sepsis wird unterstellt bei Vorliegen von zwei oder mehr Kriterien von SIRS und gleichzeitigen konkreten Hinweisen bzw. bei klinischem Verdacht auf eine Infektion.

Kriterien für SIRS

- Atemfrequenz > 20/min,
- Hyperventilation und/oder
- Herzfrequenz ≥ 90/min und/oder
- Hypotonie systolischer Druck < 90 mmHg,
- Temperatur < 36,0 °C oder > 38,0 °C,
- Blutzucker > 140 mg/dl

plus

- **symptomorientierte Diagnose einer Infektion:**
  - Pneumonie,
  - Harnwegsinfekt,
  - Bauchrauminfektion,
  - Haut-/Weichteil-/Gelenkinfektion,
  - Meningitis oder anderweitiger Verdacht auf eine zerebrale Infektion

plus

- **Organdysfunktion:**
  - akute Enzephalopathie mit eingeschränkter Wachheit,
  - Verwirrheit, Desorientiertheit, Unruhe, Delirium,
  - auffallende Teilnahmslosigkeit,
  - Agitiertheit,
  - Wesensveränderung oder Kollaps mit Unfähigkeit, sich ohne Hilfe aufzurichten, jeweils ohne fokalneurologisches Defizit

oder

- akuter Sauerstoffmangel (SaO_2 < 90 %), der nicht durch eine anderweitige akute (z. B. Lungenödem) oder chronische (z. B. COPD) Herz- oder Lungenerkrankung zu erklären ist *oder*

- neu aufgetretene Hautveränderungen z. B. Petechien, Ekchymosen oder punktförmige Nekrosen.

Vereinfacht nach der neuen Konsensus-Definiton (2015) ist von einer Sepsis auszugehen, wenn ein Verdacht auf eine Infektion vorliegt und zwei der folgenden Kriterien vorliegen:

- Änderung der Bewusstseinslage: GCS < 15.
- Tachypnoe: AF > 22/min.
- Hypotonie: RR_{sys} < 100 mmHg.

2

Lagerung

Lagerung möglichst mit erhöhtem Oberkörper in Abhängigkeit von der Kreislaufsituation.

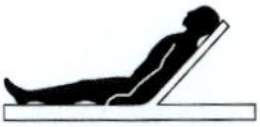

Therapie

- Sofortige Klinikeinweisung veranlassen.
- O_2-Therapie: Zielwert oxymetrische Sättigung > 90 %.
- Sicherung der Vitalfunktionen mittels Basistherapie, speziell großlumiger Zugang und Gabe von Elektrolytlösung 500–1.000 ml.
- Vasopressorische Katecholamine (z. B. Noradrenalin), falls Volumentherapie nicht ausreichend.
- Bei schwerer Sepsis oder septischem Schock mit eingeschränkter Vigilanz und Sättigungsabfall < 90 % trotz Sauerstoffinsufflation frühzeitige Beatmung und Intubation.
- Hinweis auf mögliche zugrunde liegende Infektionsherde.

CAVE

- Je schwächer die Sepsis, desto schwieriger ist sie zu erkennen.
- Mit jeder Stunde verspäteter Antibiotikagabe steigt die Sterblichkeit um bis zu 10 %.

2.5.23 Synkope

Symptome

- Schwindel, Schwarzwerden vor den Augen.
- Kurz dauernde Bewusstlosigkeit.
- Blässe, Schweißausbruch.
- Blutdruckabfall, Bradykardie.
- Tonusverlust der Muskulatur, „Zusammenbruch".
- Bei Positionsabhängigkeit ist eine neurokardiogene Ursache, bei plötzlich einsetzendem positionsunabhängigem Tonusverlust eine rhythmogene Ursache wahrscheinlich.

2

Diagnostik

- Umstände vor der Synkope:
  - Körperposition – liegend, sitzend, stehend.
  - Aktivität – Ruhe, Wechsel der Körperhaltung, Belastung, Miktion, Defäkation, Husten.
  - Prädisposition – überfüllter stickiger Aufenthaltsort, Furcht, Schmerz.
- Fremdanamnese:
  - Sturzart – Zusammensacken.
  - Bewegungen/motorische Entäußerungen – Myoklonien, Zungenbiss.
  - Vorbestehende Erkrankungen – kardiale, neurologische, Stoffwechselerkrankungen.

Lagerung

Schocklagerung.

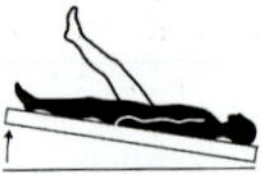

Therapie

- Beruhigung.
- Mechanisches Manöver zur Sympathikusaktivierung (Arme, Beine).
- Gegebenenfalls Sauerstoffgabe 4–6 l/min.
- Infusionstherapie mit Elektrolytlösung (z. B. Ringer-Malat 500 ml).
- Gegebenenfalls Alphamimetika: Etilefrin (z. B. Effortil® 1–10 mg fraktioniert) oder Cafedrin (z. B. Akrinor® 0,2–2 ml i. v.).

DD

- Adams-Stokes-Anfall,
- Orthostase,
- Hypoglykämie,
- Epilepsie,
- TIA.

Transport

Bei Unmöglichkeit der Ursachenklärung vor Ort Abklärung in jedem Fall in einer klinischen Ambulanz oder durch den Hausarzt zur Rezidivprophylaxe mittels gezielter Therapie.

2.5.24 Tetanie

- **Normokalzämische Tetanie:** Am häufigsten bedingt durch eine akute respiratorische Alkalose (Hyperventilationstetanie), seltener durch metabolische Alkalose (Erbrechen), Hyperkaliämie, Hyperphosphatämie oder Hypomagnesiämie.
- **Hyperkalzämische Tetanie:** Bei Hypoparathyreoidismus (z. B. nach Strumektomie), Vitamin-D-Mangel, Rachitis, Osteomalazie, selten bei Zitratintoxikation.

Symptome

- Angst, Unruhe, Herzklopfen.
- Parästhesien, perioral und an den Akren.
- In der Krise: symmetrische schmerzhafte tonische Kontrakturen im Bereich der Hände, Finger gegeneinandergepresst; in den Metakarpophalangealgelenken gebeugt und in den distalen Gelenken gestreckt (Geburtshelferhand); Arme im Ellenbogen gebeugt, am Körper anliegend, Beine gestreckt, Füße und Zehen plantar flektiert; im Gesicht periorale Spasmen (Karpfenmaul); Spasmen der glatten Muskulatur.
- Nur beim Kind Laryngospasmus, zerebrale Anfälle.

Diagnostik

Trousseau-Zeichen (beim Anlegen einer Blutdruckmanschette kommt es nach wenigen Minuten zum Karpopedalspasmus [Geburtshelferstellung]).

CAVE
Vor Beginn einer Kalziumsubstitutionsbehandlung Entnahme einer Blutprobe zur nachträglichen Bestimmung des Kalziumgehalts im Serum.

Therapie

- Beruhigung, ggf. Midazolam (z. B. Dormicum® 1–3 mg) i. v.,
- sicherer venöser Zugang,
- in schweren Fällen Kalziumglukonat 10(–20) % 20–40 ml i. v. (z. B. Kalzium Sandoz®),
- bei persistierenden Krämpfen Infusion mit Kalzium (2 Amp. Kalzium 10 % in 500 ml Ringer-Malat).

Transport

- Stationäre Einweisung zur klinischen Abklärung und Weiterbehandlung.
- Bei Hyperventilationstetanie (▶ Kap. 2.5.11) keine Einweisung erforderlich.

2.5.25 Venöser Verschluss, akuter

Symptome

- **Allgemeinsymptome:** Anstieg der Herzfrequenz, subfebrile Temperatur und Schüttelfrost, unbestimmtes Krankheitsgefühl.
- **Lokalsymptome:** Schmerzen, Spannungs- und Schweregefühl, Schwellung, Ödeme, Zyanose.
- Gespannte glänzende Haut.
- Deutliche Überwärmung.
- Bei akutem Beginn Entwicklung der Lokalsymptome innerhalb weniger Stunden.
- Bei subakutem Beginn bei immobilisierten Patienten nur geringe Ausbildung der Lokalsymptome. Auftreten erst nach Mobilisation.

Diagnostik

- Inspektion: Haut, Schwellung.
- Palpation: Druckschmerz, Überwärmung.

DD

- Muskelriss,
- akuter arterieller Verschluss,
- oberflächliche Thrombophlebitis, Erysipel,
- Phlegmasia caerulea dolens, Aneurysma, Lymphödem, Rechtsherzinsuffizienz,
- Thrombose der Vena cava inferior.

CAVE
Wegen der Gefahr der Thrombenverschleppung sind aktive Bewegungen, vor allem Laufen, kontraindiziert.

Lagerung

Hochlagerung des Beins.

Therapie

- Immobilisation,
- ggf. Kompressionsverband,
- Sauerstoffgabe,
- sicherer venöser Zugang,
- Antikoagulation mit Heparin (z. B. Liquemin® 5.000 IE i. v.),
- ggf. Analgesie, z. B. mit Morphin 1:10 fraktioniert bis zur Schmerzfreiheit.

Transport

Klinikeinweisung bei jeder gesicherten tiefen Thrombose sowie in Zweifelsfällen mit beschriebener Lagerung.

2

2.6 Intoxikationen

2.6.1 Informationszentren für Vergiftungsfälle in Deutschland

Berlin

Giftnotruf der Charité-Universitätsmedizin Berlin
Oranienburger Str. 285, 13437 Berlin
Tel.: (030) 19240
Fax: (030) 306-86-799
E-Mail: mail@giftnotruf.de

Bonn

Informationszentrale gegen Vergiftungen, Zentrum für Kinderheilkunde der Rheinischen Friedrich-Wilhelms-Universität Bonn
Adenauerallee 119, 53113 Bonn
Tel.: (0228) 19240
Fax: (0228) 28733278
E-Mail: giz@ukb.uni-bonn.de

Erfurt

Gemeinsames Giftinformationszentrum der Länder Mecklenburg-Vorpommern, Sachsen, Sachsen-Anhalt u. Thüringen
Nordhäuser Straße 74, 99089 Erfurt
Tel.: (0361) 730730
Fax: (0361) 7307317
E-Mail: ggiz@ggiz-erfurt.de

Freiburg

Universitätsklinik Freiburg, Informationszentrale für Vergiftungen
Mathildenstraße 1, 79106 Freiburg
Tel.: (0761) 19240
Fax: (0761) 270–4457
E-Mail: giftinfo@uniklinik-freiburg.de

Göttingen

Giftinformationszentrum (GIZ)-Nord der Länder Bremen, Hamburg, Niedersachsen und Schleswig-Holstein
Universitätsmedizin
Robert-Koch-Str. 40, 37075 Göttingen
Tel.: (0551) 19240, 383180
Fax: (0551) 3831881
E-Mail: giznord@giz-nord.de

Homburg

Universitätskliniken, Kliniken für Kinder- und Jugendmedizin,
Saarländisches Informations- und Beratungszentrum für Vergiftungen
Kirrberger Straße, 66421 Homburg/Saar
Tel.: (06841) 19240
Fax: (06841) 1628438
E-Mail: giftberatung@uniklinikum-saarland.de

Mainz

Giftinformationszentrum der Länder Rheinland-Pfalz und Hessen
Klinische Toxikologie
Universitätsklinikum
Langenbeckstraße 1, 55131 Mainz
Tel.: (06131) 19240, 232466
Fax: (06131) 232468
E-Mail: mail@giftinfo.uni-mainz.de

München

Giftnotruf München, Toxikologische Abteilung der II. Medizinischen Klinik rechts der Isar der Technischen Universität München
Ismaninger Straße 22, 81675 München
Tel.: (089) 19240
Fax: (089) 4140–2467
E-Mail: tox@lrz.tum.de

2.6.2 Intoxikationen, allgemein

Symptome

Es gibt Symptome, die besonders häufig bei bestimmten akuten Vergiftungen vorkommen und daher be- bzw. hinweisend für das Vorliegen einer spezifischen Intoxikation sein können.
Plötzliche, unerwartete, aus voller Gesundheit heraus auftretende Krankheitsbilder mit akuter Verschlechterungstendenz lassen immer den Verdacht auf eine Intoxikation aufkommen, v. a. bei folgenden Symptomen:

- **Zentrale Störungen:** Bewusstseinstrübung und Bewusstlosigkeit, Krämpfe, Lähmungen.
- **Psychische Störungen:** Aggressivität, Euphorie, Delirium.
- **Atem- und Kreislaufstörungen:** Tachypnoe, Bradypnoe, Rhythmusstörungen, Hypertonie, Hypotonie.
- **Gastrointestinale Störungen:** Übelkeit, Erbrechen, Durchfälle.

- **Äußere Veränderungen:** Hautrötung, Hautblasenbildung, Geschwürbildung, Mydriasis, Miosis, Augenmuskellähmungen, Speichelfluss.
- Foetor ex ore (Alkohol, Organophosphate, Aceton u. a.).

Die Befragung des Patienten oder der Umgebungspersonen zielt auf eine möglichst genaue Erfassung der ingestierten Substanzen sowie der näheren Umstände der Einnahme ab.

Diagnostik

Eigen- und Fremdanamnese (situative Umstände beim Auffinden des Patienten [z. B. leere Giftbehältnisse, Medikamentenschachteln, Gase, Rauch, Abschiedsbrief]).

- Möglichst Klärung folgender Fragen: wer (Feststellung der Patientenidentität), was (welche Noxe), wie viel (Dosis, Konzentration), wie (Applikationsweg), wann (Einwirkungszeit, mögliche Resorption), Giftelimination (bereits erfolgt, Erbrechen), warum, welcher Personenkreis betroffen (Massenanfall).
- Erhärtung des Vergiftungsverdachts durch klinische Symptomatik in Verbindung mit Anamnese.
- Direkter Giftnachweis (z. B. typischer Geruch, Giftbehältnisse, Nachweis mittels Gasspürgeräten), häufig jedoch erst aus Asservaten bei klinisch-chemischer Untersuchung.
- Asservierung von Gift, Medikamentenbehältnissen, Blut, Urin, Mageninhalt, ggf. Spülflüssigkeit.
- Ausreichendes Monitoring (EKG, Pulsoxymetrie, Blutzuckerbestimmung).
- Diagnostische und therapeutische Hinweise über Giftnotrufzentralen, Handbücher für Gefahrenstoffe (Zugang über Feuerwehren).
- Ausschluss von Zusatzverletzungen.

DD

- Zerebrale Blutungen,
- Schädel-Hirn-Trauma,
- endokrinologische Notfälle und Stoffwechselentgleisungen.

Lagerung

Je nach Zustandsbild (Seitenlagerung, Schocklagerung, Oberkörperhochlagerung).

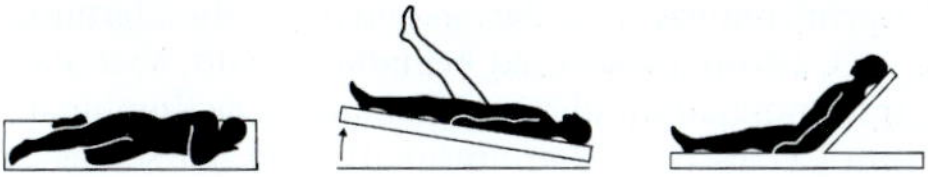

Therapie

In vielen Fällen ist oft nur eine rein symptomatische Therapie möglich.

- **Elementarhilfe:**
  - Unterbrechung der Giftaufnahme.
  - Abwendung akuter Vitalgefährdung durch Rettung aus gefährdetem Bereich unter Beachtung des Selbstschutzes (Handschuhe), ggf. mittels technischer Hilfeleistung (Feuerwehren, schwerer Atemschutz). Die Primärversorgung orientiert sich am Schweregrad der Vergiftung, wobei das Ausmaß der Bewusstseinsstörung entscheidend ist.
  - Gegebenenfalls Beatmung, ggf. kardiopulmonale Reanimation.
- **Giftelimination = Giftentfernung:**

  Art und Umfang der Maßnahmen sind vom Gefährdungspotenzial der Intoxikation abhängig, das sich aus der Menge und den spezifischen Eigenschaften der Substanz zusammensetzt.

  Bei der Giftentfernung wird zwischen primärer und sekundärer Giftelimination unterschieden:

  Unter **primärer** Giftelimination versteht man die Entfernung des Gifts vor seiner Aufnahme in die Zirkulation, unter **sekundärer** Giftelimination die Entfernung des bereits resorbierten Gifts. Zu letzterer gehören forcierte Diurese, Hämodialyse, Hämoperfusion und Plasmapherese.
  - Inhalative Intoxikation: Rettung aus Gefahrenbereich (unter Mithilfe der Feuerwehr – Atemschutz), Sauerstoffinhalation.
  - Dekontamination: Kontaminierte Kleidung entfernen (z. B. bei Phosphorsäureester, Kohlenwasserstoffen, Reizgasen), ggf. Hautwaschung mit lauwarmem Wasser.
  - Orale Giftentfernung bis maximal 1 Stunde nach Giftaufnahme. Bei den kurzen Transportzeiten des Rettungsdiensts ist von einer Magenspülung und dem Provozieren von Erbrechen vor Klinikaufnahme abzusehen.

- Neutralisation mittels Aktivkohle (Carbo medicinalis) als universelles Adsorbens (1 g/kg KG; z. B. Ultracarbon®). Kontraindikation (wegen fehlender Wirkung) bei Methanol, Ethanol, Säuren, Schwermetallen, Petroleum. Carbo medicinalis dient sowohl der primären wie auch der sekundären Giftentfernung, indem sie im Gastrointestinaltrakt befindliches Gift, aber auch biliär und transmukös diffundiertes Gift bindet. Die Kombination mit einem Laxans (z. B. Natriumsulfat) dient der schnellen Darmpassage und damit der beschleunigten Ausscheidung des an die Kohle gebundenen Gifts.
- Nur bei ansprechbarem Patienten bei speziellen Indikationen (z. B. Methylphosphaten, Zyaniden, Arsenik, halogenierten Kohlenwasserstoffen): Magenspülung mit reichlich Wasser (bis zu 20 l), bei Bewusstlosigkeit und fehlenden Schutzreflexen nur nach Intubation und nach Legen eines sicheren venösen Zugangs. Nicht bei bewusstseinsklaren Kindern.

Nur unter klinischen Bedingungen und nur in der 1. Stunde nach Ingestion.

- Hyperventilation, Beatmung mit FiO_2 1,0.
- Gegebenenfalls forcierte Diurese mit Furosemid (z. B. Lasix®, Furorese® 40–60 mg i. v.).

- **Antidote:**
  - Nach jeweils sicherem Vergiftungsbild und evtl. Information über Giftnotruf (▶ Kap. 2.6.1).
  - Antidote im eigentlichen Sinn sind Stoffe, die spezifisch in den Wirkmechanismus eines Gifts eingreifen und dadurch die Giftwirkung mindern oder aufheben. Antidote im weiteren Sinn sind Stoffe, die bei Vergiftungen zur beschleunigten Giftelimination beitragen oder die Aufnahme des Gifts in den Körper vermindern bzw. reduzieren.
  - Lebensrettende Antidote (▶ Kap. 2.6.4) sind Antidote, ohne dessen Einsatz bei schweren Vergiftungen kein Überleben möglich ist. Supportive Antidote (▶ Kap. 2.6.4) sind Antidote, die den Vergiftungsverlauf günstig beeinflussen, aber nicht unbedingt erforderlich sind, da der Patient auch symptomatisch oder intensivmedizinisch behandelt werden kann.

CAVE

- Bei induziertem Erbrechen Aspirationsgefahr.
- Absolute Kontraindikation für Erbrechen: Verätzungen mit Säuren, Laugen, Schaumbildnerintoxikationen (Aspirationsgefahr).

Transport

- Nach Herstellung der Transportfähigkeit (Infusion, Intubation, Beatmung, Schockbehandlung, Monitoring) in der Regel Arztbegleitung und stationäre Aufnahme zur ggf. spezifischen Therapie und intensivmedizinischen Überwachung.
- Evtl. kann nach der Erstversorgung ein Sekundärtransport in ein toxikologisches Zentrum erfolgen.

CAVE

- Bei Massenanfall von Vergifteten Anforderung von schnellen toxikologischen Einsatzgruppen über die Leitstelle möglich.
- In Zusammenarbeit mit der Klinik Meldung gemäß § 16e, Abs. 2 Chemikaliengesetz (▶ Kap. 4.3.2).

2.6.3 Symptome und Erste Hilfe bei Drogenintoxikationen im Überblick

▶ Tab. 2.3.

Tab. 2.3 Symptome und Erste Hilfe bei Drogenintoxikationen (nach Zilker, Münch. med. Wschr. 139 [1997] 18)

Drogenintoxikation	Leitsymptome	Vitale Gefährdung	Erste Hilfe
Opiate: Heroin, Codein, Dihydrocodein, Methadon	Miosis, Bewusstseinstrübung bis Koma, Atemdepression, Zyanose	Koma, Atemdepression, pulmokardialer Arrest, Lungenödem	Intensivbeobachtung, beatmen, Naloxon (**Cave:** Entzug! **Cave:** Rebound der Atemdepression!)
Opioide: synthetische Opiate wie Tramadol, Pentazocin	Miosis, Bewusstseinstrübung bis Koma, Atemdepression, Krampfanfälle	Wie Opiate. Atemdepression + Krampfanfall	Intensivbeobachtung, beatmen, Diazepam (bei Krampf)
Schlafmittel: Benzodiazepine	Bewusstseinstrübung bis Koma	Koma. Bei Kombinationsvergiftung Atemdepression möglich	Intubation und Beatmung. Zurückhaltung bei Antidot (Flumazenil)

Tab. 2.3 Symptome und Erste Hilfe bei Drogenintoxikationen (nach Zilker, Münch. med. Wschr. 139 [1997] 18) *(Forts.)*

Drogenintoxikation	Leitsymptome	Vitale Gefährdung	Erste Hilfe
Halluzinogene	*Allgemein:* veränderte Sinneswahrnehmung, Ängste, Verwirrtheit		
• Cannabis	Konjunktivalrötung + Tachykardie, Übelkeit	Angstreaktion, Kollaps	Beruhigen, evtl. Midazolam, Kreislauftherapie
• LSD	Frühzeitig adrenerge Reaktion (Mydriasis, Tremor, Tachykardie). Nach 0,5–1 Stunde Verzerrung visueller Eindrücke, verzerrte Raum- und Zeitwahrnehmung, toxische Psychose, Panikreaktion	Psychotische Selbst- und Fremdgefährdung. Sehr selten Koma, Krampfanfall	Geschlossene ruhige Unterbringung, evtl. Midazolam (3–5 mg). Akut keine Neuroleptika
• Alkaloide (Engelstrompete, Tollkirsche)	Maximale Mydriasis, trockene Schleimhäute, schweißlos; Verwirrtheit bis tobendes Delir; Koma und Krampf	Psychotische Selbst- und Fremdgefährdung, Koma, Krampf	Intensivüberwachung, evtl. Midazolam
• Psilocybin (magic mushroom)	(Ca. 10–30 g Pilze.) Nach 0,5–1 Stunde Mydriasis, Mundtrockenheit, Übelkeit, stark verändertes Raum-Zeit-Empfinden, Stimmungsschwankungen, visuelle Halluzinationen, selten Krampfanfälle, hyperkinetische Bewegungen	Panikattacken, Krampfanfälle	Geschlossene ruhige Unterbringung, evtl. Midazolam 3–5 mg

Tab. 2.3 Symptome und Erste Hilfe bei Drogenintoxikationen (nach Zilker, Münch. med. Wschr. 139 [1997] 18) *(Forts.)*

Drogenintoxikation	Leitsymptome	Vitale Gefährdung	Erste Hilfe
• Phencyclidin (angel dust)	Miosis, Nystagmus, Tachykardie, Hypertonie, Muskelrigor, Amnesie, gewalttätiges bizarres Verhalten mit Halluzinationen, Dyskinesien, Koma, Krampfanfall	Psychotische Selbst- und Fremdgefährdung, Koma, Krampfanfall, Atemdepression	Intensivüberwachung, ruhige Umgebung, evtl. Midazolam. Bei hypertensivem Notfall Nitrate, Nifedipin
Stimulanzien: • Amphetamin, Kokain, Crack	Mydriasis, Tachykardie, Hypertonie, Angina pectoris, Tremor, Erregung, Bewegungsstereotypien, toxische Psychose, Krampfanfälle	Krampfanfall, Herzrhythmusstörungen, Hypertonie. Präfinal Atemdepression und Schock	Wenn nötig, Midazolam (evtl. mit Barbiturat bis zur Narkose bei Status epilepticus). Antiarrhythmika abhängig von Einzeldroge
• Ecstasy	Wie oben. Mehr Euphorie, eher Halluzinationen	Wie oben + Hitzeerschöpfung, Hitzschlag, Leberzerfall, Rhabdomyolyse, Nierenversagen	Rehydrieren, Kühlen, sonst wie oben

2.6.4 Antidote

Lebensrettende Antidote

▶ Tab. 2.4.

Tab. 2.4 Lebensrettende Antidote (nach Zilker)

Gift	Antidot
Chloroquin	Diazepam
Digitalis	Antidigoxin-FAB
Eisenverbindungen	Deferoxamin
Ethylenglykol	Ethanol

Tab. 2.4 Lebensrettende Antidote (nach Zilker) *(Forts.)*	
Gift	**Antidot**
Insulin	Glukose
Kohlenmonoxid	Sauerstoff
Methanol	Ethanol
Methämoglobinbildner	Toliudinblau
Organophosphate	Atropin
Paracetamol	N-Acetylcystein
Paraquat	Kohle
Schwermetalle	DMPS
Sulfonylharnstoffe	Glukose
Trizyklische Antidepressiva	Natriumbikarbonat
Zyanide	Demethylaminophenol (4-DMAP)

Supportive Antidote

▶ Tab. 2.5.

Tab. 2.5 Supportive Antidote (nach Zilker)	
Gift	**Antidot**
Antihistaminika	Physostigmin
Atropin	Physostigmin
Benzodiazepine	Flumazenil
Betablocker	Glukagon
Cumarine	Phytomenadion
Flusssäure (lokal)	Kalziumglukonat
Heparin	Protamin
Isoniazid	Pyridoxin (Vitamin B_6)
Knollenblätterpilz	Silibinin
Neuroleptika	Biperiden

Tab. 2.5 Supportive Antidote (nach Zilker) *(Forts.)*

Gift	Antidot
Opiate	Naloxon
Organophosphate	Obidoxim
Reizgase	Steroide
Thallium	Eisenhexacyanoferrat (Berliner Blau)
Zyanide	Natriumthiosulfat

Häufig eingesetzte Antidote mit deren Wirkprinzip und Indikation

▶ Tab. 2.6.

Tab. 2.6 Häufig eingesetzte Antidote mit Wirkprinzip und Indikation

Mechanismus	Antidot	Indikation
Kompetetiver Antagonismus am Rezeptor	Flumazenil	Ateminsuffizienz unter Benzodiazepinen
	Naloxon	Ateminsuffizienz unter Opioiden
	Atropin	Intoxikationen mit Cholinesterase-Inhibitoren (Alkylphosphate)
Metabolisierung zu minder toxischen Derivaten	Acetylcystein	Intoxikationen mit Paracetamol (Acetaminophen)
Neutralisation durch Antigen-Antikörper-Reaktion	Digitalis-Antitoxin	(Brady-)Arrhythmie unter Digitalisglykosiden
Enzymreaktivatoren	Obidoxim	Intoxikationen mit Cholinesterase-Inhibitoren (Alkylphosphate)
Hemmung der körpereigenen Entzündungsreaktion	Beclometason	Reizgasinhalation
Methämoglobinbildung zur Kompetition um Bindungsstellen	4-Dimethylaminophenol	Vergiftung mit Zyaniden

2

Tab. 2.6 Häufig eingesetzte Antidote mit Wirkprinzip und Indikation *(Forts.)*

Mechanismus	Antidot	Indikation
Hemmung der Toxinaufnahme in die Zielzellen	Silibinin	Vergiftungen mit Amanitin (Knollenblätterpilz)
Kompetitive Enzymhemmung	Physostigmin	Arrhythmien/Krampfanfälle unter Anticholinergika
	Vitamin K	Intoxikation mit Cumarinderivaten
	Ethanol	Intoxikation mit Ethylenglykol oder Methanol
	Fomepizol	Intoxikation mit Ethylenglykol (oder Methanol)
Chelatbildner	Deferoxamin	Intoxikationen mit Eisen (III) oder Aluminium
	Demercaptopropansulfonat	Vergiftungen mit Schwermetallen
	Hydroxycobalamin	Vergiftungen mit Zyaniden

2.6.5 Alkoholintoxikation (Ethanol)

Symptome

- **Allgemein:** Foetor alcoholicus, der allerdings in seltenen Fällen fehlen kann.
- **Symptomatische Einteilung in 4 Stadien** in Abhängigkeit von der Alkoholkonzentration im Blut (BAK):
  - Bis 0,5 ‰ meist kein auffälliges Verhalten, allerdings bereits ab 0,3 ‰ Einschränkung von Reaktionsvermögen und -geschwindigkeit.
  - **Stadium I:** Exzitationsstadium (1–2 ‰ BAK): Euphorie, Enthemmung, Bewegungsdrang, Gleichgewichts- und Koordinationsstörungen, Konjunktivitis, trockene heiße Haut, Verlust der Selbstkontrolle, evtl. mit aggressivem Toben. Am Ende des Exzitationsstadiums: Artikulationsstörungen (lallende Sprache), eingeschränkte Bulbusbewegungen, Stieren, Akkommodationsstörungen, Doppelbildsehen, Mydriasis, Drehschwindel und

Gangstörungen bis hin zum Torkeln, Störungen der Tiefensensibilität mit unkoordinierten Bewegungen.
- **Stadium II:** Hypnosestadium (2–2,5 ‰ BAK): Bewusstseinstrübung. Nach Erwecken oft aggressive Verstimmung. Pupillen eng bis mittelweit, Tachykardie, Hypalgesie, gelegentlich Muskelhypotonie.
- **Stadium III:** Narkosestadium (2,5–4 ‰ BAK): Bewusstlosigkeit, Adynamie, Analgesie, Stuhl- und Harnabgang, träge weite Pupillen, Tachykardie, Blutdruckabfall, maschinenartige Atmung, ggf. Hypothermie, Hypoglykämie.
- **Stadium IV:** Asphyxiestadium (> 4 ‰ BAK): tiefes Koma, Areflexie; Pupillen weit, reaktionslos; Zyanose, Cheyne-Stokes-Atmung, Atemstillstand, Kreislaufdepression, Hypothermie.

Diagnostik

- Anamnese.
- Dosis und Konzentration des Alkohols schätzen.
- Mischintoxikation beachten.
- Klinische Symptomatik.
- Ausschluss von Begleitverletzungen (subdurales Hämatom!).
- Ausschluss Hypoglykämie.

DD

- Schlafmittelintoxikation,
- Koma anderer Genese (Hypoglykämie!),
- Schädel-Hirn-Trauma,
- zerebrale Blutungen.

Lagerung

Bei Bewusstlosigkeit Seitenlagerung.

Therapie

Stadium I–II

- Sicherer venöser Zugang,
- bei Agitation Sedierung mit Haloperidol (z. B. Haldol® 1–2 Amp. i. v. unter EKG-Kontrolle, ggf. i. m.),
- Infusion von Elektrolytlösungen (z. B. Ringer-Acetat 500 ml),

- ggf. Sauerstoff per inhalationem 2–4 l/min,
- ggf. Schutz vor Auskühlung.

Stadium III (zusätzlich)

- Gegebenenfalls Ausgleich der Hypoglykämie (30–50 ml Glukose 40 % i. v., parallel zur Infusion),
- ggf. Physostigminsalicylat (z. B. Anticholium® 1 Amp. i. v.).

2

Stadium III–IV (zusätzlich)

- Intubation.
- Kontrollierte Beatmung: $FiO_2 = 1{,}0$; milde Hyperventilation.
- Großzügiger Volumenersatz.

CAVE

- Bei Benzodiazepingabe Gefahr von Atemdepression und paradoxen Reaktionen, Herabsetzung der Krampfschwelle.
- Kontraindiziert sind Barbiturate und Opioide.

Transport

- **Stadium I:** bei Auffälligkeiten weitere, ggf. ambulante Beobachtung.
- **Ab Stadium II:** Stationäre Behandlung erforderlich, u. U. gegen Willen des Patienten auf der Basis der Verwahrungs- oder Unterbringungsgesetze der Länder unter Mithilfe der Polizei.
- **Ab Stadium III:** Arztbegleitung und Vorverständigung.
- **Kinder** mit Alkoholvergiftungen und Bewusstlosigkeit, Krämpfen oder Atemstörungen müssen in jedem Fall stationär aufgenommen werden.

2.6.6 Alkylphosphatintoxikation

Symptome

- **Lokale Symptome** (z. B. durch Spritzer, Dämpfe): Sehstörungen, Miosis, konjunktivale Infektionen; Kopfschmerzen, Übelkeit, Erbrechen; Schweißsekretion; fibrilläre Muskelzuckung.
- **Systemische Symptome:** Akkommodationsstörungen, Miosis, Tränenfluss; Hypersalivation (blauer Schaum), Nasensekretion, Bronchialschleimabsonderung; Übelkeit, Erbrechen, Darmkoliken, Diarrhö, Urinabgang; Verwirrtheit, Bewusstseinsstörung (Bewusstsein meist relativ lange erhalten); Zyanose; Muskelzuckungen, Tremor und Muskelerschlaffung, Wadenschmerzen; zunächst Bradykardie

(ggf. Tachykardie), AV-Blockierung, Schockzustand; zerebrale Krämpfe. Endzustand: zunehmende Atem- und Kreislaufdepression.

Diagnostik

- Eigen- und Fremdanamnese.
- Inspektion der Umgebung.
- Knoblauchartige Ausatemluft.
- Blaue Farbe von Erbrochenem.
- Typische Symptomatik mit Leittrias: Koma mit Krämpfen und Miosis, Lungenödem.
- Giftstoff asservieren, evtl. Blut (10 ml mit EDTA- oder Zitratzusatz), ggf. gefundene Medikamentenreste.
- Asservate nicht in ungereinigte Medikamentenflaschen füllen.

Lagerung

Seitenlagerung.

Therapie

- Selbstschutz beachten (Kontaktgift): Gummihandschuhe, Räume und Fahrzeug lüften, kontaminierte Kleidung entfernen, Haut mit Wasser und Seife, ggf. mit Natriumbikarbonat reinigen (Giftneutralisation).
- Absaugen des Mund- und Rachenraums.
- Assistierte bis kontrollierte Beatmung, Masken-Beutel-Beatmung mit hohem Sauerstoff-Flow. Frühzeitige endotracheale Intubation und Absaugung. Beatmung mit FiO_2 1,0.
- 1–2 sichere venöse Zugänge.
- Infusion kristalloider Lösung (z. B. Ringer-Malat 500 ml).
- Frühzeitig hochdosierte Atropinsulfatapplikation (Aufhebung der muskarinartigen, nicht der nikotinartigen Wirkung, daher weitere neuromuskuläre Atemlähmung!). Anfangsdosis: Erwachsene 5 mg i. v., Kinder 0,02–0,05 mg/kg KG; Wiederholung ca. 2–5 Minuten nach Wirkung (bei erneuter Miosis, Bradykardie, Speichelsekretion 1–2–5 mg i. v.).
- Gegebenenfalls Obidoxim (z. B. Toxogonin®, 1 Amp. = 250 mg langsam i. v., Kinder 4–8 mg/kg KG) **nach** Atropingabe.
- Evtl. Absprache mit Giftinformationszentrale.
- Gegebenenfalls Magenspülung (bei Intubierten) mit reichlich Wasser, ggf. Aktivkohle 0,5–1,0 g/kg KG.

- Bei schweren Krämpfen Sedierung mit Midazolam (z. B. Dormicum® 3–5 mg i. v.).
- Laufendes Monitoring, Pulsoxymetrie.

CAVE
- Niemals Atemspende in Form von Mund-zu-Mund- oder Mund-zu-Nase-Beatmung.
- Zur Kontrolle der Effizienz der Atropintherapie ist die Bronchialsekretion besser geeignet als die Pupillenreaktion.
- Die Wirksamkeit von Obidoxim ist nur bei einigen Alkylphosphaten belegt. Risiko der Wirkungsverstärkung durch Kombinationsverbindung mit Phosphorsäureester bei Überdosierung, daher nur in Kombination mit Atropin. Nie nach Wirkung dosieren.

Transport

- Bei jedem Vergiftungsverdacht stationäre Einweisung, da bei dieser Vergiftung immer eine Intensivtherapie erforderlich ist.
- Transport in Arztbegleitung unter Monitoring und repetitiver Atropingabe.
- Nach Transport Reinigung des Fahrzeugs mit Spülmittel.
- In Absprache mit der Klinik Meldung nach dem Chemikaliengesetz.

2.6.7 Amphetaminintoxikation

Amphetaminderivate sind in folgenden Substanzen zu finden: Ephedrin (z. B. Hustensaft), Fenfluramin (Ponderax®), Metamphetamin (Pervitin®), Methylphenidat (Ritalin®), Norpseudoephedrin (AN1®, Mirapront®, Preludin®, Rosimon-Neu®-Regenon®, Reaktivan®, X112®).

Symptome

- Unruhe, Angst, Tremor.
- Hypertonie, Tachykardie, starkes Schwitzen, Mydriasis.
- Hyperthermie.
- Mundtrockenheit.
- Hyperaktivität, Exzitation.
- Krämpfe.

- Arrhythmien: Extrasystolen, Kammerflimmern.
- Akute Psychose.

Diagnostik

- Anamnese (Fremdanamnese),
- ggf. Drogenschnelltest Frontline® (Fa. Boehringer, Mannheim).

DD

- Paranoide Psychose,
- Schizophrenie,
- Halluzinationen bei Alkoholdelir.

Therapie

- Überwachung der Vitalfunktionen,
- Asservierung von Arzneimittelresten,
- bei anticholinerger Symptomatik als Antidot Anticholium®,
- bei Erregung Haloperidol (Haldol® 5 mg i. v.) unter EKG-Kontrolle,
- bei Tachykardie Betablocker,
- bei Hypertonie Alphablocker (Hydergin®), Nifedipin,
- bei deutlicher Hyperthermie Flüssigkeitssubstitution i. v.

Transport

Grundsätzlich Transport mit Arztbegleitung.

CAVE
Spezielle Form eines Amphetaminderivats ist MDMA (Methylen-Dioxid-Metamphetamin) = Ecstasy (▶ Kap. 2.6.11).

2.6.8 Atropinvergiftung

Symptome

Periphere anticholinerge Symptome:
- Flush (Vasodilatation),
- Hyperthermie, besonders bei Kindern,
- veränderte Speichel- und Schleimdrüsensekretion,
- Mydriasis, Sehstörungen,

- Harnverhaltung,
- fehlende Darmgeräusche,
- Palpitation,
- Rhythmusstörungen (Tachykardie),
- myokardiale Depression,
- Herzstillstand.

Zentrale anticholinerge Symptome:

- motorische Koordinationsstörungen,
- Bewegungsdrang,
- optische und akustische Halluzinationen,
- Dysartrie,
- Angst, Aggression,
- Desorientierung,
- Schluckbeschwerden, Krämpfe,
- Bewusstseinstrübung bis Koma,
- Atemdepression bis Apnoe,
- positives Babinski-Phänomen.

DD

- Psychose,
- Intoxikation mit Amphetaminen,
- Einnahme von Kokain-Phenylpropanolamin und anderen Stimulanzien des ZNS,
- Äthanol- bzw. Hypnotika- bzw. Sedativa-Entzugssymptomatik.

Therapie

- Applikation von Aktivkohle (z. B. Ultracarbon® 0,5–1,0 g/kg KG),
- bei Erregungszuständen Injektion von 2–4 mg Physostigminsalicylat,
- Flüssigkeitsersatz mit Elektrolytlösung,
- bei Krämpfen Midazolam (z. B. Dormicum®) 3–5 mg i. v. (**cave:** dann Anwendung von Physostigminsalicylat),
- ggf. antiarrhythmische Therapie.

Transport

- Umgehende stationäre Einweisung unter EKG- und Blutdruckkontrolle,
- Transport mit Arztbegleitung.

2.6.9 Digitalisintoxikation

Symptome

Das Symptombild kann außerordentlich vielfältig sein:

- **Kardiale Symptome:** Auftreten aller bekannten Herzrhythmusstörungen möglich. Häufig ventrikuläre Extrasystolen (oft multifokal), Sinusbradykardie, partielle AV-Blockierungen (besonders Typ Wenckebach) und AV-Knoten-Arrhythmien, seltener Vorhofflimmern/-flattern, Kammerflattern. Bei Herzgesunden überwiegen Überleitungsstörungen, bei Herzkranken Reizbildungsstörungen. Die Kombination von ventrikulärem Bigeminus mit AV-Knoten-Tachykardie oder AV-Block ist für eine Digitalisintoxikation nahezu beweisend.
- **Zerebrale Symptome** (15 % der Fälle): Verwirrtheit, Kopfschmerzen, Halluzinationen, Flimmern vor den Augen, Sehstörungen, Farbsensationen (Rot-Grün-Sehen, gelbe oder blaue Ringe). Selten Parästhesien (z. B. Trigeminusneuralgie) als gelegentlich einziges Symptom.
- **Gastrointestinale Symptome:** Inappetenz (Frühzeichen), Übelkeit, Bauchschmerzen, plötzliches rezidivierendes Erbrechen, Diarrhö.

Diagnostik

- Anamnese:
  - Herzglykoside: Dosierung, Verschlechterung einer Herzinsuffizienz unter Digitalis.
  - Pharmakokinetische Einflüsse: verbesserte Resorption bei verzögerter Darmmotilität durch Vagolytika, Verteilungsprobleme bei geringer Muskelmasse, Beeinflussung des Lebermetabolismus durch Pharmaka, Einschränkung der renalen Elimination.
  - Pharmakodynamische Einflüsse: z. B. Diuretika – Elektrolytstörungen (Hypokaliämie, Hypomagnesiämie, Hyperkalzämie) – Hypoxie (Cor pulmonale) – Azidose, hormonelle Einflüsse (Katecholamine, Hypothyreose).
- EKG: AV-Überleitungsstörungen, verkürzte QT-Zeit, tiefe muldenförmige ST-Senkungen, präterminale T-Negativität, Herzrhythmusstörungen, ventrikuläre Extrasystolen und paroxysmale Vorhoftachykardie mit AV-Blockierung.

Lagerung

Bei Bewusstlosigkeit Seitenlagerung.

Therapie

- Sicherer venöser Zugang.
- Infusion zum Offenhalten der Vene (z. B. Ringer-Malat 500 ml).
- Symptomatische Therapie der Herzrhythmusstörungen (▶ Kap. 2.5.8).
- Magenspülung (bei akzidenteller oder suizidaler oraler Einnahme).
- Laufendes Monitoring.
- Bereitschaft zur Intubation. Defibrillation, kardiopulmonalen Reanimation.
- Applikation von Aktivkohle (z. B. Ultracarbon® 0,5–1,0 g/kg KG).
- Dringende Kontrolle des Kaliumspiegels in der Klinik. Evtl. zu Beginn der Infusionstherapie Probenentnahme (dabei auch gleichzeitig Glykosidspiegelbestimmung möglich).
- Sofern vorhanden und Diagnose sicher, Digitalis-Antidot (Digitalis-Antidot BM) erwägen.

CAVE

- Volumenüberlastung bei Herzinsuffizienz.
- Magenspülung kann Rhythmusstörungen provozieren.

Transport

- Bei Digitalisintoxikation mit Rhythmusstörungen stets stationäre Aufnahme zur Überwachung und Therapie (Schrittmacherstimulation, Dialyse, Digitalisantikörper).
- Gegebenenfalls zügiger Transport in Abhängigkeit vom Allgemeinzustand des Patienten. In jedem Fall Arztbegleitung.

2.6.10 Drogenintoxikation

Akute Intoxikationen können auftreten durch relative Überdosierung (z. B. nach Entzugsbehandlung), durch absolute Überdosierung (z. B. nach marktabhängig wechselnder Stoffreinheit), suizidal oder akzidentell (Body-Packer-Syndrom) oder durch Wechselwirkungen mit gleichzeitig konsumierten Rauschmitteln oder zentral wirksamen Medikamenten (z. B. bei Polytoxikomanie).

Symptome

- Vergiftungsbilder abhängig von Art und Menge der inkorporierten Drogen (▶ Kap. 2.6.3) sowie von der zeitlichen Differenz zwischen Einnahme und Auffinden.
- Charakteristische Symptomatik der Einzelsubstanzen häufig verfälscht durch irreguläre Applikation (z. B. parenterale Zufuhr primär nicht injizierbarer Substanzen) und Mischintoxikationen.
- **Symptomatische Einteilung** in 4 Hauptgruppen:
  - **Psychodelika** (Halluzinogene, Phantastika): Intensivierung und Verzerrung der Wahrnehmung, Euphorie, Angst, paranoid-halluzinatorische Psychosen, depressive Verstimmungen, Suizidimpulse; Konjunktivitis, Tränenfluss, Mydriasis, Lichtempfindlichkeit, Hyperakusis, Nasensekretion, Mundtrockenheit, Hyperthermie, Übelkeit, Tachykardie, Hypertonie, Hyperglykämie, Tremor, Muskelzuckungen, Reflexsteigerung, zentrale Krämpfe, zentrale Atemlähmung bei extrem hohen Dosen.
  - **Weckamine:** Euphorie, Enthemmung, Erregung, illusionäre Verkennungen, optische und akustische Halluzinationen bis hin zu psychotischen Bildern, Suizidimpulse; Mydriasis, Nystagmus, Tachykardie, Hypertonie bis zur hypertensiven Krise (hohe Dosierung), Hyperventilation, motorische Unruhe, Bewusstseinstrübung bis Koma, zentrale Krämpfe.
  - **Kokain:** dosisabhängige Symptome mit initialer Übelkeit, Kopfschmerzen, Hyperhidrosis, Mydriasis, psychomotorischer Erregung, gesteigerter Atmung, Tachykardie mit ventrikulärer Ektopie bis zum Kammerflimmern und Myokardischämie bis zum Myokardinfarkt; zunehmende Hyperthermie. In hohen Dosen Bewusstseinsstörungen bis zum Koma, Reflexsteigerung, zentrale Krämpfe, Atemdepression, exzessive Tachykardie und Hypertonie möglich. Zuletzt Blutdruckabfall, Herzinsuffizienz bis zum kardiogenen Schock, zentraler Atem- und Kreislaufstillstand.
  - **Opiate:** Blässe nach initialem Flush, trockene Haut, Hypothermie; Miosis (kann bei Scopolamin, Opiatderivaten und/oder bei Mischintoxikation fehlen), Bradykardie, Hypotonie; Atemdepression (Cheyne-Stokes-Atmung) bis zur Atemlähmung, Gefahr des Lungenödems; Hypo-, Areflexie, Bewusstseinsstörungen bis zum Koma, zerebrale Krämpfe, Gefahr eines Hirnödems.
  - Zusätzlich **Designer Drugs:** wie Opioide, nur stärker.

2

Diagnostik

- Anamnese,
- Fremdanamnese,
- Notfallsituation (Szene!),
- Einstichstellen (häufig verborgen, z. B. Fuß, Penis),
- schlechter Zahnstatus, klinische Symptomatik,
- zur Diagnosesicherung Asservierung von Blut, Urin und Erbrochenem,
- ggf. Drogenschnelltest aus Patientenurin.

Therapie

- Versuch der verbalen Sedierung („talk down") bei agitierten Patienten.
- Kontinuierliches Atem- und Kreislaufmonitoring.
- Sicherer venöser Zugang. Infusion von Elektrolytlösungen (z. B. Ringer-Malat 500 ml).
- Symptomatische Therapie (▶ Kap. 2.6.3):
  - Benzodiazepine wie Midazolam (z. B. Dormicum® i. v.), fraktioniert bei psychotischen Zuständen und als Antikonvulsiva.
  - Bei Erregung infolge Weckaminüberdosierung Neuroleptika wie Haloperidol (z. B. Haldol® i. m., besser i. v., unter EKG-Kontrolle).
  - Bei hypertensiven Notfällen Nitropräparate, Kalziumantagonisten wie Nifedipin (z. B. Adalat® 10 Zerbeißkapsel, Nifehexal® 10).
  - Bei akuter Kreislaufinsuffizienz Katecholamine.
  - Bei ventrikulärer Tachykardie bis Kammerflimmern Kardioversion, Defibrillation.
  - Sauerstoff per inhalationem 4–6 l/min.
  - Gegebenenfalls Intubation und kontrollierte Beatmung mit FiO_2 1,0.
  - Bei sicherer Opioidintoxikation spezielle Antidotgabe: Naloxon (z. B. Narcanti® 1 Amp. 0,4 mg i. v.) fraktioniert (alle 5–10 Minuten 1 Amp. i. v.) nach Bewusstseinslage, Atemfrequenz, Pupillenweite.
  - Gegebenenfalls forcierte Diurese mit Furosemid (z. B. Lasix®, Furorese® 40 mg i. v.).
  - Da häufig Zugebrauch von Benzodiazepinen: Flumazenil (z. B. Anexate® 0,2–0,6 mg fraktioniert) erwägen.

CAVE

- Erwachende Patienten werden u. U. aggressiv und verweigern weitere Therapie.
- Antagonisten provozieren spontanes Erwachen und damit Behandlungsverweigerung.
- Infolge kurzer Eliminationszeit von Naloxon Gefahr der erneuten Atemlähmung.
- Vor allem beim Drogennotfall peinlichste Beachtung der hygienischen Schutzvorschriften (HIV-, HBV-, HCV-Infektion!).
- Bei Drogenintoxikationen auf Notfälle anderer Art achten, da häufig übersehen (Schädel-Hirn-Trauma, Blutungen, akutes Abdomen, Mischintoxikationen).

Transport

- Grundsätzlich Transport mit Arztbegleitung zur intensivmedizinischen Überwachung und Therapie,
- ggf. Zwangseinweisung mithilfe der Polizei auf der Basis des jeweils gültigen Unterbringungs- oder Verwahrungsgesetzes des einzelnen Bundeslandes.

2.6.11 Ecstasy-Intoxikation

Symptome

- **Allgemeine Symptomatik:**
  - Schlaflosigkeit, Kopfschmerzen,
  - Übelkeit und Erbrechen,
  - verstärktes Schwitzen, Überhitzung,
  - Blutdruckanstieg, Herzrhythmusstörungen,
  - Depersonalisationssyndrom,
  - bei chronischem Abusus Burn-out-Syndrom,
  - Dehydratation,
  - zentrale Krampfanfälle.
- Bei **Ecstasy-Missbrauch** können latent vorhandene Psychosen exazerbieren und zu Panikattacken sowie paranoiden Zwangsvorstellungen führen.
- **Spezielle Symptomatik des Hitzschlags nach Ecstasy-Konsum:** Ursachen: hohe Umgebungstemperatur, hohe Luftfeuchtigkeit, starke körperliche Belastung, Schweißverluste.

Folgen: schwere Wasser- und Salzverluste sowie Anstieg der Körpertemperatur (> 41 °C).
- Hitzeerschöpfung, Hitzschlag, Abgeschlagenheit. Haut zunächst hochrot und schweißnass, später trocken und blass.
- Bewusstseinsverlust, Hitzekrämpfe.
- Koma.

Therapie

- Bei Ateminsuffizienz: Intubation.
- Beatmen mit Sauerstoff.
- Bei zerebralen Krampfanfällen: Midazolam, Thiopental i. v.
- Maligne Hypertonie: Urapidil, Clonidin i. v.
- Hyperthermie: Wadenwickel, Flüssigkeitssubstitution i. v.
- Hypotonie: Dopamin, Noradrenalin-Infusion.

Transport

- Klinische Einweisung. Bei Fahrt evtl. Fenster öffnen (Abkühlung). EKG-Monitoring.
- Transport mit Arztbegleitung.

2.6.12 Flusssäureverätzung

Symptome

In Abhängigkeit von der Konzentration der Flusssäure bei einer Kontamination mit der Haut resultieren verschiedene Symptome vom Erythem bis zu einer Koagulationsnekrose, die sich rasch flächenhaft und tief penetrierend ausdehnen kann.

- Bei einer Flusssäurekonzentration bis 10 % zeigen sich nur oberflächliche Verätzungen mit einer Latenzzeit von Stunden.
- Bei 12-prozentigen Lösungen resultieren Beschwerden innerhalb einer Stunde.
- 40-prozentige Flusssäurelösungen bewirken schwerste Schädigungen, die über dermale Schäden hinaus mit systemischen Wirkungen verbunden sind.
- Bei verdünnten Flusssäurelösungen kann die Symptomatik erst später einsetzen, wenn die Gewebedestruktion bereits begonnen hat.
- Sofort einsetzende Schmerzen sprechen für eine hochkonzentrierte Flusssäurelösung und gleichzeitig für eine schwere Schädigung.

- Durch Elektrolytverschiebungen kann es zu Rhythmusstörungen (ventrikuläre Extrasystolie bzw. Tachykardie, Kammerflimmern) kommen.
- **Leitsymptom** der Flusssäurevergiftung ist der Schmerz.
- Nach Inhalation schwere Reizerscheinungen der Schleimhäute, Lungenödem.

Diagnostik

- Anamnese,
- klinisches Bild.

Therapie

- Sofort lange und gründliche Spülung mit Wasser.
- Betroffenes Areal mit kalziumglukonatgetränkten Mullauflagen abdecken (Verdünnung 10 ml Kalziumglukonat 10 % auf 30 ml H_2O).
- Bei Augenkontakt sofortige Spülung mit Wasser und notfalls Lokalanästhesie mit Lidocainlösung 1 %. Kein Kalziumglukonat am Auge.
- Bei lokalen Kontakten Unterspritzung mit einer Mischung aus 10 ml Kalziumglukonat 10 % und 5 ml Xylocain 2 %. Injektion vom Randbereich des geschädigten Areals aus, sehr schmerzhaft, deshalb evtl. Lokalanästhesie.
- Bei bereits bestehender Blasenbildung: Eröffnung der Blasen und Umschläge mit Kalziumglukonat auf das geschädigte Areal.
- Bei Verätzungen der Extremitäten intraarterielle Infusion mit 10 ml Kalziumglukonat 20 % bzw. 20 ml Kalziumglukonat 10 % in 80 ml NaCl-Lösung 0,9 % bzw. 40 ml Glukose 5 %, bis die Schmerzen nachlassen.
- Großzügige Gabe von Analgetika: Morphin 2–5 mg i. v.
- Bei inhalativen Vergiftungen Antitussiva, inhalative β_2-Sympathomimetika, Glukokortikosteroide. Evtl. Intubation und Beatmung.

> **CAVE**
> Kein Kalziumchlorid verwenden, da dieses seinerseits Nekrosen bewirkt.

Transport

- Stationäre Einweisung zur klinischen Behandlung unter EKG-Monitoring,
- Transport mit Arztbegleitung.

2.6.13 Kohlendioxidvergiftung

Symptome

- Kopfschmerzen, Übelkeit, Schwindelgefühl, Sehstörungen, Ohrensausen,
- motorische Unruhe, Bewusstseinsstörungen bis Bewusstlosigkeit, zerebrale Krämpfe,
- weite Pupillen,
- Atemnot, Cheyne-Stokes-Atmung, Zyanose,
- Herzklopfen, Tachykardie, initialer Blutdruckanstieg, Hypotonie, ggf. Arrhythmien, v. a. bei kardiovaskulären Vorerkrankungen.

Diagnostik

- Anamnese,
- Umstände beim Auffinden (Gärkeller, Silo etc.),
- Ausschluss von Zusatzverletzungen (z. B. Sturz).

Lagerung

Lagerung mit erhöhtem Oberkörper oder bei Bewusstlosigkeit stabile Seitenlagerung.

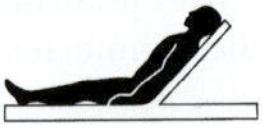

Therapie

- Rettung aus CO_2-haltiger Umgebung unter Beachtung des Selbstschutzes. Begrenzen der Aufenthaltsdauer in der Gasathmosphäre. U. U. Rettung mit schwerem Atemschutz durch Feuerwehr.
- Inhalation von Sauerstoff 4–8 l/min.
- Gegebenenfalls assistierte Beatmung mit FiO_2 1,0.
- Bei Atemstillstand Intubation und Hyperventilation mit großen Atemhubvolumina, PEEP +5–10 cmH_2O und FiO_2 1,0.

- Sicherer venöser Zugang und Infusion kristalliner Lösungen (z. B. Ringer-Malat 500 ml).
- Kontinuierliches Monitoring, Pulsoxymetrie.
- Gegebenenfalls Sedierung bei zerebralen Krämpfen, z. B. mit Midazolam (z. B. Dormicum® 5–10 mg i. v.).

Transport

- Mit Vorverständigung zur stationären Überwachung,
- Arztbegleitung.

2.6.14 Kohlenmonoxidvergiftung

Symptome

Sich steigernde Symptomatik in Abhängigkeit von der Menge des inhalierten CO, Alter, Konstitution, Hb:

- **Niedrige Konzentration (CO-Hb 10–20 %):** starke Kopfschmerzen, sensorische Eintrübung, retrograde Amnesie, Sehstörungen, Rauschgefühle, Übelkeit.
- **Mittlere Konzentration (CO-Hb 30–50 %):** Schwindel, Eintrübung bis Bewusstlosigkeit, gesteigerte Reflexe, Erbrechen, Hyperventilation, Hypertonie.
- **Hohe Konzentration (CO-Hb > 50 %):** Bewusstlosigkeit, tonisch-klonische Krampfanfälle, Streckkrämpfe, Hypoventilation, Zyanose, Schock mit Tachykardie und Hypotonie.

Ein **neurologisches Syndrom** manifestiert sich als Störung der Merkfähigkeit und anderen kognitiven Funktionen, Apathie, Depression, Ataxie, Parkinsonoid.

> **CAVE**
> Symptomloses Intervall, insbesondere bei zerebro-kardiovaskulären Vorerkrankungen.

Diagnostik

- Anamnese (kardiovaskuläre Vorerkrankungen, u. U. zusätzliche Linksherzanamnese).
- Führendes Symptom ist möglicherweise die charakteristisch hellkirschrote Hautfarbe.

- Im Rettungsdienst oder bei der Feuerwehr vorhanden: CO-Oxymetrie (z. B. Masimo RAD).
- Ausschluss von zusätzlichen Verletzungen (Sturz) und weiteren Intoxikationen.
- Evtl. vor O_2-Therapie Blutentnahme zur nachträglichen Konzentrationsbestimmung.

> **CAVE**
> - Pulsoxymetrie bei CO-Intoxikationen nicht aussagekräftig.
> - Diffusion durch Mauerwerk und Erdreich in darüberliegende Räume berücksichtigen.
> - Bei vermutetem Defekt an Öfen und Schornsteinen zur Absicherung Benachrichtigung der Feuerwehr.
> - Bei Rettung Vermeidung von Funkenentstehung (Explosionsgefahr).

Lagerung

Bei Bewusstlosigkeit Seitenlagerung.

Therapie

- Rettung aus CO-haltiger Umgebung unter Beachtung des Selbstschutzes (u. U. Rettung nur mit schwerem Atemschutz durch die Feuerwehr).
- Frischluftzufuhr. Eliminationsdauer mit Frischluft 240–320 Minuten.
- Körperliche Belastung vermeiden.
- Inhalation von Sauerstoff 10–15 l/min (Steigerung der CO-Elimination um das 6-Fache gegenüber Raumluft).
- Gegebenenfalls assistierte Beatmung mit FiO_2 1,0.
- Bei Atemstillstand Intubation und Hyperventilation mit FiO_2 1,0. Bei Ausbildung von Lungenstauung ggf. mit PEEP +5 cmH_2O beatmen.
- Sicherer venöser Zugang.
- Gegebenenfalls Volumenersatz.
- Gegebenenfalls Sedierung und Krampfprophylaxe mit z. B. Midazolam (z. B. Dormicum® 3–5 mg i. v.).
- Schutz vor Wärmeverlust.
- Kontinuierliches Monitoring.
- Evtl. hyperbare Oxygenierung in Druckkammer.

Transport

- Stationäre Überwachung obligat, möglichst auf Intensivstation.
- Transport mit Arztbegleitung.
- Abfrage der Verfügbarkeit einer HBO-Druckkammer.

2.6.15 Methanolvergiftung

Symptome

Auftreten mit einer Latenzzeit von 6–24 Stunden nach Ingestion:

- Schwindel, Kopfschmerzen,
- Bauchschmerzen, Übelkeit, Erbrechen,
- Lichtscheu, Sehstörungen bis Blindheit, weite, reaktionslose Pupillen (in schweren Fällen),
- Verwirrtheitszustände, Bewusstseinsstörungen bis Bewusstlosigkeit, ggf. zerebrale Krämpfe,
- Atemnot, Tachypnoe bis zum Atemstillstand,
- ggf. Brady- oder Tachykardie.

Diagnostik

- Anamnese,
- Auffinden entsprechender Behältnisse (leere Flaschen),
- Kombination von Azidoseatmung und Augensymptomen.

DD

- Komatöse Zustände anderer Genese,
- evtl. Intoxikation mit Acetylsalicylsäure.

Lagerung

Seitenlage bei Bewusstlosigkeit.

Therapie

- Giftasservierung.
- Sauerstoff per inhalationem 4–6 l/min.
- Gegebenenfalls Intubation und kontrollierte Beatmung.
- Sicherer venöser Zugang und Infusion (z. B. Ringer-Malat 500 ml).

- Antidottherapie mit Ethanol 10 %-Lösung i. v., initial 1,25 ml/kg KG. Evtl. zusätzlich Folsäure 2,5 mg/kg KG i. v.
- Alternativ: perorale Alkoholgabe hochprozentiger Alkoholika (1 ml/kg KG) = ca. 100 ml Weinbrand (kompetitive Verdrängung des Methanols von der Alkoholdehydrogenase).
- Ständiges Atem- und Kreislaufmonitoring.

Transport

- Bei Intoxikationsverdacht stationäre Aufnahme.
- Einweisung auch wegen langer Latenzzeit bei Fehlen entsprechender Symptomatik.
- Zielklinik mit Möglichkeit einer Hämodialyse.

2.6.16 Pilzvergiftungen

Symptome, Diagnose und Therapie orientieren sich an klinischer Einteilung in vier Syndrome mit unterschiedlicher Latenzzeit zwischen Genuss und Vergiftungserscheinungen:

- **Pantherina-Syndrom** (Latenz: 1–2 Stunden, durch Genuss von Panther- und Fliegenpilzen),
- **Muskarin-Syndrom** (Latenz in der Regel 1–2 Stunden, durch Genuss von Trichterlingen, Speitäublingen, Röhrlingen [z. B. Satanspilz]),
- **gastroenteritisches Syndrom** (Latenz 30 Minuten bis 2 Stunden, durch Genuss von Riesenrötling, Tigerritterling, Birkenreizker, Kartoffelbovist, auch Satanspilz),
- **Phalloides-Syndrom** (hepatorenales Syndrom; Latenz 5–48 Stunden! Durch Genuss von Knollenblätterpilzen, Frühjahrslorchel).

Bei Pilzmischgerichten kann die Latenzzeit auch kürzer sein.

Symptome

- **Pantherina-Syndrom:** atropinartige Symptomatik mit Mydriasis, Schwindel, Benommenheit, Halluzinationen, Rauschzuständen, Muskelzuckungen, Toben, gelegentlich Koma, Apnoe.
- **Muskarin-Syndrom:** Miosis, Sehstörungen, Speichel-, Tränenfluss, Schweißausbruch bei gleichzeitigem Frieren, Übelkeit, Erbrechen, Tenesmen, Diarrhö. Zuletzt asthmoide Atemnot, Bronchospasmus, Bradykardie, Schock, ggf. Lungenödem.
- **Gastroenteritisches Syndrom:** Übelkeit, Erbrechen, Diarrhö, Koliken, Tenesmen, in schweren Fällen Schock. Keine zentralen Symptome.

- **Phalloides-Syndrom:** zunächst choleraartige gastrointestinale Symptome mit unstillbarem Erbrechen, wässrigen Darmentleerungen, Koliken, Tenesmen, Wadenkrämpfen. Abklingen und scheinbare Besserung nach 18–24 Stunden. Ab dem 3.–4. Tag akute Leberdystrophie mit Ikterus, hämorrhagischer Diathese, Koma, zentralen Krämpfen, Atemlähmung. Unbehandelt Exitus nach 5–7 Tagen im Coma hepaticum.

Diagnostik

Diagnostische Hauptaufgabe: Abklärung der Latenzzeit (> 5 Stunden – akut gefährlich) sowie Ermittlung und ggf. Asservierung der verzehrten Pilze.

Therapie

- **Pantherina-Syndrom:**
  - Rein symptomatische Therapie.
  - Sedierung bei Erregung z. B. mit Midazolam (z. B. Dormicum®).
  - Gegebenenfalls Intubation und Beatmung bei Koma.
  - Stationäre Überwachung.
- **Muskarin-Syndrom:**
  - Sicherer venöser Zugang.
  - Volumensubstitution.
  - Atropin 1,0–2,0 mg i. v.
  - Gegebenenfalls forcierte Diurese mit Furosemid (z. B. Lasix®, Furorese® 20–40 mg i. v.).
  - Stationäre Überwachung.
- **Gastroenteritisches Syndrom:**
  - Symptomatische Therapie.
  - Gegebenenfalls venöser Zugang und Volumensubstitution (z. B. Ringer-Malat 500 ml).
  - Gegebenenfalls Antiemetika wie Dimenhydrinat (z. B. Vomex A® 1 Amp. i. v.).
  - Gegebenenfalls Aktivkohle (z. B. Ultracarbon® 0,5–1,0 g/kg KG).
  - In schweren Fällen stationäre Überwachung.
- **Phalloides-Syndrom:**
  - Möglichst noch in der Latenzzeit induziertes Erbrechen, ggf. Magenspülung, Aktivkohle.
  - Venöser Zugang, Elektrolytausgleich mittels Vollelektrolytlösung (z. B. Ionosteril® 500–1.000 ml).
  - Antidot-Therapie mit Silibinin mit 5 mg/kg KG in der 1. Stunde, dann 20 mg/kg KG über 24 Stunden.

- Sofortige stationäre Behandlung möglichst auf Intensivstation. In den ersten Stunden ist eine sekundäre Giftelimination mittels Hämoperfusion und Hämodialyse möglich.

> **CAVE**
> Mitbehandlung auch beschwerdefreier Angehöriger, wenn sie vom gleichen Pilzgericht gegessen haben.

2.6.17 Psychopharmaka-Intoxikationen

Symptome

- **Neuroleptika:**
  - Extrapyramidale Dystonien. In hohen Dosen ggf. anticholinerges Bild: „bizarre, neurologische Syndrome“ mit muskulären Dyskinesien von Gesicht, Augen (Blickkrämpfe), Mund (Schlundkrämpfe), an den Extremitäten im Wechsel mit schlaffen Lähmungen. Dyskinesien nicht dosisabhängig.
  - Zusätzlich: Mundtrockenheit, Tachykardie, in hohen Dosen Atemlähmung, Pupillen weit (anticholinerge Wirkung), Halluzinationen, Harnverhalt, Herzrhythmusstörungen, Herzstillstand.
- **Trizyklische Antidepressiva:**
  - Mydriasis, agitiertes Koma, generalisierte Krämpfe, myoklonische Zuckungen, nervöse Übererregbarkeit, Halluzinationen, Herzrhythmusstörungen (v.a. ventrikuläre und Vorhoftachykardie, AV-Block, Schenkelblock [QRS-Breite korreliert mit Intoxikationsausmaß]).
  - In hohen Dosen antiadrenerge Wirkung mit Hypotonie.
  - Finale Atemlähmung, Kreislaufstillstand.
- **Benzodiazepine:**
  - Verwaschene Sprache, Unruhe, Halluzinationen.
  - „Ruhiges Koma“ mit zentraler Atemlähmung und Aspirationsgefahr (▶ Kap. 2.6.20), Hypotonie, Muskelerschlaffung, Ataxie.

Diagnostik

- Eigen-, ggf. Fremdanamnese,
- Suche nach vollen oder leeren Medikamentenpackungen,

- Versuch der Asservierung von Urin, Blut, Mageninhalt zur definitiven qualitativen und quantitativen Stofffeststellung (in der Klinik),
- Reaktion auf Schmerzreize, Pupillenreaktion,
- Blutdruck-, EKG-, Pulsmonitoring,
- Atemkontrolle, Aspiration,
- Blutzuckerkontrolle (Ausschluss Hypoglykämie).

DD

- Komata anderer Genese,
- Stoffwechselstörungen,
- Erregungszustände anderer Genese,
- Psychosen.

Lagerung

Seitenlage bei Bewusstlosigkeit.

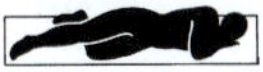

Therapie

Allgemeine Maßnahmen:
- Freihalten der Atemwege, ggf. Absaugen,
- Sauerstoff per inhalationem (4–6 l/min),
- ggf. Intubation und kontrollierte Beatmung,
- venöser Zugang, Infusion (z. B. Ringer-Malat 500 ml),
- kurz wirksame Barbiturate bei zerebralen Krampfanfällen, z. B. Thiopental (z. B. Trapanal® 200–300 mg i. v.),
- ggf. Benzodiazepine (außer bei Benzodiazepinintoxikation),
- laufendes Atem- und Kreislaufmonitoring.

Spezifische Therapie:
- **Neuroleptika:** bei extrapyramidalen Symptomen ggf. Biperiden (Akineton® 1–2 Amp. i. v.); ggf. Physostigminsalicylat (z. B. Anticholium® 2 mg i. v.) unter EKG-Kontrolle.
- **Trizyklische Antidepressiva:** ggf. Physostigminsalicylat (z. B. Anticholium® 2 mg i. v.), titriert bis zum Auftreten von Hypersalivation (Antidot Atropin) unter EKG-Überwachung. Bei Kammerflimmern Defibrillation und (zurückhaltend) antiarrhythmische Medikation (▶ Kap. 1.2.3).
- **Benzodiazepine:** ggf. Antagonist Flumazenil (z. B. Anexate® 0,1–0,2 mg/min i. v. bis zum Erwachen).

CAVE
Flumazenil hat nur eine kurze Halbwertszeit, daher eher als Diagnostikum.

Transport

In der Regel liegender Transport zur stationären Überwachung und Weiterbehandlung (Dialysemöglichkeit), ggf. in Arztbegleitung.

2.6.18 Rauch(Brand)gasintoxikation

Die Wirkung der Rauchgase ist abhängig von der Eindringtiefe in die Atemwege in Abhängigkeit von Wasser-/Lipidlöslichkeit und alveolargängiger Partikelgröße.

- **Hohe Wasserlöslichkeit:** Niederschlag auf feuchten Schleimhäuten des oberen Respirationstrakts mit lokaler Reizwirkung (z. B. NH_3, HCl, Cl_2, F_2).
- **Mittlere Wasserlöslichkeit:** Eindringen in den Bronchialbereich v. a. mit Reizwirkung und Bronchokonstriktion (z. B. SO_2, B_2, auch Cl_2).
- **Niedrige Wasserlöslichkeit/hohe Lipidlöslichkeit:** Proteindenaturierung im Alveolarbereich, exsudative Bronchiolitis und Alveolitis, Permeabilitätserhöhung, dadurch Ausbildung des toxischen Lungenödems (Latenz 2–24 Stunden), Hypoxie und Hyperkapnie, später ARDS (z. B. durch Halogenwasserstoffe, Ozon, nitrose Gase).

Symptome

Hohe Wasserlöslichkeit:
- Reizung von Augen (Brennen, starker Tränenfluss), Pharynx, Trachea (heftiger Reizhusten, Atemnot),
- ggf. Verätzungen,
- Glottisödem,
- Kopfschmerzen, Schwindel, Übelkeit.

Mittlere Wasserlöslichkeit:
- Hustenreiz,
- zunehmende Dyspnoe, Zyanose, Bronchospasmus,
- Bewusstseinstrübung.

Niedrige Wasserlöslichkeit/hohe Lipidlöslichkeit:
- zunehmende Ateminsuffizienz (mit Latenzzeit),
- Zyanose, Atemstillstand, pulmonale Stauungszeichen,

- Herzrhythmusstörungen,
- Bewusstlosigkeit, zerebrale Krämpfe.

CAVE
Symptomatische Mischbilder (auch mit Zyanid- und CO-Intoxikation) jederzeit möglich.

Diagnostik

- Anamnese (Rauchgasexposition),
- Ermittlung der Zusammensetzung der Rauchgase, von Konzentration und Expositionsdauer, möglichst durch direkten chemischen Giftnachweis mittels Gasspürgerät (in Zusammenarbeit mit der Feuerwehr),
- klinisches Bild.

Lagerung

Lagerung mit erhöhtem Oberkörper.

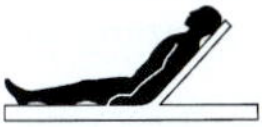

Therapie

- Rettung aus verrauchter Umgebung (durch Feuerwehr mit schwerem Atemschutz).
- Spülung gereizter Schleimhäute (Augen) mit Wasser.
- Ruhe, Vermeidung von körperlicher Anstrengung.
- Sauerstoff per inhalationem, 6–8 l/min.
- Gegebenenfalls frühzeitige Intubation und kontrollierte Beatmung mit FiO_2 1,0 und PEEP +5 cmH_2O.
- Inhalation von Kortikosteroiden ist keine generelle Empfehlung mehr, wenngleich noch verbreitet eingesetzt.
- Sicherer venöser Zugang, Infusion (z. B. Ringer-Malat-Lösung 500 ml).
- Gegebenenfalls Kortikosteroide i. v. (z. B. Solu-Decortin® H 250–1.000 mg).
- Bei zerebralen Krämpfen Sedierung (z. B. Dormicum® 5–10 mg i. v.).

- Bei Bronchospastik Fenoterol (z. B. Berotec®-Spray) oder Reproterol (z. B. Bronchospasmin® 0,09 mg i. v.).
- Gezielte Therapie bei CO- und Zyanidvergiftung (▶ Kap. 2.6.14, ▶ Kap. 2.6.22).

Transport

- Bei Rauchgasexposition grundsätzlich ärztliche Nachbetreuung, ggf. ambulant. Bei Vergiftungssymptomen grundsätzlich stationäre Überweisung und Überwachung (Latenz des Auftretens des toxischen Lungenödems).
- Liegender Transport.

2.6.19 Reizgasintoxikation

Schädigungsmechanismus ist abhängig von Substanz (v. a. Wasser- und Lipidlöslichkeit), Dosis und Expositionsdauer.

- **Wasserlösliche Lungenreizstoffe** (Ammoniak, Formaldehyd): Niederschlag an feuchten Schleimhäuten der oberen Luftwege, Augen mit lokalen Reizerscheinungen, ggf. Verätzung.
- **Mittlere Wasserlöslichkeit** (z. B. SO_2): weiteres Eindringen in Bronchien und Bronchiolen mit Bronchialschleimhautreizung und Bronchokonstriktion.
- **Hohe Lipidlöslichkeit** (z. B. nitrose Gase): Schädigung des Kapillarendothels des Alveolarbereichs und des Interstitiums der Alveolarsepten mit interstitiellem perivaskulärem Ödem, Permeabilitätserhöhung der Alveolarmembranen mit toxischem Lungenödem, Schädigung des Surfactant, Hämokonzentration. Dabei kann abhängig von der Dosis eine unterschiedlich lange (Minuten bis 24 Stunden) Latenzzeit mit symptomfreiem Intervall auftreten.

Symptome

- **Allgemeine Symptome:** Kopfschmerz, Erbrechen, Übelkeit, retrosternales Brennen, Tracheitis, Reizhusten, Luftnot, meist Schleimhautirritation.
- **Weitere Symptomatik** abhängig vom Schädigungsmechanismus (▶ Tab. 2.7).

Tab. 2.7 Symptomatik bei Reizgasintoxikation

Noxe	Reizlokalisation			Symptomfreies Intervall	Zusätzliche Wirkungen
	Augen, Rachen	Bronchien	Alveolen		
Epichlorhydrin	x				Nieren- und ZNS-Schäden
Formaldehyd	x	(x)			
Acrolein	x	(x)			
Ammoniak	x	(x)			Hornhauttrübung
Salzsäuredämpfe	x	(x)			
Sulfochloride	x	x			
Cyanourfluorid	x	x			Kalziumausfällung
Phthalsäurenanhydrid	x	x			Sensibilisierung
Tertiäre aliphatische Amine	x	x			(Asthma)
Hydrazine	x	x		x	Erbrechen, Krämpfe
Maleinsäureanhydrid	x	x			
Essigsäureester	x	x			
Organische Peroxide	x	x			
Chlorcyan	x	x	(x)		Atemfermenthemmung
Schwefelwasserstoff	x	(x)	(x)		Atemfermenthemmung
Ethylenimin	x	(x)	(x)	x	Erbrechen
Schwefeldioxid	x	x	(x)		

2

Tab. 2.7 Symptomatik bei Reizgasintoxikation *(Forts.)*

Noxe	Reizlokalisation			Symptomfreies Intervall	Zusätzliche Wirkungen
	Augen, Rachen	Bronchien	Alveolen		
Phosphorchloride	x	x	(x)	(x)	
Arsenchlorid	x	x	(x)		
Verschiedene Isocyanate	x	x	(x)		Sensibilisierung (Asthma)
Chlor, Brom, Fluor	(x)	x	(x)		
Selenwasserstoff	x	(x)	(x)	(x)	Übelkeit, Leberschäden
Fluorwasserstoff	(x)	(x)	(x)	(x)	
Demethylsulfat	x	x	x	x	
Perchlormethylmercaptan	x	x	x	x	Leber-, Nierenschäden
Chlorpikrin	x	x	x	x	MetHb-Bildung
Ozon	x	x	x		ZNS-Störungen
Vanadiumpentoxid	x	x	x	x	
Phosgen	(x)	(x)	x	x	
Chlorameisensäureester	(x)	x	x	x	
Nitrose Gase	(x)	(x)	x	x	(NO: MetHb-Bildung, Blutdruckabfall, EKG-Veränderungen)

2

Tab. 2.7 Symptomatik bei Reizgasintoxikation *(Forts.)*

Noxe	Reizlokalisation			Symptom-freies Intervall	Zusätzliche Wirkungen
	Augen, Rachen	Bronchien	Alveolen		
Diazomethan	(x) x	x	x		
Zinkoxidrauch, Zinkchloridnebel	(x)	x	x	x	
Kadmiumsulfat	(x)	(x)	x	x	
Borwasserstoffe (Borane)	(x)	(x)	x		
Phosphorwasserstoff		(x)	(x)	(x)	Magen-Darm-Symptome
Methylfluorosulfat		x	x	x	
Teflon-Verbrennungsprodukte		x	x	x	
Nickel- bzw. Eisencarbonyle		x	x	x	ZNS-Schäden

Diagnostik

- Anamnese (Wirkstoff, Konzentration, Expositionsdauer).
- klinische Symptomatik nach Tabelle (▶ Kap. 2.6.19, Symptome).
- Warntafel beachten (oberer Teil = Kennzeichnung der Gefahr, unterer Teil = Stoffnummer) – Auskunft über Leitstelle, ggf. Apps auf dem Smartphone.

CAVE

- Hinweistafeln an Fahrzeugen und Regeln für „Transport gefährlicher Güter" beachten (▶ Anhang).
- Bei Transport unterschiedlicher Substanzen können durch chemische Reaktionen neue chemische Noxen mit unterschiedlicher Wirkung entstehen.

Lagerung

Lagerung mit erhöhtem Oberkörper.

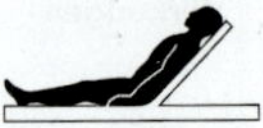

Therapie

- Therapie analog der Schwere der Symptomatik.
- Rettung aus Gefahrenbereich unter Beachtung des Selbstschutzes, ggf. durch Feuerwehr.
- Dekontamination: Kleidung entfernen, ggf. Spülung oder Waschung der Haut (Vermeidung sekundärer Inhalation), Spülung gereizter Schleimhäute (v. a. Augen) mit Wasser.
- Ruhe, Vermeidung körperlicher Belastung.
- Sauerstoff per inhalationem 4–6 l/min.
- Gegebenenfalls Intubation nach Narkoseeinleitung und kontrollierte Beatmung mit FiO_2 1,0 und PEEP +5 cmH_2O.
- Sicherer venöser Zugang, Infusion (z. B. Ringer-Malat).
- Kortikosteroide i. v. bei schweren Vergiftungen (z. B. Solu-Decortin® H 250–1.000 mg).
- Reproterol bei Atemwegsobstruktion (z. B. Bronchospasmin® 1 Amp. i. v.).
- Sedierung mit Midazolam.
- Gegebenenfalls spezifische Therapie entsprechend den Empfehlungen der Gefahrguthandbücher (z. B. „Hommel"), die über die Feuerwehren dem Rettungsdienst zugänglich sind.
- Kontinuierliches Atem- und Kreislaufmonitoring.

Transport

- Liegender bzw. halbsitzender Transport zur weiteren, ggf. intensivmedizinischen Beobachtung.
- Grundsätzlich klinische Beobachtung nach Schadstoffexposition (Gefahr des toxischen Lungenödems nach Latenzzeit).

2.6.20 Schlafmittelvergiftung

Symptome

- **Leitsyndrom:** Beeinträchtigung der Bewusstseinslage von leichter Schläfrigkeit über Bewusstseinstrübung bis zur Bewusstlosigkeit;

Erbrechen, Übelkeit, motorische Unruhe (Methaqualon), zerebrale Krämpfe, Erlöschen der Schutzreflexe.

- Atemstörungen (meist Cheyne-Stokes-Typ) bis Atemstillstand.
- Herzrhythmusstörungen (v. a. bei Bromkarbamiden, Antidepressiva).
- Hypothermie.
- Aus therapeutischen Erwägungen Einstufung nach Schweregraden (▶ Tab. 2.8).

Tab. 2.8 Schlafmittelvergiftung – Schweregrade

Kriterium	I	II	III	IV	V
Schwere der Vergiftung	Ansprechbare leichte Vergiftung	Komatöse leichte Vergiftung	Motorisch reaktive mittelschwere Vergiftung	Areaktive schwere Vergiftung	Areaktive vital gefährdende schwere Vergiftung
Bewusstsein	Anamnese möglich	Vereinzelt Antworten	Bewusstlosigkeit	Bewusstlosigkeit	Bewusstlosigkeit
Bewegung	Kommunikativ, reaktiv, Ataxie, spontaner Lagewechsel	Orientierend reaktiv, ruhig, spontaner Lagewechsel	Auf Schmerz reaktiv, spontaner Lagewechsel selten	Areaktiv, kein Lagewechsel	Areaktiv, kein Lagewechsel
Reflexe	Erhalten	Erhalten	Erhalten	Erloschen, außer Kornealreflex	Erloschen, oft Anisokorie
Atmung	Frei	Frei	Verlegung	Vermindert	Apnoe
Kreislauf	O. B	O. B	O. B	Blutdruck meist erniedrigt, Puls flach ohne Tachykardie	Tachykardie, Blutdruck systolisch < 80 mmHg mit kleiner Amplitude, oft blasse Zyanose

Diagnostik

- Eigen-, Fremdanamnese (ggf. Begleitintoxikationen),
- Suche nach Abschiedsbriefen, Medikamenten und Medikamentenpackungen (v. a. in Toilette, Abfalleimer, Speisekammer, Bad),
- frühzeitige Asservierung von Erbrochenem, Urin, Blut,
- klinische Symptomatik,
- Blutzuckerbestimmung (Ausschluss Hypoglykämie),
- EKG (Ausschluss Herzrhythmusstörungen),
- Diagnosesicherung letztendlich in der Klinik mittels chemischem Giftnachweis.

DD

- Intrakranielle Blutungen,
- Schädel-Hirn-Trauma,
- zerebrale Infektionen,
- Stoffwechselstörungen (Hypoglykämie).

Lagerung

Seitenlage bei Bewusstseinsstörungen.

Therapie

- Therapie orientiert sich an den jeweiligen Vergiftungsstufen (▶ Tab. 2.8).
- Sauerstoff, falls erforderlich, per inhalationem 4–6 l/min.
- Ab Schweregrad II assistierte Beatmung.
- Ab Schweregrad III Intubation und kontrollierte Beatmung mit FiO_2 1,0.
- 1–2 sichere, großlumige, venöse Zugänge.
- Infusion (z. B. Ringer-Malat 500 ml ab Schweregrad II–III).
- Gabe von Aktivkohle (0,5–1 g/kg KG).
- Katecholamingabe mittlerer (Schweregrad III–IV, z. B. Dopamin 6 µg/kg KG/min i. v.) und hoher Dosierung (Schweregrad V, z. B. Dopamin 8–12 µg/kg/min i. v.) über Infusionspumpe.
- Gegebenenfalls adrenerge Substanzen teilweise in hoher Dosierung, z. B. Epinephrin (z. B. Suprarenin® 1 mg i. v., ab Schweregrad V Wiederholung ca. alle 3–5 Minuten).

- Kardiopulmonale Reanimation bei Kreislaufstillstand (durch Hypothermie bedingte Stoffwechselreduktion erhöht Reanimationsaussichten auch bei Reanimation über längeren Zeitraum).
- Ständiges Atem- und Kreislaufmonitoring (EKG, Pulsoxymetrie).
- Bei hinreichendem Verdacht auf Benzodiazepinintoxikation ggf. Antagonisierung mit Flumazenil (Anexate® 0,2–0,6 mg/min i. v.) nach Wirkung.
- Hypothermieschutz.

Transport

- Stationäre Aufnahme auch bei ansprechbaren Patienten (evtl. in der Anflutungsphase!),
- Transport bei Stufe I und II in Seitenlage,
- ggf. Fortsetzung der kardiopulmonalen Reanimationsmaßnahmen bis Übernahme auf der Intensivstation.
- ggf. Gefahr eines neuen Suizidversuchs.

2.6.21 Verätzungen

Laugen bewirken in die Tiefe fortschreitende (gefährliche) Kolliquationsnekrosen, Säuren meist oberflächliche, scharf begrenzte Koagulationsnekrosen.

Symptome

Abhängig von Art, Konzentration, Menge und Einwirkungsdauer der ätzenden Substanzen:
- brennende Schmerzen im Mund, Thorax- und Abdominalbereich,
- sichtbare Ätzspuren in Mundhöhle und Rachen, evtl. auf der Haut, teilweise mit Belägen,
- Schluckstörungen, Speichelfluss,
- in schweren Fällen Blässe, Zyanose, Kaltschweißigkeit,
- Schocksymptomatik mit Tachykardie, Blutdruckabfall,
- ggf. zunehmende Atemnot mit in- und exspiratorischem Stridor (Glottisödem?),
- zunehmende Bewusstseinsstörung bis Bewusstlosigkeit.

Diagnostik

- Anamnese (Dokumentation des Einwirkzeitpunkts und des einwirkenden Ätzstoffs),

- möglichst Sicherstellung und Asservierung der Noxe,
- typische klinische Symptomatik.

Therapie

Allgemeine Maßnahmen:

- Entfernung kontaminierter Kleidung mit Handschuhen (Eigenschutz). Frühzeitige ausgiebige Spülung von Haut- und Schleimhäuten mit reichlich Wasser.
- Orale Verätzung: bei normaler Bewusstseinslage Flüssigkeit zur Verdünnung ingestierter Stoffe trinken lassen: Erwachsene maximal 200 ml, Kinder maximal 100 ml (Gefahr des Erbrechens).
- Kein Erbrechen provozieren (Gefahr erneuter Verätzung durch Reflux).
- Keine Neutralisation (Milch u. Ä.).
- Keine präklinische Magenspülung oder Magensonde (Perforationsgefahr).

Spezifische Maßnahmen:

- sterile Bedeckung der Ätzwunden,
- 1–2 sichere venöse Zugänge,
- Volumensubstitution (z. B. Ringer-Malat 500–1.000 ml),
- ggf. Sedierung (z. B. Dormicum® 3–5 mg i. v.) und Analgesie (nach Stufenschema),
- Sauerstoff per inhalationem 4–6 l/min,
- bei zunehmender Atemnot und Stridor Intubation nach i. v. Narkose und assistierte bis kontrollierte Beatmung,
- Kortikosteroide i. v. (z. B. Solu-Decortin® H 500–1.000 mg),
- kontinuierliches Monitoring.

Transport

- Rascher liegender Transport mit Arztbegleitung in Klinik mit Intensivtherapie und zur Frühendoskopie,
- in Absprache mit der Klinik Meldung nach dem Chemikaliengesetz.

2.6.22 Zyanidintoxikation

Symptome

- Anfangs: Reizung der Schleimhäute mit Kratzen im Hals, Zungenbrennen, Konjunktivitis; Erregungszustände, Tachypnoe, Tachykardie, pochende (Schläfen-)Kopfschmerzen; Mydriasis.

- Später: Dyspnoe mit Atemnot, Erstickungsangst, Tachypnoe; Stenokardie, Tachykardien; Bewusstseinsstörung bis Bewusstlosigkeit; tonisch-klonische Krämpfe; graue Gesichtsfarbe; Atemlähmung.

Diagnostik

- Zunächst Verdachtsdiagnose durch Anamnese, Situation und klinische Symptome.
- **Leitsymptom:** Bittermandelgeruch der Ausatemluft (wird nicht von jedem wahrgenommen).
- Dringend erforderlich: direkter Giftnachweis über Gasspürgeräte der Feuerwehr (Absaugen der Ausatemluft mittels Ballonpumpe des Gasspürgeräts).

Lagerung

Seitenlage bei Bewusstlosigkeit.

Therapie

Allgemeine Maßnahmen:
- Rettung des Patienten u. U. durch Feuerwehr mit schwerem Atemschutz,
- möglichst umgehend direkter Giftnachweis,
- Sauerstoff per inhalationem, ggf. Intubation und Beatmung,
- 1–2 sichere venöse Zugänge,
- Infusion (z. B. 500 ml Ringer-Acetat).

Unverzügliche Antidottherapie:
- Im Verdachtsfall (nicht komatös): Natriumthiosulfat (10-prozentige Lösung zu 10 ml), als Substrat der körpereigenen Zyanidentgiftung unschädlich, daher auch im Verdachtsfall anwendbar. Dosierung: 5–10 g in Intervallen von 10 Minuten (= 5–10 Amp. i. v.) oder als Dauerinfusion.
- Bei gesichertem isoliertem Giftnachweis (meist nicht möglich): differenzierte Therapie mit 4-Dimethylaminophenol (DMAP = Methämoglobinbildner: Überführung des Hb in MetHb [ca. 30 %], durch höhere Affinität des Zyanidions zum dreiwertigen Eisen im MetHb, Lösung des Zyanidions von der Zytochromoxidase und Bindung an MetHb, damit langsame körpereigene Entgiftung und Ausscheidung über die Nieren). Dosierung: 3–4 mg/kg KG i. v.

(1 Amp. DMAP 5 % Lösung in 5 ml = 250 mg); zusätzlich Natriumthiosulfat in o. g. Dosierung.

- Bei schweren Vergiftungen Einsatz von Hydroxycobalamin (z. B. Cyanokit®) 5 g (70 mg/kg KG) erwägen.
- Laufendes Atem- und Kreislaufmonitoring.

CAVE

- Nach DMAP-Gabe kommt es zur Änderung der Hautfarbe (blass-zyanotisch), die durch O_2-Gabe nicht beeinflussbar ist – keine Gefährdung, durch MetHb-Bildung bedingt.

Transport

- Zur weiteren intensivmedizinischen Behandlung in Arztbegleitung,
- in Absprache mit der Klinik Meldung nach dem Chemikaliengesetz!

2.7 Neurologische Notfälle

2.7.1 Apoplektischer Insult

Symptome

- Kopfschmerzen.
- Nausea, Erbrechen.
- Sprachstörungen bis motorische Aphasie.
- Sehstörungen (Gesichtsfeldausfälle, Halbseitenblindheit).
- Déviation conjugée.
- Bewusstseinsstörungen bis Bewusstlosigkeit.
- Neurologische Herdsymptome mit flüchtigen oder persistierenden Paresen. Sensibilitäts-, Gleichgewichts-, Bewegungs- und Koordinationsstörungen bis zu Hemiparese.
- Gegebenenfalls Meningismus, Krampfanfall.
- Einnässen und Einkoten.
- Einseitige Schwäche beim Augenschluss, hängender Mundwinkel (bei Fazialisbeteiligung).
- Gegebenenfalls kombiniert mit Herzrhythmusstörungen und Hypertonie.

Diagnostik

- Anamnese (TIA in Vergangenheit, Risikofaktoren wie Arteriosklerose),
- klinische Symptomatik,
- Ausschluss einer Hypoglykämie.

DD

- Tumor, Tumorblutung, Hirnmetastasen,
- Hirnabszess,
- Meningitis, Meningoenzephalitis,
- Intoxikation,
- Stoffwechselentgleisung (v. a. Hypoglykämie),
- Migräne.

Lagerung

Lagerung mit bis 30° erhöhtem Oberkörper, ggf. Seitenlagerung bei Bewusstlosigkeit.

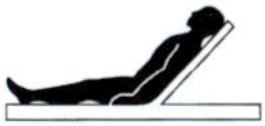

Therapie

Im Hinblick auf Überlebenschancen oder Verminderung des neurologischen Defizits möglichst frühzeitiger Beginn:

- Sauerstoff per inhalationem 6–8 l/min.
- Bei komatösen Patienten großzügige Indikation zur Intubation (Einleitung ggf. mit Midazolam [z. B. Dormicum®] 0,1–0,2 mg/kg KG i. v.) und kontrollierte Beatmung mit FiO_2 1,0; mäßige Hyperventilation.
- Sicherer venöser Zugang, Elektrolytinfusion (z. B. Ringer-Malat 500 ml).
- Bei systolischen Blutdruckwerten > 220 mmHg oder diastolischen Werten > 120 mmHg Blutdrucksenkung langsam um maximal 20 % unter den Ausgangswert. Urapidil i. v. fraktioniert nach Wirkung (z. B. Ebrantil® 25–50 mg). Blutdrücke bis zu dieser Höhe entsprechen aufgrund der gestörten Autoregulation einem Erfordernishochdruck, um die Perfusion der minderdurchbluteten Areale sicherzustellen.
- Volumenausgleich v. a. bei Hypotonie und Exsikkose.
- Bei Hypotonie ggf. Einsatz von Katecholaminen (z. B. Dopamin 4–6 µg/kg KG/min i. v.).
- Gegebenenfalls Magensonde nach Sedierung.
- Gegebenenfalls Therapie von Herzrhythmusstörungen (▶ Kap. 2.5.8).
- Keine osmotisch wirksamen Substanzen (Sorbit, Mannit) in der Präklinik, kein Kortison, keine Barbiturate zur Hirnprotektion.
- Gegebenenfalls vorsichtiger Ausgleich einer Hypoglykämie.

CAVE

- Erhöhte Hirnödemgefahr bei zu rascher Blutdrucksenkung.
- Keine Glukoselösungen (Verschlechterung der Prognose).
- ASS und Heparin sind prähospital kontraindiziert.

Transport

- Wirksame Infarktbegrenzung nur innerhalb der ersten 3(–4,5) Stunden mittels Lysetherapie unter intensivmedizinischen, stationären Bedingungen zu erwarten (vorher CT notwendig).
- Transport je nach Schwere mit Arztbegleitung in Klinik mit CT-Möglichkeit und Option neurochirurgischer Intervention.
- Stationäre Behandlung möglichst in spezialisierter „Stroke Unit“.

2.7.2 Delirante Syndrome

Symptome

- **Prodromi:** Schlafstörungen, ängstliche gereizte Verstimmung, Nervosität, Unruhe, Übelkeit, Erbrechen, Schwitzen.
- **Prädelir:** optische Halluzinationen, illusionäre Verkennung, zeitliche Desorientiertheit, Fingertremor, Schwitzen, Tachykardie.
- **Delir:** Bewusstseinsstörung mit zeitlicher und örtlicher Desorientierung, psychomotorische Unruhe, Bewegungsdrang, Nestelbewegungen, grobschlägiger Tremor, Intentionstremor, illusionäre Verkennungen, Ängstlichkeit; häufig paranoid gefärbte, meist optische Halluzinationen (weiße Mäuse, Spinnen); Suggestibilität; Konjunktivitis, Gesichtsrötung, Schweißausbrüche, subfebrile Temperaturen; Hyperreflexie, Tachykardie, Hypotonie, ggf. zerebrale Krampfanfälle (v. a. bei Drogen-, Hypnotikaentzug).

Diagnostik

- Anamnese, Erfragen von Halluzinationen, Suggestibilität,
- Fremdanamnese,
- typische klinische Symptomatik,
- Ausschluss von Hypoglykämien und zerebralen Verletzungen.

DD

- Zahlreiche neurologische Syndrome,
- zerebrale Blutungen,
- Infektionen (Enzephalitis),
- genuine Epilepsie,
- zerebrale Arteriosklerose (seniles Delirium),
- Korsakow-Syndrom,
- Schädel-Hirn-Trauma,
- paranoid-halluzinatorische Psychose,
- Hypoglykämie.

Lagerung

Bei Bewusstlosigkeit Seitenlage.

Therapie

- Beruhigendes Auftreten, Licht und Geräusche mindern.
- Sicherer venöser Zugang.
- Elektrolytausgleich durch Infusion (z. B. Ringer-Malat 500 ml).
- Bei starker, psychomotorischer Unruhe Neuroleptika wie Haloperidol i.v. unter EKG-Kontrolle oder i.m. (z.B. Haldol® initial 2–3 Amp. [1 Amp. = 5 mg], ggf. Wiederholung nach 20 Minuten). Bei Auftreten extrapyramidaler Nebenwirkungen Biperiden (z.B. Akineton® 1 Amp. i.v.).
- Gegebenenfalls bei Krämpfen Benzodiazepine (z.B. Dormicum® 5–10 mg i.v.).
- Gegebenenfalls Sauerstoff per inhalationem 2–4 l/min.

CAVE
- Bei Benzodiazepingabe Gefahr von Atemdepression.
- Aus grundsätzlichen Erwägungen wird die präklinische Gabe von Clomethiazol (z. B. Distraneurin® p. o. oder i. v.) abgelehnt.

Transport

- Stationäre, neurologisch-psychiatrische Überwachung und Behandlung immer erforderlich (Eigen- und Fremdgefährdung).
- Gegebenenfalls Zwangseinweisung mithilfe der Polizei auf der Basis des jeweils gültigen Unterbringungs- oder Verwahrungsgesetzes des einzelnen Bundeslandes.

2.7.3 Krampfanfall, zerebraler – Epilepsie

Nosologische Einteilung:
- Fokale Anfälle (z. B. psychomotorische Anfälle, lokal auf eine Körperhälfte begrenzt), Dämmerattacken.
- Myoklonische = Petit-Mal-Anfälle.
- Generalisierte Anfälle (z. B. Absencen, tonische, klonische, tonisch-klonische Anfälle = Grand-Mal-Anfälle).
- Status epilepticus (wiederholte zerebrale Anfälle [auch Absencen und psychomotorische Anfälle], zwischen denen der Patient das Bewusstsein nicht wiedererlangt). Dabei Gefahr von Hirnödem, Lungenödem, kardialen Arrhythmien und Herz-Kreislauf-Stillstand.

Notfallsituationen sind üblicherweise nur Grand-Mal-Anfälle (bei Eintreffen des Notarztes oft abgeklungen) und der Status epilepticus.

Symptome

Prodromi:
- Vegetative Funktionsstörungen oder auffällige Affekt- und Stimmungslabilität, Aura (unmittelbarer Vorbote des generalisierten Anfalls fokalen Ursprungs), plötzlich auftretende vegetative Symptome, „komisches Gefühl im Magen",
- Bewegungsautomatismen,
- sensorische Halluzinationen.

Grand-Mal-Anfall:
- Plötzlicher Beginn mit Sturz. Gegebenenfalls Zusatzverletzungen, Zungenbiss, evtl. Initialschrei oder Röcheln.
- Hyperventilation, blutig tingierter Schaum vor dem Mund.
- Initiale Apnoe, Zyanose, danach stoßartige In- und Exspirationen.
- Tachykardie.
- Augen gerötet, Pupillen weit und lichtstarr.
- Bewusstlosigkeit.
- Tonische Phase: Dauer bis zu 30 Sekunden; generalisierter Streckkrampf mit Einnässen, Beine gestreckt, Arme gebeugt oder gestreckt.
- Klonische Phase: Dauer 1–2 Minuten; symmetrische generalisierte Zuckungen schlagenden oder stoßenden Charakters (ca. 5 Schläge/s), v. a. der Extremitäten.
- Nach 2–4 Minuten postiktaler Schlaf oder Dämmerzustand.

Diagnostik

- Eigen-, ggf. Fremdanamnese (bekanntes Anfallsleiden/Erstmanifestation, exogene Faktoren, z. B. Alkohol, Medikamentenanamnese [antikonvulsive Medikation], Zungenbiss, Enuresis),
- Ausschluss von Hypoglykämie,
- Ausschluss von Zusatzverletzungen.

DD

- Intoxikation,
- Stoffwechselstörung, z. B. Hypoglykämie,
- Schädel-Hirn-Trauma,
- zerebrale Blutung,

- zerebraler Tumor,
- kardiale Synkopen,
- psychogener, psychomotorischer Anfall.

Lagerung

Nach dem Anfall Seitenlagerung.

Therapie

- Im Anfall Schutz vor Zusatzverletzungen. Patient nicht festhalten. Nach Anfall Seitenlage.
- Aspirationsschutz.
- Nach Abklingen des Anfalls oder bei abnorm langer Anfallsdauer sicherer venöser Zugang.
- Antikonvulsiva, i. v. oder ggf. i. m., nur bei fortbestehendem Anfall: Diazepam, bei Kindern als Rektiolen, Clonazepam (z. B. Rivotril® 1 Amp. i. v.) oder Midazolam (z. B. Dormicum® 5–10 mg i. v., evtl. auch intranasal [Off-Label-Use]). Bei bekanntem Anfallsleiden ggf. Lorazepam (z. B. Tavor® Expidet 1 mg) sublingual.
- Gegebenenfalls bei Status epilepticus Kombination von Antikonvulsiva.
- Bei therapieresistenten Krämpfen und im Status epilepticus Barbiturate wie Thiopental (z. B. Trapanal® 3–5 mg/kg KG i. v.), Midazolam (z. B. Dormicum® 5–15 mg i. v., auch i. m.) oder Phenytoin (z. B. Phenhydan® 250 mg i. v.).
- Intubation, kontrollierte Beatmung mit FiO_2 1,0.
- Postiktal Infusion einer Elektrolytlösung (z. B. Ringer-Malat 500 ml).
- Ständiges kardiales und respiratorisches Monitoring (EKG, Pulsoxymetrie).

CAVE

- Keine prophylaktische Gabe von Antikonvulsiva nach Abklingen des Anfalls (Ateminsuffizienz, Aspiration).
- Vorübergehende Zyanose ist anfallstypisch und bedarf keiner invasiven Maßnahme.

Transport

- Stationäre Einweisung bei länger andauernden Konvulsionen (> 20 Minuten), bei Anfallsserie (Status epilepticus), bei Persistieren von zerebralen Herdsymptomen (Paresen, Pupillendifferenz), zerebralen Allgemeinsymptomen (Bewusstseinsstörung, Pupillenerweiterung, Bradykardie, Blutdruckerhöhung, Nackensteifigkeit).
- Bei bekanntem Anfallsleiden nach Abklingen des Anfalls ambulante Behandlung häufig ausreichend. Nur bei Erstmanifestation stationäre Abklärung erforderlich.
- Bei Status epilepticus intensivmedizinische Therapie obligat. Begleitung durch den Notarzt (Beatmung, Rhythmusstörungen!).

2.7.4 Meningitis, akute

Symptome

- Grippale, katharrhalische Prodromi.
- Allgemeinsymptome wie Hinterkopf-, Nacken-, Stirn- und Rückenschmerz, Übelkeit, Erbrechen.
- Verstärkung durch Kopfbewegung.
- Schweres Krankheitsgefühl mit rascher Progredienz.
- Meist plötzlich hohes Fieber (im Anstieg mit Schüttelfrost).
- Lichtscheu (Konjunktivitis).
- Hypakusis.
- Gegebenenfalls Herpes labialis.
- Evtl. petechiale Blutungen.
- Anfangs bewusstseinsklar, auch delirant, verwirrt.
- Halluzinationen, oft Bewusstseinstrübung.
- Typische Haltung: Seitenlage mit angezogenen Beinen, gestreckter Becken- und Lendenwirbelsäule, retroflektiertem Kopf, Meningismus, Kahnbauch.
- Evtl. fokale oder generalisierte Krämpfe.
- Extremitätenparesen.
- Waterhouse-Friderichsen-Syndrom (Verbrauchskoagulopathie, akute hämorrhagische Nebenniereninfarzierung) durch Endotoxinschock bei Meningokokken-Sepsis. (▶ Kap. 2.8.7)

DD

- Subarachnoidalblutung,
- Hirnabszess,

- Tetanus,
- Herdenzephalitis.

Diagnostik

- Anamnese.
- Klinik mit Leitsymptom Nackensteifigkeit.

2

Lagerung

Lagerung mit bis 30° erhöhtem Oberkörper.

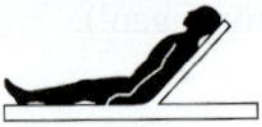

Therapie

- Gegebenenfalls Sauerstoff per inhalationem 4 l/min.
- Sicherer venöser Zugang.
- Infusion von Elektrolytlösungen (z. B. Ringer-Malat-Lösung).
- Bei Krämpfen Benzodiazepine wie Midazolam (z. B. Dormicum® 5–10 mg i. v.), evtl. Chloralhydrat.
- Bei Kopfschmerzen ggf. Metamizol (z. B. Novalgin®) bis 2,5 g.
- Evtl. Antiemetika: Dimenhydrinat (z. B. Vomex A® 1 Amp. i. v.).
- Gegebenenfalls Intubation und kontrollierte Beatmung.

Transport

Ruhig, erschütterungsfrei, evtl. abgedunkelt (ohne Sondersignal) in Klinik mit CT-Möglichkeit.

> **CAVE**
> Bei Verdacht auf Meningokokken-Meningitis und starker Aerosolbildung (z. B. bei Intubation) Eigenschutz (Mundschutz) beachten und ggf. antibiotische Prophylaxe (z. B. Rifampicin) erwägen (▶ Kap. 2.8.7).

2.7.5 Migräneanfall

Von Seiten der Manifestation werden 2 Formen der Migräne unterschieden:

- **Migräne ohne Aura** (in 75 % der Fälle): Der Schmerz beginnt einseitig und kann später den ganzen Kopf umfassen. Er entwickelt sich langsam und erreicht nach 1–2 Stunden seinen Höhepunkt, klingt nach 8–24 Stunden wieder ab.
- **Migräne mit Aura:** Dem eigentlichen Kopfschmerz gehen mit einer Dauer von 10 Minuten bis 1 Stunde Sehstörungen mit Flimmerskotomen und/oder Gesichtsfelddefekten voraus, evtl. verbunden mit sensiblen und/oder motorischen Halbseitensyndromen einschließlich Sprachstörungen. Diese Symptome können vom Kopfschmerz abgesetzt sein oder aber ihn zu Beginn noch begleiten.

Symptome

- Kopfschmerzen pulsierend, häufig einseitig.
- Übelkeit, z. T. mit Erbrechen.
- Unspezifische Sehstörungen mit Verschwommensehen und/oder „Lichtblitzen" oder „grellen Punkten" sowie Lärm- und Lichtempfindlichkeit.
- Bei unbekanntem Krankheitsbild können neben einer Schmerzakzentuierung durch Würgen und Erbrechen auch diffuse Angst, Unsicherheit und systemischer Schwindel die Schmerzen noch verschlimmern.
- Auslöser: Nahrungsmittel, Belastungssituationen.

Diagnostik

- Anamnese: Schmerzanamnese (Schmerzlokalisation, -entwicklung, -qualität).
- Klinische neurologische Untersuchung.

DD

- Spannungskopfschmerzen,
- Kopfschmerz bei Hypertonie/hypertensivem Notfall,
- medikamentös-toxisch induzierter Kopfschmerz,
- Kopfschmerz bei Erkrankungen im HNO-Bereich,
- Clusterkopfschmerz,
- Kopfschmerz bei larvierter Depression,
- Subarachnoidalblutung.

Therapie

- Beruhigung des Patienten und Reizabschirmung.

- Antiemese (Dimenhydrinat, z. B. Vomex A® 1 Amp., oder Domperidon, z. B. Motilium® 10 mg i. m.).
- Analgesie: Acetylsalicylsäure, z. B. ASS Hexal® 500–1.000 mg i. v., Paracetamol, z. B. Paracetamol Hexal® 500–1.000 mg p. o. (evtl. Metamizol, z. B. Novalgin® 1 Amp. i. v.).
- Dihydroergotamin (z. B. Dihydergot® 1–2 mg i. m.), Triptan (z. B. AscoTop® 2,5–5 mg oral, Spray).

CAVE
Metamizolgabe nur unter Monitoring wegen möglicher Nebenwirkungen (deshalb von der Deutschen Migräne- und Kopfschmerzgesellschaft nicht empfohlen).

Transport

- Indikationen zur Klinikeinweisung:
  - Erstereignis,
  - schwere vegetative Beeinträchtigung,
  - über Stunden andauernde oder erstmalig auftretende neurologische Defizite,
  - Veränderung des gewohnten Schmerzablaufs mit akutem Beginn und bis dahin nicht gekannter Schmerzqualität.
- Liegender schonender Transport in Neurologie.

2.7.6 Subarachnoidalblutung

Symptome

- Akuter, heftiger bis vernichtender Kopfschmerz, meist aus völliger Gesundheit heraus, oft bei körperlicher Belastung (z. B. Defäkation, Koitus), meist diffus vom Nacken aufsteigend, selten einseitig,
- Nackensteifigkeit,
- Bewusstseinsstörung bis Bewusstlosigkeit,
- Blässe, Übelkeit, Erbrechen,
- Puls- und Blutdruckschwankungen,
- ggf. Herdsymptome (Lähmungen, Halbseitenveränderungen, Pupillenweite, Blickdeviation),
- ggf. zerebrale Krampfanfälle,
- ggf. bradykarder Rhythmus.

Diagnostik

- Typische Anamnese, ggf. Fremdanamnese,
- klinische Symptomatik,
- Dokumentation des Erstbefunds.

DD

- Zerebraler Insult anderer Genese,
- Schädel-Hirn-Trauma.

Lagerung

Lagerung mit bis 30° erhöhtem Oberkörper.

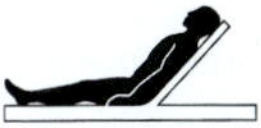

Therapie

- Immobilisation der Halswirbelsäule,
- Sauerstoff per inhalationem 4–6 l/min,
- sicherer venöser Zugang,
- Elektrolytinfusion (z. B. Ringer-Malat 500 ml),
- Sedierung mit Midazolam (z. B. Dormicum® 3–5 mg i. v.), zugleich Krampfprophylaxe,
- Analgesie (z. B. Morphin 5–10 mg i. v.),
- bei Blutdruckwerten > 220 mmHg milde Senkung mit Nitrendipin (Bayotensin® akut 1 Phiole) oder Urapidil (z. B. Ebrantil® 25–50 mg) i. v.,
- ggf. Intubation und kontrollierte Beatmung mit FiO_2 1,0 und milder Hyperventilation (Einleitung mit Midazolam [z. B. Dormicum® 0,1–0,2 mg/kg KG] oder Thiopental i. v.),
- Atem- und Kreislaufmonitoring,
- Verlaufsdokumentation (z. B. mit Glasgow Coma Scale).

CAVE

- Analgetika mit Thrombozytenaggregationshemmung sind kontraindiziert.
- Verstärkung eines Hirnödems durch exzessive Blutdrucksenkung möglich.

Transport

- Stationäre Überwachung und Therapie mit Möglichkeit der Diagnosesicherung durch CT, evtl. Angiografie und Option neurochirurgischer Intervention.
- Transport mit Arztbegleitung.

2.7.7 Transitorische ischämische Attacke (TIA)

Symptome

- Risikofaktoren in der Anamnese: emboligene Herzkrankheiten, Arteriosklerose, koronare Herzkrankheit und periphere arterielle Verschlusskrankheit.
- Rezidivierende Attacken (rezidivierende, kardiale Embolien wahrscheinlich).
- Flüchtige Bewusstseinsstörung.
- Mäßiggradige kurzfristige Lähmung.
- Blickwendung zur Seite des zerebralen Herds.
- Flüchtige monokuläre Erblindung (Amaurosis fugax), Gesichtsfelddefekt, Störungen der Augenmobilität.
- Vorübergehende Störungen der Sprache oder/und der Artikulation.
- Diffuser Schwindel, evtl. Drehschwindelattacke und Erbrechen.
- Gangunsicherheit.
- Flüchtige Hemi- oder Monoparesen.
- Wesensveränderungen, Adynamie, Verlangsamung, Ratlosigkeit.

Diagnostik

Die Diagnose der TIA ist immer retrospektiv, da sie die restlose Rückbildung der Ausfälle innerhalb von Minuten bis höchstens 24 Stunden voraussetzt.

- Anamnese.
- Hypoglykämie.
- Klinische Symptomatik.
- Karotisstenosegeräusch: Schwirren über der Arteria carotis.

DD

- Zerebrale Blutung,
- Krampfanfall,
- Tumor,
- Enzephalitis.

Lagerung

Lagerung mit erhöhtem Oberkörper.

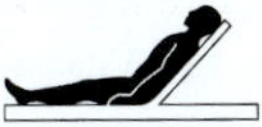

Therapie

- Sauerstoff per inhalationem 4 l/min,
- keine Senkung eines erhöhten Blutdrucks,
- Elektrolytinfusion (z. B. Ringer-Malat 500 ml) zum Ausgleich der häufig vorhandenen Exsikkose.

Transport

Zuweisung zur neurologischen Fachuntersuchung (CT/MRT, Ultraschall-Gefäßdarstellung).

2.8 Pädiatrische Notfälle

2.8.1 Vitalitätsbeurteilung

Bedrohliche Vitalzeichen ▶ Tab. 2.9, Apgar-Score ▶ Tab. 2.10, Vitalparameter ▶ Tab. 2.11.

Faustregel: Normaler systolischer Blutdruck im 2.–20. Lebensjahr: [mmHg] = 80 + (2-mal Lebensalter).

Tab. 2.9 Bedrohliche Vitalzeichen im Kindesalter

Alter	Atemfrequenz (/min)	Puls (/min)	$RR_{syst.}$ (mmHg)
3 Monate bis 2 Jahre	< 10 oder > 40	< 80	< 60
2–5 Jahre	< 10 oder > 30	< 60	< 70
> 5 Jahre	< 15 oder > 25	< 50	< 90

Tab. 2.10 Vitalitätsbeurteilung des Neugeborenen nach Apgar

	0	1	2
Atmung	Keine	Unregelmäßig	Regelmäßig, kräftig
Puls	Keine	< 100/min	> 100/min
Grundtonus	Schlaff	Träge Bewegungen	Spontanbewegungen
Aussehen	Blau oder blass	Stamm rosig, Extremitäten blau	Ganz rosig
Reflexe	Keine	Grimassen	Schreien, Husten, Niesen

10–7 Punkte: (sehr) gut (lebensfrisch).
6–4 Punkte: (mittel-)schwere Störung.
<4 Punkte: schwerste Störung (Asphyxie).

Tab. 2.11 Vitalparameter

Alter(sklasse)		Gewicht (kg)	Atemfrequenz (/min)	Herzfrequenz (/min)	RR_{syst} (mmHg)	Mitteldruck (mmHg)	$RR_{diast.}$ (mmHg)
Neugeborenes	Geburt bis 28. Lebenstag	3–4	40–60	120–130	80	60	40
Säugling	2. Lebensmonat bis Ende 1. Lebensjahr	5–10	20–40	120	100	80	70
Kleinkind	2. bis 6. Lebensjahr	10–20	20–30	100	100	80	70
Schulkind	7. bis 14. Lebensjahr	20–40	12–20	80	110	85	60

2.8.2 Bronchiolitis, Asthma bronchiale im Kindesalter

Obstruktive Bronchitis des älteren Säuglings selten akut lebensbedrohlich, gelegentlich jedoch der Status asthmaticus des älteren Kindes.

Symptome

- Tachypnoe, Dyspnoe,
- verlängertes Exspirium, exspiratorisches Giemen,
- Einsatz der Atemhilfsmuskulatur bei älteren Kindern, bei Säuglingen und Kleinkindern eher juguläre und interkostale Einziehungen, Neigung zur Hypoventilation,
- Unruhe, Angst, im Spätstadium Apathie.

Diagnostik

- Anamnese (DD Fremdkörperaspiration),
- bisherige Medikamenteneinnahme,
- Auskultation, Puls, Sauerstoffsättigung.

DD

Fremdkörperaspiration.

> **CAVE**
> Bei lautem exspiratorischem Giemen meist geringe akute Gefahr, da Ventilation nur partiell eingeschränkt. Gefährlich ist die stille Obstruktion: akute Lebensgefahr, wenn nahezu kein Atemgeräusch mehr zu auskultieren ist.

Lagerung

Lagerung halbsitzend bzw. mit erhöhtem Oberkörper.

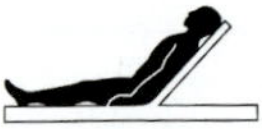

Therapie

- Sauerstoffgabe.
- β_2-Mimetika als Dosieraerosol über Spacer, z. B. Fenoterol (z. B. Berotec® 1–2 Hübe), bei Säuglingen und Kleinkindern mit Maske. Bei unkooperativen Patienten evtl. subkutane Applikation von Terbutalin 0,005–0,01 mg/kg KG (z. B. Bricanyl® 1 ml = 0,5 mg) oder Adrenalin 0,01–0,02 mg/kg KG (Suprarenin® 1 ml = 1 mg).
  Kortikosteroide (z. B. Rectodelt® Supp. 100 mg oder Solu-Decortin® H 5 mg/kg KG i. v.) bei Bronchiolitis wahrscheinlich ohne Effekt.
  Reproterol (z. B. Brochospasmin®) 1–2 µg/kg KG langsam (½–1 Minute) i. v.
- Bei respiratorischer Insuffizienz, Erschöpfung, Zyanose trotz Sauerstoffgabe, Bewusstseinsstörungen oder Blutdruckabfall Indikation zur Intubation in Kurznarkose (z. B. Midazolam [Dormicum®] 0,2 mg/kg KG i. v., Ketamin [Ketanest S®] 1–3 mg/kg KG i. v.) und Beatmung.

Transport

- Halbsitzend. Säuglinge liegend/mit erhöhtem Oberkörper.
- Bei Bronchiolitis und Status asthmaticus stets Klinikeinweisung mit Notarztbegleitung.

2.8.3 Epiglottitis, akute

Symptome

- Schwer krankes Kind,
- auffallende Ruhe bis Apathie,
- hohes Fieber,
- Halsschmerzen,
- Schluckbeschwerden,
- Speichelfluss,
- kloßige, nicht heisere Sprache,
- sitzende, nach vorne gebeugte Haltung,
- hochakute Atemnot, meist mit zunehmendem, tiefem rauem karchelndem inspiratorischem Stridor,
- kein Krupp-Husten,
- Rachen verschleiert,
- evtl. hochrote, kirschgroße, geschwollene Epiglottis sichtbar.

Diagnostik

Anamnese und typisches klinisches Bild.

CAVE
Bei Verdacht auf akute Epiglottitis in der präklinischen Phase Verzicht auf Racheninspektion oder Absaugen, da Gefahr von reflektorischem Kreislauf- und Atemstillstand und massiver Ödemzunahme.

DD

- Krupp-Syndrom,
- Fremdkörperaspiration.

Lagerung

Sitzend.

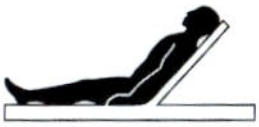

Therapie

- Ruhiges besonnenes Auftreten.
- Aufregung für das Kind vermeiden, Mutter beruhigen.
- Sauerstoff per inhalationem 4–6 l/min, ggf. über Nasensonde.
- Gegebenenfalls assistierte Beatmung (niederfrequente Überdruckbeatmung meist zur Abwendung der akuten Atemnot ausreichend).
- Evtl. Vorbereiten eines venösen Zugangs.
- Infusion (z. B. Ringer-Malat 10 ml/kg KG), ggf. Sedativa.
- Intubationsbereitschaft. Intubation nur durch *besonders Erfahrenen,* da mit Schwierigkeiten und unübersichtlichen Larynxverhältnissen zu rechnen ist. Tubus eine Größe kleiner als normal. Ultima Ratio: transtracheale Kanülierung, Koniotomie bei Atemstillstand und Unmöglichkeit der Intubation.

Transport

- Rascher sitzender Transport in Kinderklinik mit Vorverständigung und Arztbegleitung obligatorisch.
- Weiterhin Intubations- und Beatmungsbereitschaft, da sich der Zustand in kürzester Zeit verschlechtern kann.
- Nach Ankunft in der Klinik Blutkultur und Beginn einer intravenösen Therapie mit Cephalosporinen. 24-stündige Intensivüberwachung.

2.8.4 Plötzlicher Kindstod

Symptome

Atemstillstand bzw. Atem-Kreislauf-Stillstand im Schlaf.

Diagnostik

- Feststellung des Atemstillstands,
- Anamnese über zeitlichen Ablauf, vorangegangene Maßnahmen.

DD

Bei allen unklaren „Sterbeanfällen" im Säuglingsalter, v. a. wenn sie angeblich nicht aus dem Schlaf heraus aufgetreten sind:

- Kindesmisshandlung (intrakranielle Blutungen, Schütteltrauma),
- Sepsis mit Meningitis,
- angeborene Herzfehler und Reizleitungsstörungen,
- Stoffwechselerkrankungen u. a.

In diesen Fällen kardiopulmonale Reanimation häufiger primär erfolgreich.

Therapie

- Kardiopulmonale Reanimation im Säuglingsalter. Hypoxietoleranz der kindlichen Organe im Allgemeinen größer als bei Erwachsenen. Bei anhaltender Erfolglosigkeit der Maßnahmen nach ca. 30(–60) Minuten Abbruch gerechtfertigt, wenn nicht von einer primär ausgeprägten Hypothermie auszugehen ist (wie z. B. bei Ertrinkungsunfall in kalter Jahreszeit).
- Bei Leichenschau (▶ Kap. 4.1) ungeklärte Todesursache ankreuzen. Mit den Eltern sprechen, dass das Hinzuziehen der Polizei keine Schuldzuweisung ist, sondern sie von solcher entlasten soll.
- Nach erfolgreicher kardiopulmonaler Reanimation auch bei Säuglingen zur Kreislaufstabilisierung Volumengabe (z. B. 10–20 ml/kg KG Ringer-Lösung als Bolus, anschließend 20 ml/kg KG/h). Dobutamin 5–20 µg/kg KG/min oder Adrenalin 0,1–4 µg/kg KG/min über Infusionspumpe

CAVE

- Bei Vorliegen sicherer Todeszeichen ist ein Reanimationsversuch sinnlos.
- Grundsätzlich keinen natürlichen Tod bescheinigen.

2.8.5 Krampfanfall, kindlicher

Symptome

- Bewusstseinsverlust, Sturz, Zungenbiss, Einnässen, Einkoten,
- fokale oder generalisierte tonisch-klonische Anfälle, selten rein tonische Form,
- Dauer 5–15 Minuten,
- meist postparoxysmaler Nachschlaf,
- bei Übergang in Status epilepticus zunehmende Zyanose,
- bei Meningitis/Enzephalitis meningeale Reizsymptome (Nackensteifigkeit).

2

Diagnostik

- Anamnese: bekannte Epilepsie, familiäre Belastung, zerebrale Vorschädigung, Infekt, Trauma (**cave:** falsche Angaben bei Kindesmisshandlung).
- Dokumentation des Anfalls (Beschreibung, auch wenn der Arzt ihn nicht selbst gesehen hat).
- Orientierender neurologischer Status, Pupillenkontrolle.
- Blutzucker (Ausschluss Hypoglykämie).
- Ausschluss von Sekundärverletzungen.

> **CAVE**
> Ein Kind sollte – wenn kein zerebrales Anfallsleiden bekannt ist – nach jedem Krampfanfall einer klinischen differenzialdiagnostischen Abklärung zugeführt werden. Bei Fieber und Krampfanfall bei Säuglingen großzügige Indikation zur Liquordiagnostik, auch wenn keine eindeutigen meningealen Reizzeichen vorliegen.

Therapie

- Im Anfall: Schutz vor Verletzungen. Nach dem Anfall: stabile Seitenlage, Überwachung der Vitalfunktionen.
- Die meisten Anfälle sistieren spontan nach 2–3 Minuten. Bei bekannter Neigung zu häufigen Anfällen ggf. vor Transport Prophylaxe mit Diazepam flüssig (Rektiolen): 5-mg-Rektiole bei Kindern im Alter von 4–24 Monaten, 10-mg-Rektiole bei Kindern > 2 Jahre oder > 15 kg.
- Medikamentöse Anfallsunterbrechung: Diazepam flüssig (Rektiolen 5 mg/10 mg). Alternativ Midazolam (Dormicum®) 0,2 mg/kg KG der i. v.-Lösung intranasal oder 0,2–0,5 mg/kg bukkal/rektal.
- Alternativ: Lorazepam 0,1 mg/kg bukkal (z. B. Tavor Expidet®-Plättchen 1 mg/2,5 mg). Nach Legen eines i. v.-Zugangs Clonazepam (Rivotril®) 0,02–0,05 mg/kg i. v.
- Bei überwiegend tonischen Anfällen Barbiturate, auch bei refraktären Krampfanfällen. Präklinisch Thiopental (z. B. Trapanal®) 1–2 mg/kg, unter sorgfältiger Überwachung von Atmung und Pulsoxymetrie evtl. repetitiv.
- Sauerstoff per inhalationem 2–4 l/min.

- Bei Status epilepticus nach erfolgloser mehrmaliger i. v. Gabe von Antikonvulsiva Kurznarkose mit z. B. Thiopental (z. B. mit Trapanal® 3–5 mg/kg KG i. v.) mit Intubation und kontrollierter Beatmung.
- Kreislaufmonitoring, fortlaufende Pulsoxymetrie.
- Bei Fieberkrämpfen Antipyrese mit z. B. Paracetamol (z. B. Paracetamol Hexal® 20–30 mg/kg KG).

CAVE

Krampfanfall und Kumulation der Antikonvulsiva können zu Atemdepression führen.

Transport

Bei erstmaligem Krampfanfall möglichst in pädiatrische Abteilung mit Arztbegleitung in Intubations- und Beatmungsbereitschaft.

2.8.6 Krupp-Syndrom

Symptome

Aus therapeutischen Erwägungen symptomatische Einteilung in 4 Schweregrade:

- **Stadium 1:** Heiserkeit, bellender Husten, bei Erregung inspiratorischer Stridor.
- **Stadium 2:** inspiratorischer Stridor, Einziehungen im Jugulum in Ruhe.
- **Stadium 3:** Ruhestridor, interkostale Einziehungen, Atemnot, Unruhe, Blässe, Tachykardie.
- **Stadium 4:** Stridor, maximale Einziehung, Zyanose, Erstickungsgefahr, Blässe, kleiner frequenter Puls, Bewusstseinsstörung.
- Gegebenenfalls begleitendes Fieber, Rachenrötung, aphonische Stimme.
- Meist geringes Krankheitsgefühl.

Diagnostik

- Typisches klinisches Bild,
- Anamnese (Entwicklung in den Abendstunden).

DD

- Obstruktive Bronchitis,
- Fremdkörperaspiration,
- toxisch-allergische Schleimhautschwellung, Trachealanomalien.

> **CAVE**
> Abgrenzung zu akuter Epiglottitis (▶ Kap. 2.8.3).

Therapie

Stadien 1–2:
- Beruhigendes Auftreten, Frischluftzufuhr, Anfeuchten der Atemluft,
- Steroide ab Stadium 2 (z. B. Rectodelt® 50, 100 mg Supp.).

Stadium 3:
- Zusätzlich Sauerstoff per inhalationem 2–4 l/min,
- Inhalation von Adrenalin (z. B. Infectokrupp® Inhal),
- ggf. Sedierung (z. B. Diazepam [Desitin®-Rektiole] 5–10 mg),
- Kortikosteroide – Infektokortikrupp® Supp.,
- ggf. assistierte Maskenbeatmung.

Stadium 4:
- Intubation und kontrollierte Beatmung, die möglichst auf einer Intensivstation durch Geübte durchgeführt werden sollten,
- als Ultima Ratio transtracheale Kanülierung.

Transport

- In Stadium 1, ggf. auch Stadium 2, ist eine ambulante Behandlung möglicherweise ausreichend.
- Ab Stadium 3 Einweisung in die Kinderklinik mit Vorverständigung.
- Ärztliche Transportbegleitung.

2.8.7 Meningokokken-Sepsis/Waterhouse-Friderichsen-Syndrom

Symptome

- Perakuter Beginn,
- hohes Fieber am Körperkern bei kalten Akren,

- zunächst punktförmige Petechien, später Sugillationen,
- intravitale Totenflecken,
- Zyanose,
- meningitische Zeichen,
- Bewusstseinsstörungen, ggf. zerebrale Krampfanfälle,
- Schockzeichen (Tachykardie, Blutdruckabfall).

Diagnostik

Typisches klinisches Bild mit ausgeprägter Schocksymptomatik.

DD

- Akute allergische Vaskulitis,
- toxisches Schocksyndrom,
- thrombozytopenische Purpura.

Therapie

- Sauerstoff per inhalationem 4 l/min.
- 1–2 sichere, möglichst großlumige venöse Zugänge (sofern möglich), sonst Intraossärkanüle.
- Infusionstherapie mit kristallinen Lösungen (z. B. Ringer) 40 ml/kg in der ersten Stunde.
- Falls möglich, Blutasservierung für Blutkulturen.
- Intubationsbereitschaft. Gegebenenfalls Intubation und Beatmung.

Transport

- Rascher Transport und Arztbegleitung auf (pädiatrische) Intensivstation,
- Vorverständigung zur Einleitung einer schnellstmöglichen Antibiose.

CAVE

Bei Face-to-Face-Kontakt, v. a. nach Absaugen und invasivem Atemwegsmanagement mit Sekretkontakt, antibiotische Prophylaxe für Rettungspersonal erwägen: z. B. Rifampicin 2 × 600 mg für 2 Tage oder Ciprofloxacin 500 mg (1 Einzeldosis, nur im Alter > 18 Jahren).

2.8.8 Schock im Kindesalter

Symptome

- Blass-graues Hautkolorit, marmorierte, kühle Haut.
- Verlängerte Rekapillarisierung (2–3 Sekunden).
- Tachykardie.
- Hypotonie ist ein spätes Zeichen der Dekompensation.
- Stöhnende, evtl. vertiefte Atmung.
- Anfängliche Angst, Unruhe, später Apathie.
- Zunehmende Bewusstseinsstörung bis zum Koma.

Diagnostik

- Anamnese.
- Schocksymptome.
- Zu DD kardiogener Schock: Venenfüllung im Halsbereich.

> **CAVE**
> Unterschätzung z. B. eines Volumenmangels bei adipösen Kindern oder von Flüssigkeitsverlusten in den dritten Raum (z. B. Darm, auch ohne Durchfälle).

DD

Bei Infekt initiale Zentralisation bei Fieberanstieg mit kühlen Extremitäten.

Therapie

- Sauerstoffgabe, ggf. Intubation und Beatmung.
- Bei Blutungen Blutstillung.
- intravasaler Zugang: periphere Venen, evtl. V. jugularis externa (Punktion in Oberkörpertieflagerung). Als Ultima Ratio bei dekompensiertem Schock intraossärer Zugang (Spezialnadeln).
- Bei Volumenmangel, Sepsis: präklinisch Volumentherapie mit Ringer-Lösung ca. 20 ml/kg KG/h, ggf. initial Bolus von Ringer-Lösung 20 ml/kg KG.
- Vor allem bei Säuglingen Infusion mit Perfusorspritze/Dreiwegesystem sicherer als freie Tropfinfusion.

- Bei Sepsis, Anaphylaxie mit ausgeprägter peripherer Vasodilatation zusätzlich ggf. Epinephrin-DTI (Suprarenin® 3 Amp. à 1 mg ad 50 ml NaCl, 0,1–2 ml/kg KG/h ≙ 0,1–2 µg/kg KG/h über Perfusorspritze).
- Kardiogener Schock ▶ Kap. 2.5.14.

CAVE
Übermäßige (falsch berechnete) Flüssigkeitszufuhr kann zu Lungenödem führen.

Transport

- Notarztbegleitung auf (pädiatrische) Intensivstation.
- Vor Wärmeverlust schützen.
- Vorankündigung.

2.9 Psychiatrische Notfälle

2.9.1 Erregungszustände

Symptome

2

- Psychomotorische Erregung mit Bewegungsdrang,
- Steigerung bis zum Bewegungssturm mit Schreien, Schlagen, Toben,
- zielgerichtete Aggressionen (z. B. psychoreaktiver Erregungszustand) bis zum ungezielten aggressiven Verhalten (Schizophrenie) und blindwütigen Toben,
- oft unvorhersehbares Auftreten des Erregungszustands, ausgelöst durch belanglose Reize,
- Wechsel von Ruhe- und Erregungsphasen,
- wirres Reden, Gedankensprünge, Wahnideen, Halluzinationen,
- oft gesteigertes Selbstwertgefühl mit Omnipotenzgefühlen (Manie, Alkohol),
- Bewusstseinsstörungen, Orientierungsstörungen,
- ggf. vegetative Begleitsymptome (Gesichtsrötung, Schweißbildung, Tremor).

Diagnostik

- Eigen- und Fremdanamnese (Medikamente, Rauschmittel, psychische Erkrankungen, stationäre Behandlung in Psychiatrie, Zustand nach Schädel-Hirn-Trauma).
- Einstichstellen.
- Soweit wie möglich: Blutdruck-, Puls- und Blutzuckerbestimmung.
- In der Regel ist in der Akutphase keine zuverlässige differenzialdiagnostische Zuteilung möglich.

Therapie

- Versuch, auf den Patienten einzugehen, ggf. bestimmtes Auftreten des Arztes. Vertrauen gewinnen. Beruhigung durch „talk down“, dabei eigene Sicherheit beachten. Patienten fühlen sich nicht krank und sind deshalb uneinsichtig.
- Sofern erfolglos, Anforderung der Polizei (Möglichkeit und rechtliche Absicherung notwendiger Gewaltanwendung und Unterbringung in Nervenklinik nach den jeweiligen Landesgesetzen). Gegebenenfalls Ruhigstellung und Fixierung des Patienten durch die Polizei.

- Neuroleptika i.m. oder besser i.v., z.B. Levomepromazin (z.B. Neurocil® 25 mg bei älteren, 50–100 mg bei jüngeren Patienten) oder Haloperidol (z.B. Haldol® 5–10 mg [= 1–2 Amp.]) unter EKG-Kontrolle, insbesondere bei Verdacht auf alkohol- und suchtmittelinduzierte Zustände.
- Bei paranoider Tönung Diazepam (z.B. Valium® 5–10–20 mg, möglichst i.v.) oder anderer Benzodiazepine wie Midazolam i.v. oder Lorazepam (z.B. Tavor Expidet®) 1 mg sublingual.
- Vermeiden von Opioiden und Distraneurin®.
- Nach medikamentöser Sedierung ständiges Atem- und Kreislaufmonitoring.
- Gegebenenfalls Therapie wie bei Rausch- und Suchtmittelintoxikation (▶ Kap. 2.6.5, ▶ Kap. 2.6.10).

CAVE
- Bei Sedierung mit Diazepam Gefahr von Atemlähmung.
- Manche Erregungszustände Süchtiger sind simuliert zur Erlangung von Rauschmitteln durch den Arzt!

Transport

- Zwangseinweisung bzw. Unterbringung in Nervenklinik in der Regel nicht vermeidbar. Rechtsgrundlage: jeweiliges Landesgesetz (z.B. Bayerisches Unterbringungsgesetz o.a., ▶ Kap. 4.2.1).
- Transport in Polizeibegleitung und nach medikamentöser Sedierung in Begleitung des Arztes.

2.9.2 Panikattacken

Symptome

Kennzeichen: abrupter Beginn mit Höhepunkt innerhalb weniger Minuten und Mindestdauer von einigen Minuten bis maximal 1 Stunde. Mindestens 4 Symptome müssen zur Sicherung der Diagnose auftreten.

- **Vegetative Symptome:**
  - Palpitationen, Herzklopfen, Tachykardie.
  - Schweißausbruch.
  - Fein- oder grobschlägiger Tremor.
  - Mundtrockenheit.

- **Psychische Symptome:**
  - Schwindel, Unsicherheit, Schwäche, Benommenheit.
  - Gefühl: Objekte sind unwirklich, man ist selbst weit weg, nicht wirklich hier (Depersonalisation).
  - Angst vor Kontrollverlust („verrückt zu werden, auszuflippen").
  - Todesangst.
- **Organbezogene Symptome:**
  - Atembeschwerden.
  - Beklemmungsgefühl im Thorax.
  - Thoraxschmerzen oder -missempfindungen.
  - Nausea oder abdominale Missempfindungen.
- **Allgemeine Symptome:**
  - Hitzewallungen.
  - Gefühllosigkeit.
  - Kribbelgefühle.

Nach Beendigung der Symptomatik fühlt sich der Patient aufgrund des noradrenergen Mechanimus erschöpft und müde (charakteristisch!). Die Symptomatik tritt aus völliger Ruhe und aus gutem Wohlbefinden heraus auf. Nach Auftreten der Symptome resultiert eine beständige Angst vor dem Auftreten einer neuen Attacke.

Diagnostik

- Anamnese.
- Verunsicherung.
- Befürchtung vor nicht identifizierten körperlichen Erkrankungen.
- Charakteristisch ist die Nähe zu organischen Störungen (Myokardinfarkt).

DD

- Depressive Episode,
- generalisierte Angststörungen,
- posttraumatische Belastungsstörung,
- akute Belastungsreaktion,
- psychotische Erkrankungen,
- hirnorganische Erkrankungen (z. B. Tumoren, Epilepsie),
- Drogen,
- Medikamentenabusus.

Therapie

- Beratendes (beruhigendes) Gespräch.
- Akutmedikation: Benzodiazepine (oral oder i. v.), Midazolam (z. B. Dormicum® 2–5 mg).

Transport

Klinikeinweisung nur nach Zustimmung des Patienten zur psychopharmakologischen Behandlung.

2

> **CAVE**
> Hinweis auf Behandlungsbedürftigkeit.

2.9.3 Suizidalität, Suizidgefahr

Symptome

Aus grundsätzlichen therapeutischen Erwägungen sind zu unterscheiden:
- **Ausgeführte bzw. vollzogene suizidale Handlungen** (z. B. Intoxikation, Erschießen usw.) mit jeweilig typischen Symptomen (▶ Kap. 2.6, ▶ Kap. 2.2.14).
- **Latente, sich anbahnende akute Suizidalität:** depressive Verstimmtheit, Versagensängste, Gefühle von Hoffnungs- und Ausweglosigkeit; inneres Leeregefühl, Antriebslosigkeit; psychomotorische Gehemmtheit oder Unruhe; Denkzentrierung auf negative Inhalte.

Diagnostik

- Eigen-, ggf. Fremdanamnese (eigene und familiäre Suizide und Suizidversuche), Sozialanamnese,
- Vorbereitung suizidaler Handlungen (z. B. Abschiedsbriefe, Tabletten kaufen usw.),
- Erfassung des psychischen Befunds im Gespräch,
- Sicherung von Asservaten (Giftreste, Tabletten, Erbrochenes usw.) oder Abschiedsbriefen u. Ä.

Therapie

- Sicherung der Vitalfunktionen.
- Gegebenenfalls differenzierte Therapie bei erfolgtem Suizidversuch (z. B. Intoxikation, Traumatisierung).
- Verhinderung suizidaler Handlungen verbal („talk down"), ggf. auch mit Gewalt (Polizei).
- Ärztliches Gespräch möglichst unter vier Augen offen, verständnisvoll, hilfsbereit und empathisch geführt ohne Moralisierung und dozierende Scheinlösungen.
- Ansprechen auf Suizidalität.
- Entspannung der Akutsituation, zuhören.
- Evtl. Kontaktperson einbeziehen.
- Weiteres Vorgehen ist abhängig von Intensität suizidaler Absichten, Umsetzungskraft und Kontrollmöglichkeiten durch soziales Umfeld.
- Gegebenenfalls Sedierung, z. B. mit Midazolam (z. B. Dormicum® 5–15 mg) oder Haloperidol (z. B. Haldol® 5–10 mg), ggf. i. m. bzw. i. v. unter EKG-Kontrolle,
- Gesprächsführung bei akut suizidalen Patienten an Fachpersonal (z. B. Polizeipsychologen, Notfallseelsorger) übergeben.

CAVE

Gefahr: Mangelnde Bewertung der Situation durch den Arzt, Überforderung des sozialen Umfelds.

Transport

- Bei Vitalgefährdung und/oder Verletzung durch Suizidversuch zunächst immer stationäre Einweisung in entsprechende Fachabteilung.
- Bei nichtakuter Suizidalität Aufklärung der Angehörigen. Psychiatrische Abklärung veranlassen. Gegebenenfalls Einschaltung von Kriseninterventionsdiensten.
- Bei subakuter/akuter Suizidalität Einweisung des Patienten in stationäre psychiatrische Behandlung, möglichst (nach Überzeugung durch den Arzt) auf freiwilliger Basis. Bei mangelnder Einsicht Zwangseinweisung nach den Unterbringungs- bzw. Verwahrungsgesetzen des jeweiligen Bundeslands zur Abwendung akuter Selbstgefährdung (der Arzt ist dabei der auf die Selbstgefährdung hinwei-

sende Gutachter; Polizei/Kreisverwaltungsbehörde ordnet dann auch gegen den Willen des Patienten die Unterbringung an).
- Transportbegleitung durch Arzt und Polizei.

2.10 Thermische Notfälle

2.10.1 Blitzunfall

Symptome

- ZNS: Bewusstseinsstörung bis Bewusstlosigkeit (primär oder sekundär durch Hypoxie [infolge Kreislaufstillstands]).
- Missempfindungen, Paresen, primäre Atemlähmung, zerebrale Krampfanfälle.
- Sehstörungen, Trommelfellrisse.
- Herzrhythmusstörungen bis Kammerflimmern.
- Kreislaufstillstand.
- Farnkrautartige Hautveränderungen (Lichtenberg-Blitzfiguren).
- Verbrennungen I.–III. Grades.
- Niereninsuffizienz infolge Myoglobinfreisetzung.
- Stumpfe Verletzungen an Rumpf und Extremitäten.
- Schocksymptomatik.

Diagnostik

- Anamnese und Fremdanamnese.
- Bei bewusstlos aufgefundenen Personen meist Diagnosesicherung durch pathognomonische (Lichtenberg) Blitzfiguren auf der Haut.
- Klinische Symptomatik.
- Ausschluss von Zusatzverletzungen (stumpfe Traumen!).
- Häufig mehrere Personen betroffen.

Lagerung

Stabile Seitenlage (bei Bewusstlosigkeit), ggf. Schocklage.

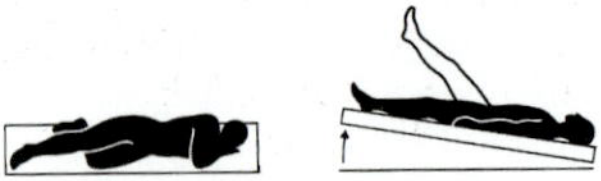

Therapie

- Der Patient kann gefahrlos berührt werden!
- Sterile Bedeckung der Brandwunden.
- Ruhigstellung etwaiger Frakturen, prophylaktische Lagerung auf Vakuummatratze.

- Sauerstoff per inhalationem, ggf. Intubation und Beatmung.
- 1–2 sichere venöse Zugänge.
- Infusion von Elektrolytlösungen, ggf. Volumenersatzmittel nach den bei Verbrennungen (▶ Kap. 2.10.7) empfohlenen Regeln.
- Sedierung mit Midazolam (z. B. Dormicum® 5–10 mg i. v.), Analgesie (z. B. Morphin 5–10 mg i. v.).
- Gegebenenfalls kardiopulmonale Reanimation (gute Prognose).
- Laufendes Monitoring vitaler Funktionen.
- Spezifische medikamentöse und elektrische Behandlung der Arrhythmien, sofern hämodynamisch erforderlich.

Transport

- Mindestens 24 Stunden dauernde stationäre, ggf. intensivmedizinische Überwachung und Behandlung,
- Transportbegleitung nach Zustandsbild durch Arzt, ggf. unter Fortführung von kardiopulmonalen Reanimationsmaßnahmen.

2.10.2 Erfrierungen

> **CAVE**
> Häufig mit allgemeiner Hypothermie verbunden.

Symptome

Schweregradeinteilung der Erfrierung:

- **Schweregrad 1:** weiße, kalte, gefühlsstarre Akren, danach Rötung, Schwellung, brennender Schmerz, ggf. Ausbildung von Frostbeulen.
- **Schweregrad 2:** tiefrote bis violette Hautverfärbung, Schwellung, Schmerzen, Blasenbildung (hämorrhagischer Blaseninhalt).
- **Schweregrad 3:** totenblasse, eisige, gefühllose Extremitäten, bläulich-schwarze Nekrosen.
- **Schweregrad 4:** völlige Vereisung, Abbrechen der Glieder. Bei Aufwärmen Zerfall und Gewebsverflüssigung.

Diagnostik

- Anamnese (Kälteexposition),
- klinisches Bild.

Lagerung

Flachlagerung ab Schweregrad 2, keine aktiven Bewegungen.

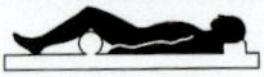

Therapie

- Ausschluss erneuter Kälteeinwirkung. Verbringen in warme Umgebung.
- Keine aktiven Bewegungen.
- Langsames Erwärmen der erfrorenen Extremität durch Eigenwärme oder schnelle Aufwärmmethode durch Wasserbad innerhalb von 30 Minuten auf 35–40 °C (nicht bei begleitender Unterkühlung).
- Keine mechanische Traumatisierung durch lokale Einreibungen.
- Lockere trockene sterile Verbände, ggf. Wattepackungen.
- Begleitunterkühlung ggf. mit heißen, gezuckerten Getränken behandeln.
- Gegebenenfalls venöser Zugang und angewärmte Infusion (z. B. 500 ml Ringer-Malat).
- Gegebenenfalls Sedierung und Analgesie (z. B. Morphin 5–10 mg i. v.), ggf. Acetylsalicylsäure 500 mg p. o. (z. B. ASS Hexal®).

CAVE
- Kein Alkohol bei höhergradigen Erfrierungen.
- Bei Kombination mit Unterkühlung Behandlungspriorität für Unterkühlung.

Transport

In der Regel liegender Transport in stationäre chirurgische Behandlung zur Verbesserung der Mikrozirkulation und ggf. Nekroseabtragung.

2.10.3 Hitzeerschöpfung, Hitzekrämpfe

Symptome

- Durstgefühl, Übelkeit,
- Kopfschmerzen, Schwindel, Schwäche,
- Sehstörungen, Ohrensausen,
- Bewusstseinsstörung bis Bewusstlosigkeit,

- feuchte, zunächst gerötete, später blasse und kaltschweißige Haut, herabgesetzter Hautturgor,
- schnelle, flache Atmung, Tachypnoe,
- Tachykardie, Blutdruckabfall,
- ggf. Muskelkrämpfe.

Diagnostik

Typisches Krankheitsbild bei entsprechender Exposition.

DD

Hypoglykämischer Schock.

Lagerung

Schocklage, bei Bewusstlosigkeit stabile Seitenlage.

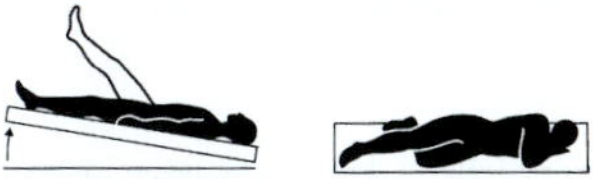

Therapie

- Beruhigung.
- Kleider öffnen. Aufenthalt in kühler schattiger Umgebung.
- Kühlung mit physikalischen Maßnahmen. Umschläge.
- Bei erhaltenem Bewusstsein u. U. orale Zufuhr elektrolythaltiger Getränke.
- Laufendes Kreislaufmonitoring.
- Bei Schockzustand Volumensubstitution mit Elektrolytlösung (z. B. NaCl 0,9 % 1.000–1.500 ml oder Ringer-Malat-Lösung).
- Gegebenenfalls Sauerstoff per inhalationem.
- Bei Bedarf zur Krampfdurchbrechung Midazolam (z. B. Dormicum® 3–5 mg i. v.).

> **CAVE**
> Bei Zufuhr von hypotonen Infusionslösungen Gefahr eines Hirnödems.

Transport

In schweren Fällen liegender Transport zur stationären Behandlung.

2.10.4 Hitzschlag (hyperthermisches Koma)

Symptome

- Kopfschmerzen, Schwindel, Ohnmachtsgefühl,
- Übelkeit, abdominale Schmerzen, Erbrechen,
- Müdigkeit, Gereiztheit, Verwirrtheitszustände, zerebrale Krampfanfälle,
- Bewusstseinsstörung bis zur Bewusstlosigkeit,
- heiße, trockene Haut, Hautrötung (rotes Stadium), fahl-graues Hautkolorit (graues Stadium),
- Tachykardie, Hypotonie, Tachypnoe,
- Körpertemperatur zwischen 41–42 °C,
- Hitzeödem, vor allem im Bereich der unteren Extremitäten.

Diagnostik

- Anamnese (Hitzeexposition, körperliche Arbeit, Bewusstseinseinschränkung),
- klinisches Bild,
- Blutzuckerbestimmung zum Ausschluss einer zusätzlichen Hypoglykämie,
- Temperaturmessung,
- EKG (Infarkt als Komplikation bei älteren Patienten).

DD

- Meningitis,
- Enzephalitis,
- Dehydratation,
- Epilepsie.

Lagerung

Flache Lagerung im Schatten oder in kühlen Räumen mit erhöhtem Kopf (bei stabilen Kreislaufverhältnissen).

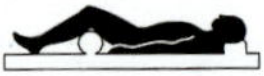

Therapie

- Allgemein: Beruhigung, Kleider öffnen.
- Kühlung des Patienten durch künstliche Luftbewegung, Eiswürfel, kalt-feuchte Umschläge, Besprengen mit Wasser, ggf. Alkoholabsprühung zur Erhöhung der Verdunstungskälte.
- Ständiges Atem- und Kreislaufmonitoring.
- Mindestens 1 großlumiger peripherer Zugang.
- Schockbekämpfung (z. B. 500–1.000 ml Ringer-Malat-Lösung).
- Gegebenenfalls Sedierung: Midazolam (z. B. Dormicum® 3–5 mg i. v.).
- Sauerstoff per inhalationem 4–6 l/min.
- Gegebenenfalls frühzeitige Intubation und kontrollierte Beatmung.

> **CAVE**
> Nicht die Höhxe der Körpertemperatur, sondern die Dauer der Hyperthermie ist für die Prognose entscheidend.

Transport

Immer liegend zur stationären Überwachung mit Arztbegleitung.

2.10.5 Sonnenstich

Symptome

- Kopfschmerzen, Nackenschmerzen,
- Übelkeit, Schwindel,
- Bewusstseinsstörung bis Bewusstlosigkeit,
- Gesicht und Kopfhaut hochrot und heiß bei normaler Körpertemperatur,
- evtl. zerebrale Krampfanfälle,
- Nackensteifigkeit.

> **CAVE**
> Bei Säuglingen und Kleinkindern meist um Stunden verzögertes Auftreten der Symptomatik nach Sonnenexposition.

Diagnostik

- Anamnese (Sonnenexposition),
- klinische Symptomatik,
- Blutzuckermessung,
- Ausschluss einer Bewusstlosigkeit anderer Genese,
- bei zusätzlichem Alkoholgenuss erschwerte Beurteilung.

2

DD

- Meningitis,
- Enzephalitis,
- Epilepsie.

Lagerung

Lagerung mit erhöhtem Oberkörper, bei Bewusstlosigkeit stabile Seitenlagerung.

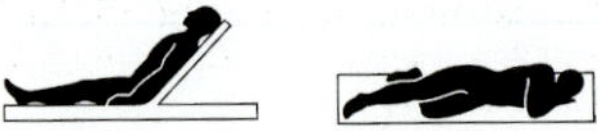

Therapie

- Verbringen in kühle, schattige Umgebung. Kühlung des Kopfs.
- Atem- und Kreislaufmonitoring.
- Gegebenenfalls venöser Zugang und Infusion von 500 ml Ringer-Malat-Lösung.
- Gegebenenfalls Krampfprophylaxe und Sedierung (z. B. Midazolam [z. B. Dormicum® 3–5 mg i. v.]).
- Bei zunehmendem Meningismus und Hirndruckzeichen ggf. Intubation und Hyperventilation.

Transport

Bei Anzeichen von Meningismus in der Regel Klinikeinweisung angebracht.

2.10.6 Unterkühlung, allgemeine

Hypothermie liegt vor, wenn die Körperkerntemperatur < 36 °C abgefallen ist.

Symptome

Stadieneinteilung der Hypothermie

- **Stadium 1 – Abwehrstadium (Kerntemperatur 36–35 °C):** zunächst psychische Erregung, Euphorie; zunehmende Müdigkeit, livides blasses Hautkolorit; Muskelzittern, Schmerzgefühl in den Extremitäten; vertiefte Atmung, Steigerung von Herzfrequenz, Blutdruck und Cardiac output.
- **Stadium 2 – Erschöpfungsstadium (Kerntemperatur 34–30 °C):** ungelenke Bewegungen, Ataxie, Entscheidungsschwäche, retrograde Amnesie; kein Muskelzittern mehr, nachlassende Schmerzempfindung; respiratorische Azidose durch Absinken der CO_2-Produktion um 50 %; verlängerte Systole, Herzfrequenz und Cardiac output um 30 % gesenkt, Blutdruck schwer beurteilbar, Bradykardie; Reflexabschwächung, Hypoglykämie.
- **Stadium 3 – Lähmungsstadium (Kerntemperatur < 30 °C):** schlaffe Muskellähmung, keine Schmerzempfindung und Reflexe; Bewusstlosigkeit, Pupillen weit mit noch vorhandener Lichtreaktion; Herzfrequenz, Cardiac output um 50 % gesenkt, ventrikuläre Dysrhythmie, Sauerstoffverbrauch um 50 % gesenkt.
- **Stadium 4 – finales Stadium (Kerntemperatur < 27 °C):** physikalische Aktivitäten der Muskulatur nicht mehr möglich, keine Muskelreflexe, keine Pupillen- und Schmerzreaktionen. Ventrikuläres Flimmern (Kammerflimmern) geht in Asystolie über. Lungenödem, Erhöhung der interstitiellen und alveolären Flüssigkeit; Koma, Scheintod (vita minima).

Diagnostik

- Anamnese: Dauer der Kälteexposition und ggf. Unfallhergang, zusätzliche Intoxikationen.
- Achten auf Zusatzverletzungen.
- Monitoring, Blutzuckerbestimmung.
- Gegebenenfalls Temperaturmessung (rektal, tympanal).

Lagerung

Unbedingt flache Lagerung, keine Kopftieflagerung.

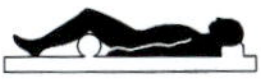

Therapie

- Retten, bei Bewusstlosigkeit und Atem-/Kreislaufstillstand unter laufenden Reanimationsmaßnahmen. Bei ansprechbaren Patienten Vermeidung aktiver und passiver Bewegungen und Beibehaltung der Horizontallage (Bergungstod!).
- Schutz vor weiterer Auskühlung mittels Decken und/oder Metalline-Folien. Verbringen in windgeschützten Raum mit möglichst erhöhter Zimmertemperatur. Heiße gezuckerte Getränke nur in warmer Umgebung und bei Sicherung vor weiterer Kälteexposition. Entfernen feuchter/nasser Kleidung (Aufschneiden), bei bewusstlosen Patienten mit vorhandenem Kreislauf keine nassen Kleider wechseln. Keine externe Wärmezufuhr („after drop").
- Laufendes Atem- und Kreislaufmonitoring, Überwachung des Bewusstseins.
- Langsame Wiedererwärmung durch Ausnutzen eigener Körperwärme: Lagerung in angezogener Knielage, durch Wollschal atmen lassen (dadurch aktive Erwärmung um 1–3 °C/h), nicht massieren, vorsichtiges Umlagern, keine aktive Aufwärmung der gesamten Körperschale („after drop").
- Sauerstoff per inhalationem 4–6 l/min. Gegebenenfalls, wenn möglich, warmer befeuchteter Sauerstoff, insbesondere bei bewusstlosen Patienten.
- Sehr vorsichtige Infusionstherapie wegen der Gefahr der Rechtsherzüberlastung. Ausnahmen: Polytrauma, Hypoglykämie (Kinder, Erschöpfte, Alkoholiker). Bei stabilem Kreislauf warme Infusion (37 °C), z. B. mittels „Infusionswärmegeräten" auch präklinisch möglich.
- Bei Kreislaufstillstand am Notfallort (Kerntemperatur < 30 °C):
  - Kardiopulmonale Reanimation: Herz in der Kälte nicht komprimierbar. Wirkung vordergründig durch intrathorakale Druckveränderung. Herzmassage mit 100/min, Beatmung 6- bis 8-mal/min. Bis zum Krankenhaus kontinuierliche Durchführung.
  - Bei Reanimation keine Antiarrhythmika und Katecholamine wegen der Medikamentenunwirksamkeit. Blindpufferung ist nicht indiziert.
  - Defibrillation am hypothermen Myokard ist in der Regel erfolglos. Daher nicht mehr als 3 Defibrillationsversuche.

CAVE

- Gefahr: bei plötzlicher Mischung des kalten Schalenbluts mit dem warmen Kernblut („after drop") Auftreten eines plötzlichen Kammerflimmerns (Bergungstod).
- Bei Unterkühlten gilt: „No one is dead until warm and dead" – daher Reanimation fortsetzen bis zur Normalisierung der Körpertemperatur.

Transport

- Nach Stabilisierung der Vitalfunktionen rascher, aber schonender erschütterungsfreier liegender Transport in Arztbegleitung zur stationären Wiedererwärmung (z. B. mittels extrakorporaler Zirkulation oder Hämo- und Peritonealdialyse).
- Bei Kreislaufstillstand ständige kardiopulmonale Reanimation bis zur Klinikübergabe.

2.10.7 Verbrennung/Verbrühung

Eingeteilt wird in Schweregrade, für die Prognose entscheidend sind jedoch die schweren Allgemeinreaktionen (Verbrennungskrankheit): Diese lassen sich in die Schockphase (Ereignis bis 2–3 Tage) und Resorptionsphase (3–4 Tage) einteilen.

- **Schockphase:** Lokale Zell- und Kapillarschädigung führen direkt oder über die Freisetzung von Mediatoren, Exsudation und Gefäßpermeabilitätsstörungen zu Hypovolämie und lokalen sowie systemischen Elektrolyt- und Proteinverlusten mit Absinken des kolloidosmotischen Drucks und Ödembildung (v. a. bei Kindern Hirnödem). Letztere bewirkt gemeinsam mit der Hämokonzentration eine generalisierte Mikrozirkulationsstörung, die über Stase, Erythrozyten- und Thrombozytenaggregation zu Gewebshypoxie und metabolischer Azidose führt. Aus der Verminderung des intravasalen Volumens, der Reduzierung des Herzminutenvolumens und der Mikrozirkulationsstörung resultiert ein schwerer Schockzustand, der bei Fortbestehen im Sinne eines Circulus vitiosus zur akuten Dekompensation führen kann.
- **Resorptionsphase:** ab 3. und 4. Tag nach der Verbrennung Rückresorption der Ödeme (Dauer 2–3 Wochen) mit Gefahr des Nierenversagens und der Infektion.

2

Symptome

- Abhängig vom Grad der lokalen Schädigung und der Ausdehnung der Verbrennung:
  - **Grad I:** Rötung, Schwellung, Schmerz (der obersten Epidermis).
  - **Grad II:** oberflächlich dermale (IIa) oder tief dermale (IIb) Läsion mit Rötung, Schmerz, massiven Ödemen und Blasenbildung.
  - **Grad III:** Nekrose aller Hautschichten (Defektheilung) mit grauer, weißer oder schwarzer lederartiger Haut und Analgesie.
  - Verbrennungen II. und III. Grades häufig kombiniert. Fehlende Schmerzempfindung.
- Weiterhin: Schocksymptomatik, Tachykardie, Blutdruckabfall; Hustenreiz, retrosternaler Schmerz, Dyspnoe, Stridor bei Inhalationstrauma (▶ Kap. 2.12.3)

Diagnostik

- Anamnese: Art und Stärke der Wäremeeinwirkung, Inhalation.
- Beurteilung der Verbrennungstiefe und der Ausdehnung (Neunerregel nach Wallace, ▶ Abb. 2.10).
- Schätzwert: Handfläche des Patienten (Handteller plus Finger) 1 % der Körperoberfläche (KOF). Schockgefahr bei Erwachsenen ab 15 % KOF, bei Kindern ab 8–10 % KOF.

1.	Kopf	9%
2.	Oberkörper vorn	9%
3.	Oberkörper hinten	9%
4.	Unterkörper vorn	9%
5.	Unterkörper hinten	9%
6.	Rechter Arm	9%
7.	Linker Arm	9%
8.	Rechtes Bein vorn	9%
9.	Rechtes Bein hinten	9%
10.	Linkes Bein vorn	9%
11.	Linkes Bein hinten	9%
	Hals	1%
		100%

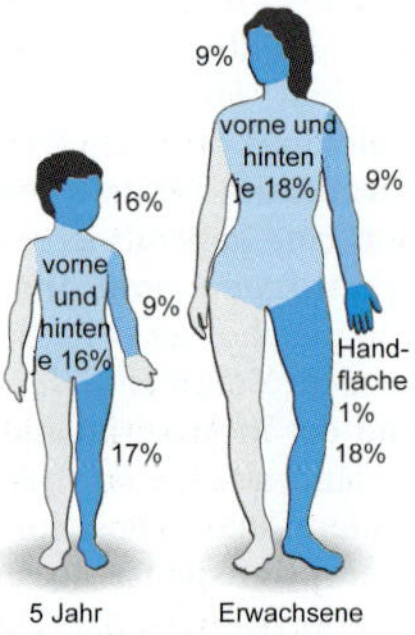

Abb. 2.10 Neunerregel nach Wallace [L157]

Neunerregel nach Wallace

Die Zahlen geben den prozentualen Anteil verschiedener Körperabschnitte an der Körperoberfläche (KOF) bei einem Erwachsenen (links) und bei einem Kind (rechts) an.

Lagerung

Schocklagerung.

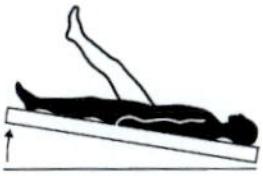

Therapie

- Entfernen der thermischen Quelle, ggf. Ablöschen brennender Kleidung mittels Decke, Feuerlöscher (**cave:** Pulverlöscher nicht in das Gesicht) oder Rollen am Boden.
- Entfernen der Kleidung (Umschneiden, falls mit Brandwunde verklebt).
- Sofortige Kaltwasserbehandlung nur kurz zum Ablöschen (**cave:** Hypothermie bei Kindern, Polytrauma, großflächige Verbrennungen). Bei mehreren Minuten zurückliegenden Verbrennungen ist eine Kühlung nicht mehr sinnvoll.
- Abschätzung des Verbrennungsgrads und der Ausdehnung.
- Sterile Wundbedeckung (Verbandtuch, Metalline).
- < 10 % KOF I. und II. Grades: i. v. Analgesie.
- > 10 % KOF: mehrere sichere, großlumige venöse Zugänge, u. U. auch im verbrannten Areal.
- Volumensubstitution mit Elektrolytlösungen (z. B. Ringer-Malat), ggf. Volumenersatzmittel bei zusätzlichen Traumatisierungen – Polytrauma (z. B. HAES 6 %, **cave:** Erhöhung der Ödembildung). Elektrolytinfusionsmenge:
  - Faustregel für Erwachsene 1 l in der 1. Stunde. Bilanziert: verbrannte KOF in % × Körpergewicht = Infusionsmenge pro Periode. In 24 Stunden 4 Perioden: Dauer der Perioden 1 und 2 je 4 Stunden, 3 und 4 je 8 Stunden.
  - Bei Kindern Ringer-Malat-Lösung 20–30 ml/kg KG/h unabhängig von der Ausdehnung der Verbrennung (**cave:** Lungenödem durch Überwässerung).
- Korrektur des Protein- und Elektrolytdefizits nach Bilanz in der Klinik.

- Analgesie (z. B. Morphin 5–10–20 mg i. v., fraktioniert oder Ketamin [Ketanest S® 0,125–0,25 mg/kg KG i. v.]).
- Gegebenenfalls zusätzliche Sedierung z. B. mit Midazolam (z. B. Dormicum® 2–5 mg i. v.), bei Kindern auch Diazepam-Rektiole (5–10 mg).
- Bei Verbrennungen im Gesicht: Freihalten der Atemwege, ggf. frühzeitige Intubation und assistierte oder kontrollierte Beatmung mit FiO_2 1,0 (▶ Kap. 2.12.3).

2

Transport

- Ab 10 % verbrannte KOF (I. und II. Grades) bzw. ab 2 % KOF (III. Grades) grundsätzlich stationäre Behandlung.
- Liegender Transport mit Arztbegleitung unter laufendem Monitoring.
- Nach Transport Stabilisierung in nächstgelegenem geeignetem Krankenhaus. Entscheidung über Sekundärverlegung in ein Verbrennungszentrum erst danach.
- Ab 20 % verbrannte KOF (bei Kindern ab 12 %) Intensivbehandlung. Evtl. Verlegung in Spezialklinik über Zentrale Vermittlungsstelle für Schwerverbrannte (Tel. 0 40/24 82 88–37 oder -38) als Sekundärtransport.

2.11 Urologische Notfälle

2.11.1 Epididymitis

Symptome

- Akute Schwellung und starker Schmerz von Nebenhoden und Hoden.
- Schmerzausstrahlung in die Leiste.
- Keine Übelkeit, kein Brechreiz.
- Schweres Krankheitsgefühl und hohes Fieber.
- Patient liegt, da Beschwerden im Stehen und Sitzen stärker sind.

Diagnostik

- Bei Anheben des Hodens Beschwerdelinderung.
- Meist einseitige Schwellung einer Skrotalhälfte bis Gänseeigröße.
- Typische lokale Entzündungserscheinungen. Die normal faltige Skrotumhaut ist gespannt.
- Tumor, Calor, Rubor, Dolor. Skrotum heiß und sehr tastempfindlich.

Lagerung

Hochlagern des Hodens über das Niveau der Oberschenkel.

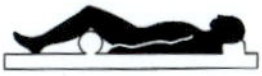

Therapie

Schmerzbehandlung mit z. B. Metamizol i. v. (z. B. Novalgin®).

Transport

Bei weniger schwer erscheinendem Krankheitsbild Weiterbehandlung durch Urologen, bei länger bestehender Erkrankung und hohen Temperaturen Klinikeinweisung wegen Gefahr der Abszedierung.

2.11.2 Harnleiter-, Nierenkolik

Symptome

- Aus normalerweise völligem Wohlbefinden heraus plötzlich einsetzender krampfartiger Flankenschmerz, von der Lendengegend ausgehend, meist in den Unterbauch ausstrahlend, bei prävesikalen

Steinen in die Leistengegend entlang dem Ureterverlauf bis in das Genitale und die Oberschenkelinnenseite, Labien und Hoden.
- Wehenartiger, wellenförmig an- und absteigender Schmerzcharakter mit schmerzfreiem Intervall, evtl. auch Dauerschmerz.
- Übelkeit, Erbrechen, Meteorismus bis im Extremfall reflektorischem Subileus durch viszeroviszerale Reflexe.
- Im freien Intervall zwischen den Koliken Ähnlichkeit mit akutem Abdomen.
- Lokalisierte reflektorische Bauchdeckenspannung.
- Evtl. Makrohämaturie.
- Motorische Unruhe.

2

Diagnostik

- Im Kolikanfall eindeutige Diagnose (Patient krümmt sich vor Schmerzen).
- Im freien Intervall Abgrenzung zu anderen abdominalen Krankheitsbildern.
- Positiver Nierenlagerklopfschmerz.
- Maximum der Schmerzempfindung erlaubt Rückschlüsse auf Steinlokalisation.

DD

- Gallenkolik.
- Ileus.
- Akute Appendizitis.
- Stielgedrehte Ovarialzyste.
- Aortenaneurysma.
- Tubargravidität.
- Andere obstruktive Erkrankungen (Stenosen, Kompression, Funktionsstörung): besonders schwierige Differenzialdiagnose bei Kindern und älteren Patienten.

Lagerung

Lagerung mit Knierolle zur Entspannung der Bauchdecke.

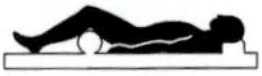

Therapie

- Beruhigung des Patienten.

- Venöser Zugang. Gegebenenfalls Infusion von 500 ml Ringer-Malat-Lösung.
- Spasmolytika wie Butylscopolamin (z. B. Buscopan®, 1–2 Amp. [20–40 mg] i. v.).
- Analgetika wie Metamizol (z. B. Novalgin®, 1 Amp. 2,5 g i. v.), ggf. zusätzlich Tramadol (Tramal®/Tramadolor® 50–100 mg). Bei unzureichender Analgesie sind auch Opiate erlaubt.
- Evtl. Spasmolyse mit Nitroglyzerin 1 Kapsel sublingual.

Transport

- Bei Abklingen der Schmerzen u. U. Verzicht auf notfallmäßige stationäre Einweisung. Suppositorien eines Spasmolytikums in Reserve.
- Bei rezidivierenden Koliken und in Zweifelsfällen (u. a. bei Kindern und älteren Patienten) Klinikeinweisung.
- Bei der Kombination Harnsteinkolik und Fieber absolute Indikation zur Klinikeinweisung (Stauungsniere, Urosepsis).

2.11.3 Harnorgane/Genitale, Verletzungen

Symptome

- Indirekte Hinweise wie Schürfungen, Prellmarken, Hämatome (z. B. im Damm-, Skrotalbereich bei Straddle-Trauma),
- Flankenschwellung, Flankenschmerz (Nieren-, Ureterverletzungen), Instabilität des knöchernen Beckengerüsts,
- Mikro- und Makrohämaturie,
- Austritt blutig tingierten Urins aus Urethra oder offener Wunde (offene Blasenverletzung),
- abdominale Symptomatik (verschleiert in vielen Fällen das Bild),
- Symptomatik des hämorrhagisch-traumatischen Schocks.

Diagnostik

- Anamnese (Unfallhergang, fragliche Gewalteinwirkung),
- klinische Symptomatik mit Schmerz als Leitsymptom.

> **CAVE**
> Gefahr: Bei polytraumatisierten Patienten werden Verletzungen der Harnorgane häufig übersehen, da Befunde anderer Organsysteme im Vordergrund stehen. Deshalb gezielte Suche!

DD

Stumpfes oder spitzes Bauchtrauma.

Lagerung

Flachlagerung, ggf. Hochlagerung von Hoden und Penis.

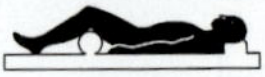

2

Therapie

- Sterile Wundabdeckung,
- bei stärkerer Blutung manuelle Kompression (v.a. des Penis),
- Versorgung der Amputate (Hoden, Penis),
- sicherer venöser Zugang,
- Therapie des Volumenmangelschocks nach Schweregrad mit kristallinen Infusionslösungen,
- ggf. Sedierung, z.B. mit Midazolam (z.B. Dormicum® 2–5 mg i.v.) und Analgesie (nach Stufenschema).

> **CAVE**
> Bei Blasen-, Urethraverletzungen ist bei der Erstversorgung jeglicher Katheterisierungsversuch zu unterlassen!

Transport

- Bei jedem Verdacht auf Verletzung der ableitenden Harnorgane stationäre Abklärung und Überwachung, u.U. in urologischer Fachabteilung, erforderlich.
- Transport liegend.

2.11.4 Harnverhalt, akuter

Symptome

- Unruhe,
- quälender Harndrang,
- unwillkürlicher Urinverlust (Überlaufblase), evtl. Urinträufeln,
- Unterbauchschmerz,
- Vorwölbung des Unterbauchs,

- Unterbauchtumor,
- Harnblase prall-elastisch palpabel,
- Klopfschalldämpfung,
- u. U. abdominale Abwehrspannung,
- Schmerzen in den Genitalbereich ausstrahlend,
- Kaltschweißigkeit, Blässe, Tachykardie.

Diagnostik

- Anamnese: Nephrolithiasis, Koliken; urologische/gynäkologische Eingriffe, Bestrahlungen; Prostatahyperplasie, Miktionsstörungen, Nachträufeln.
- Palpatorisch und perkutorisch prall gefüllte Blase.
- Harnverhalt.

Therapie

- Beruhigung des Patienten.
- Sofern vorhanden, sterile Katheterisierung der Blase mit Einmalkatheter (16–20 Ch).
- Venöser Zugang, evtl. Sedierung und Analgesie.
- Die suprapubische Blasenpunktion ist keine Therapie der Präklinik!

CAVE
Gelingt das Einführen des Katheters nicht auf Anhieb, sind weitere Versuche zu unterlassen (Perforationsgefahr).

Transport

Beim ersten akuten Harnverhalt Normalisierung der Spontanmiktion durch einmalige Katheterisierung möglich. Daher Überweisung zur ambulanten Behandlung (Urologe). Bei misslungener Katheterisierung stationäre Einweisung.

2.11.5 Hodentorsion

Symptome

- Plötzlich auftretender starker Hodenschmerz,
- Hodenschwellung,

- Schmerzausstrahlung in Leiste, evtl. Unterbauch, Harnleiter, Nierengegend,
- peritonealer Reizzustand (Blässe, Übelkeit, Brechreiz, evtl. Schock),
- kein Fieber,
- stark schmerzhafter Konglomerattumor,
- Höherstehen eines Hodens,
- Schmerzverstärkung bei Anheben des Hodens.

Diagnostik

- Anamnese,
- Inspektion, Palpation.

Therapie

- Analgesie, z. B. mit Metamizol (z. B. Novalgin® 1 Amp. i. v.), ggf. Opiate,
- venöser Zugang,
- Elektrolytinfusion.

Transport

- Sofortige Klinikeinweisung (kritische Zeitspanne bis zum Verlust des Hodens 4 Stunden),
- Vorverständigung zur sofortigen Operation mit Detorsion und Fixierung des Hodens.

2.11.6 Paraphimose

Symptome

- Freiliegende, geschwollene, blaurote Glans penis.
- Präputialer Schnürring im Bereich des Sulcus coronarius.
- Schmerzen des distalen Penisanteils, starker lokaler Schmerz.
- Behinderte Miktion durch Harnröhrenobstruktion.
- Proximaler Penisschaft immer unauffällig. Evtl. Begleitentzündungen.

Diagnostik

- Anamnese: vorausgegangene Manipulationen.
- Eindeutige Blickdiagnostik.

Therapie

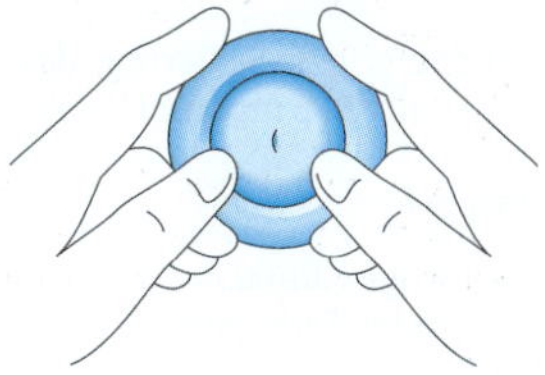

Abb. 2.11 Reposition einer Paraphimose [L190]

- Unblutige Reposition durch manuelle Kompression der Glans penis und des Präputialschnürrings für ca. 5 Minuten. Danach mit Daumen beider Hände Glans penis zurückschieben, mit 2. und 3. Finger gleichzeitig das äußere Vorhautblatt vorziehen (▶ Abb. 2.11).
- Gegebenenfalls Lokalanästhesie (ohne Adrenalinzusatz) der Peniswurzel, insbesondere bei starken Schmerzen (dem Urologen oder Klinik vorbehalten).

Transport

Bei Misslingen der spontanen Reposition Klinikeinweisung zur Spaltung des Schnürrings.

2.11.7 Priapismus

Symptome

Akut auftretende, schmerzhafte Dauererektion des Penis ohne sexuelle Erregung.

Diagnostik

Eindeutige Anamnese und klinisches Bild.

DD

- Priapismus nach artifizieller Erektion,
- u. U. Fremdkörper in der Urethra,
- Penisödem,
- Penishämatom,
- Kavernitis.

Therapie

Beruhigung, ggf. Sedierung des Patienten mit z. B. Midazolam (z. B. Dormicum® 2–5 mg) und Analgesie.

Transport

- Sofortige Klinikeinweisung zur frühzeitigen operativen Therapie,
- liegender Transport.

2.12 Sonstige Notfälle

2.12.1 Anaphylaktoide Reaktion, anaphylaktischer Schock

Symptome

Unter Berücksichtigung der Organmanifestation werden unterschieden:

- **Stadium 0:** lokale, auf den Kontaktort beschränkte kutane Reaktion (ohne wesentliche klinische Bedeutung).
- **Stadium I:** Allgemeinreaktionen: Unruhe, Kopfschmerzen, Haut- und Schleimhautreaktion (z. B. Urtikaria, Erythem). Beginn mit perioralem und/oder perianalem bzw. palmoplantarem Jucken und Brennen.
- **Stadium II:** ausgeprägte pulmonale und/oder vaskuläre Reaktion, Tachykardie, Hypotonie, ggf. auch Stuhl- und Harndrang, ggf. Quincke-Ödem.
- **Stadium III:** lebensbedrohliche Reaktion mit Schock, schwerer Dyspnoe und/oder Bewusstseinstrübung (ausgeprägte Bradykardien möglich).
- **Stadium IV:** Herz-Kreislauf-Stillstand.

Diagnostik

Vorliegen eines der vorliegenden Kriterien (ERC 2015):

- Akuter Beginn mit dermalen Symptomen und
  - Atemproblemen,
  - Blutdruckabfall oder Symptomen verminderter Organperfusion.
- Zwei oder mehrere Zeichen nach Exposition bei wahrscheinlicher Allergie:
  - Veränderungen der Haut oder Schleimhaut,
  - Atemprobleme,
  - Blutdruckabfall, z. B. Kollaps, Synkope, Urinabgang,
  - persistierende gastrointestinale Symptome.
- Blutdruckabfall innerhalb von Minuten bis Stunden nach Kontakt mit Substanz bei bekannter Allergie.

DD

- Asthma bronchiale,
- Angina pectoris,
- Krupp-Syndrom.

Lagerung

- Flachlagerung des Patienten, evtl. Schocklagerung.
- Lagerung mit erhöhtem Oberkörper bei Atemnot und Bronchospasmus.

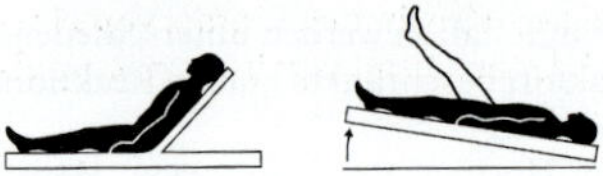

2

Therapie

Allgemeine Maßnahmen:
- Antigenstopp, evtl. Anlage eines Tourniquets,
- bei Insektenstich subkutane Injektion von Adrenalin (0,1–0,2 mg),
- sicherer venöser, großlumiger Zugang,
- Applikation von Sauerstoff per inhalationem.

Stadium I:
Antihistaminika i. v. (H_1-Antagonisten, H_2-Antagonisten [z. B. Tagamet®/Cimehexal® 1–2 Amp. 2 ml, Fenistil® 1–2 Amp., Tavegil® 1–2 Amp., evtl. Zantic®/Ranitic® 1–2 Amp. 5 ml]).

Stadium II:
- Wie I, zusätzlich:
- Volumensubstitution (z. B. Ringer-Malat 500–1.000 ml).
- Adrenalin i. m. 0,01 mg/kg KG bis maximal 0,5 mg (Vorteil der i. m. Gabe: größere therapeutische Sicherheit).
- Bei pulmonalen Reaktionen obligatorisch Sauerstoff per inhalationem. Betamimetika wie Fenoterol (z. B. Berotec® 1 Hub per inhalationem) sowie Reproterol 5 mg/kg KG.
- Kortikosteroide (z. B. Solu-Decortin® H 250–500 mg i. v.). Evtl. bei Luftnot mehrere Hübe Dosieraerosol (z. B. Pulmicort®, Turbohaler®).
- Bei Bronchospasmus auch inhalativ Adrenalin (z. B. Infectokrupp® Inhal).
- Bei Nichtverfügbarkeit auch β_2-Mimetika möglich (z. B. Terbutalin [z. B. Bricanyl®], Fenoterol [z. B. Partusisten®], Salbutamol [z. B. Sultanol®] als Dosieraerosol) bis Maximaldosis (Tachykardie, Tremor).
- Bei zunehmender Kreislaufsymptomatik trotz Volumengabe und H_1- und H_2-Antagonisten Adrenalin fraktioniert in kleinen Dosen (0,1 mg/min) langsam i. v. (1 Amp. Suprarenin® mit 9 ml NaCl verdünnt).

Stadium III:

- Wie II, zusätzlich:
- Alternativ zu Adrenalin auch Dopamin (2,5–5 mg/min/70 kg = 0,5–1 ml der 10-ml-Amp. [50 mg i. v.]).
- Bei fehlender Kreislaufstabilisierung sowohl durch Adrenalin als auch durch Dopamin nach spätestens 10 Minuten Einsatz von Noradrenalin (z. B. Arterenol® 0,5 ml der auf 10 ml verdünnten Ampulle) fraktioniert in Minutenabständen i. v.

Stadium IV:

- Reanimation nach allgemeinen Richtlinien.

> **CAVE**
> Bei Gabe von Betamimetika: Tachykardie.

Transport

- Grundsätzlich liegender Transport.
- Ab Stadium III obligatorisch mit Arztbegleitung, unabhängig vom primären Therapieerfolg. Stationäre Überwachung wegen möglichen Rebound-Phänomens.

2.12.2 Ertrinkungsunfall

Symptome

Abhängig von physiologischer Reaktion, Dauer des Untertauchens, Wassertemperatur, Wasserverunreinigung, Zusatzverletzungen und Gesundheitszustand des Patienten:

- Apnoe, Dyspnoe, Tachypnoe, Zyanose, Husten, ggf. Giemen und Brummen,
- Brustschmerzen, myokardiale Ischämiezeichen,
- Tachykardie, Bradykardie, Arrhythmie bis Kreislaufstillstand,
- ggf. Blutdruckabfall,
- Verwirrung, Bewusstseinsstörung bis hin zur Bewusstlosigkeit, Krampfanfälle,
- grau-blasse, livide Extremitäten,
- allgemeine Hypothermie.

Diagnostik

- Anamnese (Unfallhergang, Verlauf, Zeitdauer bis zur Rettung aus dem Wasser),
- typisches klinisches Bild,
- EKG,
- Blutasservierung,
- soweit möglich, rektale Temperaturmessung.

2

Lagerung

Flachlagerung oder stabile Seitenlage.

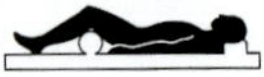

Therapie

- Rettung aus dem Wasser (z. B. durch Wasserrettungsorganisation). Eigenschutz beachten. Möglichst frühzeitiger Beginn der Beatmung in waagerechter Position (Gefahr „after drop" u. Bergungstod).
- Bei Kreislaufstillstand umgehende kardiopulmonale Reanimation (▶ Kap. 1.2). Bei Hypothermie (z. B. Einbrechen in Eis) Reanimation auch nach mehr als 20 Minuten dauernder Apnoe erfolgreich möglich.
- Kein Entleerungsversuch beim Patienten nach der Rettung, nicht ausschütteln (Aspirationsgefahr).
- Weiteren Wärmeverlust vermeiden – feuchte Kleidung schonend entfernen, gute Körperisolierung durch Folien, Decken.
- Atemwege freimachen. Absaugen bzw. ständige Absaugbereitschaft (oft schwallartiges Erbrechen).
- Sauerstoff per inhalationem 4–6 l/min oder Beatmung mit FiO_2 1,0 und PEEP (+ 5–10 cmH_2O).
- Großzügige Indikation zur Intubation.
- Gegebenenfalls Narkoseeinleitung, z. B. mit Thiopental (z. B. Trapanal® 3–5 mg/kg KG, als Bolus 250–400 mg i. v.).
- Nach Intubation Bronchialtoilette durch endotracheale Absaugung.
- 1–2 sichere venöse Zugänge.
- Zügige Infusion (z. B. 500–1.000 ml Elektrolytlösung).
- Ständiges Atem- und Kreislaufmonitoring.
- Einlegen einer Magensonde, Absaugen von Mageninhalt.
- Gegebenenfalls forcierte Diurese mit Furosemid (z. B. Lasix®, Furorese® 20–40 mg i. v.).

- Behandlung möglicher Begleitverletzungen durch Sprung, Sturz oder Wasserfahrzeug (z. B. HWS-Immobilisation, Vakuummatratze).

CAVE

- „Bergungstod“ (Hypothermie und Umkehr der auf den Körper einwirkenden hydrostatischen Druckverhältnisse) führt bei vertikaler Rettung zu irreversiblem Kreislaufstillstand.
- Hypothermes Myokard erhöht Empfindlichkeit gegenüber Katecholaminen (Kap. 2.10.6).
- Es gibt keine sicheren Marker für eine schlechte Prognose, d. h. nicht zu früh kapitulieren.
- Submersionszeit ist meist nicht exakt zu bestimmen.

Transport

Immer liegender Transport in Arztbegleitung zur stationären Überwachung und Therapie auf Intensivstation (Gefahr des sekundären Ertrinkens) für ca. 24–48 Stunden.

2.12.3 Inhalationstrauma

- **Thermisches Inhalationstrauma:**
  Bei einem Brand kommt es durch direkte Hitzewirkungen zu einem ausgeprägten supraglottischen Ödem mit der Gefahr einer kompletten Atemwegsobstruktion. Das Trauma bezieht sich in erster Linie auf das lockere Bindegewebe im Bereich der Schleimhaut der oberen Luftwege, während tiefere Abschnitte des Respirationstrakts seltener betroffen sind.
- **Chemisches Inhalationstrauma:**
  Die Inhalation von Ruß- und Rauchpartikeln sowie von toxischen Verbrennungsprodukten führt zu einer Schädigung des tracheobronchialen Systems bis in die tieferen Regionen. Lokalisation und Schwere des Traumas hängen wesentlich vom Grad der Wasserlöslichkeit der inhalierten Substanzen und der Dauer der Exposition ab (▶ Kap. 2.6.19).

Symptome

- **Thermisches Inhalationstrauma:** zunehmende Atemnot mit inspiratorischem Stridor, Dyspnoe.

- **Chemisches Inhalationstrauma:** Irritation der Schleimhaut mit schmerzhafter Konjunktivitis, Rhinitis und Pharyngitis bis hin zum schweren Laryngospasmus. Hyperventilation bei Inhalation. Bei schlecht wasserlöslichen Substanzen ist der Beginn – wie bei Reizgasen vom Latenztyp – verzögert. Nach einem symptomfreien Intervall von 24–48 Stunden schwere Dyspnoe, Hypersekretion und Lungenödem.

DD

- Reizgasintoxikationen,
- Infektionen.

Diagnostik

- Rekonstruktion des Unfallmechanismus (geschlossener Raum, Explosion).
- Inspektion der Schleimhaut von Mund und Rachen (Ruß).
- Periorale Verbrennungen sind verdächtig.
- Hustenreiz.

> **CAVE**
> Pulsoxymetrie zur Identifikation der arteriellen Sauerstoffsättigung ist nicht zuverlässig. Falsch positive Anzeige durch CO-Intoxikation.

Therapie

- Sauerstoff per inhalationem, 4–6 l/min.
- Bei Bronchospastik β_2-Mimetika als Fenoterol-Spray 2–3 Hübe oder Reproterol 5 mg/kg KG i. v.
- Der Nutzen der inhalativen Zufuhr von Kortikosteroiden ist nicht belegt. Sie werden generell nicht mehr empfohlen, obwohl noch weitverbreitet angewandt.
- Bei hitzebedingtem Glottisödem Kortikosteroide i. v.; Infusion mit Ringer-Malat.

Transport

Liegender Transport mit Oberkörperhochlagerung in Intubationsbereitschaft.

2.12.4 (Gift-)Schlangenbiss

Unterscheidung in 3 Giftschlangentypen:

- Schlangen mit neurotoxisch wirkenden Giften und Thrombokinasehemmern (z. B. Kobra, Mamba, Korallenschlange),
- Schlangen mit neurotoxisch und hämolytisch wirkenden Giften (z. B. Klapperschlange),
- Schlangen mit gerinnungshemmenden und hämolytisch wirkenden Giften (z. B. Ottern, Vipern, in Zentraleuropa heimische Schlangen).

Symptome

- Meist typische, zwei symmetrische, punktförmige Bisswunden im Abstand von 1 cm, sehr schmerzhaft,
- lokale Ödembildung und frühe Nekrosebildung,
- Anschwellen der betroffenen Extremität,
- ggf. Blutungen, Hämolyse,
- Sehstörungen,
- Parästhesien,
- neurotoxische Wirkungen bis Atemlähmung,
- Allgemeinsymptome wie Übelkeit, Erbrechen, abdominale Schmerzen, Schweißausbrüche, Hypotonie, Tachykardie,
- Anaphylaxie.

Diagnostik

- Anamnese, ggf. Fremdanamnese,
- Bissmarken, meist an den Extremitäten.

Therapie

- Versuch der Identifikation der Schlange, ggf. Asservierung,
- Ruhigstellung der betroffenen Extremität, Schienung, Hochlagerung,
- keine Manipulationen an der Bissstelle,
- sicherer venöser Zugang,
- Volumensubstitution mit kristalloiden Lösungen (z. B. Ringer-Malat 500–1.000 ml),
- ggf. aggressives therapeutisches Vorgehen bei anaphylaktischen Reaktionen (▶ Kap. 2.12.1),
- ggf. Intubation und Beatmung,
- laufendes Monitoring,

- rasche Bereitstellung von spezifischen Giftschlangenseren über Giftnotrufzentralen.

CAVE
Kein Abbinden oberhalb der Bissstelle!

Transport

Rascher Transport in die Klinik zur polyvalenten oder spezifischen Antidottherapie (Voranmeldung unbedingt erforderlich!). Tetanusprophylaxe und Antibiose dort.

2.12.5 Stromunfall

Symptome

Starke Variabilität, abhängig von den betroffenen Organen und den physikalischen Kenngrößen des Stroms.

- **Allgemein:** Lichtblitze, Taubheit, Unruhe, Nervosität, Angstgefühle, Muskelkater.
- **Haut:** ischämische, weiß-koagulierte Wunden (Strommarken), kleinzirkulär bis großflächig mit subkutanen Gewebsdestruktionen (Stromweg; meist bei Niederspannung), großflächige Verbrennungen, Verkochungen, Verkohlungen oft in Kombination mit Flammenwirkungen infolge entzündeter Kleidung (meist bei Hochspannung).
- **Muskulatur:** Kontraktionen, Unmöglichkeit des Loslassens des Stromleiters, ggf. Luxationen, Muskelrupturen infolge Muskeldestruktion, Myoglobinfreisetzung.
- **ZNS:** Bewusstseinsstörungen bis Bewusstlosigkeit (direkt oder hypoxiebedingt), Schwindel, Paralysen, zerebrale Krämpfe, ggf. primäre Atemlähmung.
- **Herz:** Frequenzanstieg, Herzjagen, Stenokardien, Infarktzeichen durch Koronarspasmus (v.a. bei älteren Patienten), Arrhythmien bis Kammerflimmern, Kreislaufstillstand.
- **Kreislauf:** initialer Blutdruckanstieg, Schock.
- **Niere:** Nierenversagen infolge Schock und Myoglobinfreisetzung (▶ Kap. 2.2.5).

CAVE
Vor allem bei Niederspannungsunfällen ist nach verschieden langen Intervallen (bis zu 24 Stunden) das Auftreten eines Herz-Kreislauf-Stillstands möglich.

Diagnostik

- Feststellung der Stromart (Niederspannung/Hochspannung). Selbstschutz beachten (Sicherheitsabstand bei Hochspannungsunfällen mindestens 10 m!).
- Anamnese, Fremdanamnese.
- Sicherung der Diagnose in der Regel durch Unfallsituation in Kombination mit Symptomatik.

Therapie

- Abschalten des Stroms (Sicherung, Schalter, bei Hochspannung nur durch Fachpersonal!).
- Strikte Beachtung der Eigensicherung: bei Hochspannung keine Rettungsversuche.
- Rettung des Patienten von der Stromquelle aus der Gefahrenzone. Bei Niederspannung ggf. Wegschieben des Leiters durch nicht leitenden Gegenstand (z. B. Holz). Sicherung des Helfers durch Isolierung zur Erde (Brett, Gummimatte, Zeitung). Patientenkontakt mit Händen durch Gummihandschuhe bzw. Umwickeln mit trockenen Tüchern sichern.
- Bei Hochspannung: Rettung nur durch Fachpersonal/Feuerwehr. Erst nach Freigabe durch technische Rettungskräfte Gefahrenzone betreten, sonst Sicherheitsabstand von 10 m einhalten (Ausbildung eines „Spannungstrichters"; Überspringen eines „Lichtbogens").
- Kreislaufmonitoring, Reanimation bei Kreislaufstillstand (durch Kammerflimmern).
- Gegebenenfalls kurzfristig Kaltwasseranwendung bei Verbrennungen zum Ablöschen (▶ Kap. 2.10.7), nur als Erste Hilfe.
- Sterile Bedeckung von Strommarken und Verbrennungen.
- Ruhigstellung von Frakturen.
- Sauerstoff per inhalationem 4–6 l/min.
- Gegebenenfalls Intubation und Beatmung.
- Mindestens einen, ggf. mehrere großlumige venöse Zugänge.
- Infusion von Elektrolytlösungen.
- Sedierung mit z. B. mit Midazolam (z. B. Dormicum® 2–5 mg).

- Analgesie (z. B. Morphin 5–10–20 mg, Ketanest S® 0,1–0,25 mg/kg KG i. v.).
- Gegebenenfalls Narkoseeinleitung.
- Gegebenenfalls forcierte Diurese bei ausgedehnten Muskelschäden mit Furosemid (z. B. Lasix®, Furorese® 20–40 mg i. v.).
- Gegebenenfalls Natriumbikarbonat (Prophylaxe des Crush-Syndroms) i. v.
- Reanimationsversuch (gute Prognose v. a. bei Hochspannungsunfällen).
- Direkte spezifische Behandlung von Herzrhythmusstörungen medikamentös (▶ Kap. 2.5.8) und elektrisch (Defibrillation).

Transport

- Bei Hochspannungsunfällen nach Sicherung der vitalen Funktionen und ausreichender Schockbekämpfung immer möglichst raschen und schonenden Transport in ein für die Aufnahme Schwerbrandverletzter geeignetes Krankenhaus anstreben. Vorverständigung. Arztbegleitung.
- Stationäre Überwachung nur erforderlich, wenn am Notfallort primär Rhythmusstörungen aufgetreten sind. War der Patient symptomlos, ist eine stationäre Überwachung nicht erforderlich.

2.12.6 Explosionstrauma

Symptome

Zu unterscheiden sind
- primäre Explosionsverletzungen durch die Schockwelle infolge schlagartigem Überdrucks und infolge von Scherkräften auf die Organe, abhängig von Ausbreitungsgeschwindigkeit und Ausbreitungsdauer,
- sekundäre Explosionsverletzungen durch Splitter und Fragmente,
- tertiäre Explosionsverletzungen durch An- und Aufprall der Opfer auf Gegenstände, Boden, Wände,
- quartäre Explosionsverletzungen durch Explosionshitze, Feuer, freigesetzte Gifstoffe (z. B. Sonderfall „Dirty Bomb“).

Primäre Explosionsverletzungen:
- Zerreißungen innerer Organe, insbesondere der Lunge durch massive alveoläre Überdehnung.
- Zerreißung alveolärer Septen.
- Lungenkontusion.
- Hämatothorax.

- Pneumothorax.
- Spannungspneumothorax mit Hypoxie und Hämoptoe.
- Verletzungen abdomineller Hohlorgane und Rupturen von Parenchymorganen (Milzruptur) durch intrathorakale und intraabdominelle Scherkräfte.
- Verletzungen des Gehörsystems wie Trommelfellrupturen (geeignet als Expositionsindikator für eine Explosionsdruckwelle).
- Verletzungen der Gehörknöchelchen.
- Auswirkungen der Schockwelle auf das ZNS mit Axon- und Gliaschäden werden vermutet.
- Atypisches Schockgeschehen.

CAVE

Häufig wird ein atypisches Schockgeschehen beobachtet mit peripherer Vasodilatation, Bradykardie und Hypoxie ohne ersichtliche äußere und innere Verletzungen. Dieses bildet sich, wohl infolge eines vagalen Reflexes in der Lunge, unmittelbar nach der Explosion aus und nach 1–2 Stunden spontan zurück und kann die Beurteilung eines verletzungsbedingten hypovolämischen Schockgeschehens erschweren.

Häufigste sofortige Todesursache sind Luftembolien durch Übertritt relevanter Luftmengen in die Pulmonalgefäße mit konsekutivem kardialem Pumpversagen.

Sekundäre und tertiäre Explosionsverletzungen bedingen die meisten Verletzungen nach Explosionen mit oft multiplen penetrierenden und stumpfen Verletzungsmustern bis hin zum Polytrauma, zu Extremitätenamputationen und Perikardtamponade.

CAVE

Penetrierende Verletzungen werden leicht verkannt, da sich auch hinter äußerlich kleinen Eintrittspforten erhebliche innere Verletzungen verbergen können.

Quartäre Explosionsverletzungen sind häufig hochgradige und ausgedehnte Verbrennungen, die eine schnelle Versorgung in entsprechenden Zentren erfordern, sowie mögliche Vergiftungen.

Lagerung

Möglichst Lagerung auf Vakummatratze.

Therapie

Vordringlichstes Ziel mit hoher Priorität ist der möglichst rasche Transport zur apparativen Diagnostik und zur definitiven chirurgischen Versorgung. Am Unfallort stehen Sicherstellung der respiratorischen Funktion, Dekompression bei Spannungspneumothorax und Blutstillung (soweit möglich) im Vordergrund.
Die Indikation zu Einleitung und Abbruch einer Reanimation wird nach der Individualentscheidung des (Not-)Arztes gestellt. Derzeit bestehen keine verlässlichen Prädiktoren und Empfehlungen. Die Entscheidung wird nicht zuletzt von der Anzahl der Verletzten und den zur Verfügung stehenden Rettungsmitteln abhängen und geht fließend über in den Entscheidungsbereich des LNA nach Sichtung.
Konkrete Maßnahmen:

- Stillung externer Blutungen. Ggf. Tourniquet, ggf. Hämostyptika, z. B. Celox®.
- Versorgung der multiplen Hautverletzungen nach Ausschluss einer penetrierenden Verletzung nachrangig.
- Thoraxdekompression durch entsprechende Drainagen.
- Möglichst großlumiger venöser Zugang (mehrere Zugänge anhängig vom Zeitaufwand); ggf. intraossärer Zugang.
- Differenzierte Volumentherapie.
- Sauerstoff 10–12 l/min.
- Intubation und Beatmung nach Narkoseeinleitung, sofern ohne Zeitverlust möglich. Dabei mögliche rasche Ausbildung eines Spannungspneumothorax beachten.
- Bei atypischem Schockgeschehen mit Bradykardie und Kreislaufinstabilität Katecholamine.
- Bei aktiven, nicht stillbaren Blutungen permissive Hypotension erwägen mit systolischem Blutdruck < 90 mmHg.
- Analgesie und ggf. Sedierung.

Transport

Unverzüglich und möglichst schnell in den nächstgelegenen Schockraum zur apparativen Diagnostik und chirurgischen Intervention.

CAVE

Patienten mit Hörstörungen oder Schwerhörigkeit nach Explosion und Verletzungen des Trommelfells sollten einer stationären Diagnostik (Ausschluss von Lungenverletzungen) zugeführt werden.

2.12.7 Tauchunfall, Dekompressionsunfall

Symptome

- Schwindel, Gefühlsstörungen, Hörstörungen, Nystagmus, Hautjucken (Taucherflöhe), Ameisenlaufen,
- Gelenk- und Knochenschmerzen (Bends), Hautrötungen,
- Nasen- und Trommelfellblutungen,
- Ohrenschmerzen, Ohrensausen (Tinnitus), Gehörverlust,
- Bewusstseinsstörung bis zur Bewusstlosigkeit, evtl. zerebrale Krämpfe,
- ggf. Pneumothoraxsymptomatik mit einseitig fehlendem Atemgeräusch,
- Tachykardie, ggf. Arrhythmien, Blutdruckabfall,
- neurologische Ausfälle mit Muskelschwäche, Gangunsicherheit, Taubheitsgefühl, Parästhesien, Paresen, Paraplegie, Tetraplegie,
- Hypovolämie durch „Taucherdiurese".

Diagnostik

Typische Anamnese.

DD

- Bei Tauchern: Ausschluss eines Myokardinfarkts, der zu schnellem Auftauchen zwingt.
- Barotrauma des Innenohrs.
- Zerebraler Insult durch Embolie oder Blutung.
- Vertebraler Diskusprolaps.
- Hypoglykämie.
- Epilepsie.

Lagerung

Flachlagerung, bei Bewusstlosigkeit Seitenlagerung.

2

Therapie

- Wärmeerhaltung.
- Ständiges Atem- und Kreislaufmonitoring (EKG).
- Sauerstoff per inhalationem schnellstmöglich. 100 % Sauerstoffgabe (z. B. über Maske) bei intakter Eigenatmung.
- Bei insuffizienter Eigenatmung ggf. Intubation und Beatmung mit 100 % Sauerstoff.
- Sicherer venöser Zugang.
- Infusion von 500–1.000 ml Ringer-Malat-Lösung.
- Gegebenenfalls Acetylsalicylsäure (z. B. Aspirin® i. v. 500–1.000 mg).
- Gegebenenfalls Sedierung und Analgesie (z. B. Morphin 5–10 mg i. v. und Midazolam [z. B. Dormicium®] 5–10 mg i. v.).
- Gegebenenfalls Entlastungspunktion bei Pneumothorax oder Thoraxdrainage.

Transport

- Zügiger, möglichst erschütterungsarmer Transport ohne Druckreduktion zur nächstgelegenen Überdruckkammer (Rekompression) in ärztlicher Begleitung.
- Nach Auskunft der Rettungsleitstellen Überdruckbehandlungskammern.

2.12.8 Hochkontagiöse Erkrankungen und biologische Gefahrensituationen

Grundsätzlich sind alle erforderlichen Maßnahmen zu ergreifen, die im Einzelfall oder bei Häufung bestimmter Krankheitsbilder (vor allem gastroenteritischer Symptome) die Ansteckungsgefahr für die Beteiligten vor Ort, für die Einsatzkräfte, insbesondere das medizinische Personal einschließlich der aufnehmenden stationären Einrichtung, sowie für die Bevölkerung verringern.
Durch zielgerichtete Ermittlungen sind zunächst das Gefahrenausmaß und die Bedrohungslage abzuschätzen sowie die Infektions-/Ansteckungsquelle und mögliche Kontaktpersonen zu identifizieren.
In Zusammenarbeit mit dem Öffentlichen Gesundheitsdienst (ÖGD) werden dann auf der Grundlage des Infektionsschutzgesetzes (IfSG) die notwendigen Anordnungen und Maßnahmen ergriffen (z. B. Hygieneberatung, Riegelungsimpfungen, Desinfektionsmaßnahmen, Dekontaminationsmaßnahmen, schnellstmögliche Patientenversorgung

und ggf. Isolierungsmaßnahmen für Erkrankte und Ansteckungsverdächtige).
Dabei können Maßnahmen ergriffen werden, die das Gemeinwohl über individuelle Rechte stellen.

Symptome

Aufgrund der unterschiedlichen Erreger und Übertragungswege variabel. Häufige Verdachtssymptome sind
- Fieber > 38,5 °C,
- Durchfall, Übelkeit, (oftmals plötzliches) Erbrechen,
- Nackensteifigkeit,
- Hämoptysen,
- Hämorrhagien,
- andere auffällige Hauteffloreszenzen, z. B. Pusteln, Rötungen.

Diagnostik

- Anamnese: Auslandsaufenthalte, insbesondere in Endemiegebieten nach aktueller epidemiologischer Lage. Einreise/Migration aus bekannten Endemiegebieten (z. B. Tuberkulose in Ländern der ehemaligen GUS-Staaten).
- Kontakt zu Ansteckungsverdächtigen, Erkrankten oder Verstorbenen mit bekannten Infektionskrankheiten, auch im Rahmen medizinischer Versorgung.
- Möglicher beruflicher Kontakt mit Krankheitserregern oder erregerhaltigem Material bei Forschung, Diagnostik und Therapie.
- Messen der Körpertemperatur mit Geräten möglichst ohne Körperkontakt.
- Symptomorientierte, möglichst minimierte körperliche Untersuchung.

Adäquates Vorgehen, Therapie

- Zunächst Übertragungswege (z. B. fäkal – oral, hämatogen, aerogen) bedenken.
- Im Verdachtsfall: Abstand > 1 m halten.
- Schutzausrüstung wie Handschuhe, Schutzbrille, Einmal-Schutzkittel, Mundschutz (FFP-3-Maske).
- Nähere Informationen zu Infektionskrankheiten sind schnell über die Homepage des Robert Koch-Instituts abzurufen (www.rki.de).
- Kontaktaufnahme mit dem lokal zuständigen Gesundheitsamt (im Vorfeld über dessen Erreichbarkeit informieren).

- Frühzeitige Information an vorgesehene stationäre Einrichtung (Vorlaufzeit für Isolierungsmaßnahmen!).
- Gegebenenfalls rechtzeitige Anforderung spezieller Infekt-RTW.
- Gegebenenfalls Sonderisolierstationen (siehe www.rki.de) vorinformieren (lassen).
- Therapeutische Maßnahmen minimieren und auf absolut notwendige Maßnahmen zur Erhaltung der Vitalfunktionen beschränken.
- Desinfektionsmaßnahmen von medizinischen Geräten, Fahrzeugen und Kleidung nach den entsprechenden Hygieneplänen.
- Arbeitsmedizinische Vor- und Nachsorge.

Transport

Falls notwendig, im Infekt-RTW. Ansonsten vor Transport nicht benötigte und schwer desinfizierbare medizinische Geräte (EKG; Beatmungsgeräte etc.) aus dem Fahrzeug entfernen.

CAVE

- Bei unklaren medizinischen Krankheitsbildern auch an mögliche Infektionen/Infektionskrankheiten denken!
- Auf ausreichenden persönlichen Impfschutz achten.

3 Notfallmedikamente

3.1 Herz/Kreislauf

3.1.1 Adenosin

- **Handelsname:** z. B. Adrekar® 6 mg/2 ml.
- **Indikation:** regelmäßige supraventrikuläre Tachykardie, Tachykardien unklarer Genese, supraventrikuläre Reentry-Tachykardien, Tachykardien mit schmalem QRS-Komplex.
- **Dosierung:**
  - Erwachsene: 6 mg rasch i. v., bei Erfolglosigkeit nach 1–2 Minuten 12–18 mg.
  - Kinder: 0,1 mg/kg KG i. v., anschließend 0,2–0,3 mg/kg KG.
- **Wirkung:** Reduktion der Sinusaktivität, Verzögerung der AV-Überleitung, periphere Vasodilatation, Koronardilatation.
- **Nebenwirkungen:** Bradykardie, kurze Asystolie (präautomatische Pause – weniger als 1 Minute), Proarrhythmie, Flush, Atemnot, Kopf-/Brustschmerzen, Hustenreiz, Übelkeit.
- **Kontraindikationen:** kardiogener Schock (nicht arrhythmiebedingt), Sick-Sinus-Syndrom, AV-Blockierung, Asthma bronchiale.

3

3.1.2 Adrenalin

- **Handelsname:** z. B. Suprarenin® 1 mg/1 ml, 25 mg/25 ml.
- **Indikation:** Kreislaufstillstand, atropinresistente Bradykardie, anaphylaktischer und kardiogener Schock, Asthma bronchiale (Status asthmaticus), Allergie mit Bronchospasmus.
- **Dosierung:**
  - Kreislaufstillstand/Erwachsene: 1 mg auf 10 ml (Ampuwa) expandieren (1:10) i. v. (entsprechend 0,1 mg/ml).
  - Kreislaufstillstand/Kinder: 0,01 mg/kg KG; 1 ml auf 10 ml expandierten Lösung (= 0,1 mg), davon 1 ml neuerlich auf 10 ml expandieren (= 0,01 mg/ml).
  - Kann alle 3–5 Minuten wiederholt werden.
  - Dosis bei anderen Indikationen: 0,1 mg (auf 10 ml) titrierend i. v. nach Wirkung.
- **Wirkung:** Alpha- und Betarezeptorenstimulierung, Steigerung von Kontraktilität, Frequenz, Schlagvolumen, arteriellem Mitteldruck, periphere Vasokonstriktion, Senkung der elektrischen Reizschwelle, Broncholyse (β_2-Rezeptorenstimulation).
- **Nebenwirkungen:** Tachykardie, Hypertonie, Extrasystolie bis Kammerflimmern. Hypokaliämie.
- **Kontraindikationen:** im Notfall keine.

- **Cave:** nicht zusammen mit $NaHCO_3$ applizieren. Lagerungshinweis beachten.
- **Anmerkung:** Katecholamine grundsätzlich im Notfall nach Wirkung dosieren, da das Körpergewicht allein keine Beurteilung über die aktuelle Zirkulation erlaubt. Auf keinen Fall eine „Schuss“-Infusion, sondern nur tropfenweise.

3.1.3 Ajmalin

- **Handelsname:** z. B. Gilurytmal® 50 mg/10 ml.
- **Indikation:** ventrikuläre und supraventrikuläre Tachykardien, salvenartige Extrasystolen, Kammertachykardie, Präexzitationssyndrome bei Vorhofflimmern, WPW-Syndrom.
- **Dosierung:** 25–50 mg (maximal 2,5–10 mg/min) unter EKG-Kontrolle.
- **Wirkung:** Erregungsdämpfung, Verlängerung der AV-Überleitung.
- **Nebenwirkungen:** Bradykardie, Blutdruckabfall, AV-Block, QT-Verlängerung, Hypotension, Schock.
- **Kontraindikationen:** AV-Block, Schenkelblock, kardiogener Schock, Bradykardie.

3.1.4 Amiodaron

- **Handelsname:** z. B. Cordarex® 150 mg/3 ml.
- **Indikation:**
  - supraventrikuläre und ventrikuläre Tachykardie, WPW-Syndrom,
  - therapieresistentes Kammerflimmern.
- **Dosierung:**
  - Erwachsene: bei Kammerflimmern initial Bolus von 300 mg, ggf. bei Persistieren des Kammerflimmerns nochmals 150 mg. Bei Tachykardie 150 mg über 15–20 Minuten als Infusion.
  - Kinder: 5 mg/kg KG.
- **Wirkung:** Rhythmisierung, negativ inotrop.
- **Nebenwirkungen:** Bronchospasmus, Hypotension, Sinusbradykardie, Asystolie, AV-Blockierung, QT-Verlängerung (Lungenfibrose).
- **Kontraindikationen:** Bradykardie.

3.1.5 Atropin

- **Handelsname:** z. B. Atropinsulfat B Braun® 0,5 mg/1 ml.
- **Indikation:** Bradykardien (AV-Block Grad I bis II, Sinusbradykardie, Vorhofflimmern mit Bradykardie).

- **Dosierung:** 0,5–1,0 mg, evtl. nach 5 Minuten wiederholen, maximal 3 mg.
- **Wirkung:** Dämpfung der vagalen Reflexe, Hemmung der muskarinähnlichen Wirkungen (Bronchospasmus, Sekretionsverminderung), positiv chronotrop, Parasympathikolytikum.
- **Nebenwirkungen:** Tachykardie, trockener Mund, Mydriasis, Harnverhalt, Glaukomanfall.
- **Kontraindikationen:** Tachyarrhythmie, kompletter AV-Block.

3.1.6 Cafedrinhydrochlorid/Theodrenalinhydrochlorid

- **Handelsname:** z. B. Akrinor® 200 mg/2 ml.
- **Indikation:** Hypotonie, orthostatische Dysregulation.
- **Dosierung:** 0,5–1 ml je nach Wirkung.
- **Wirkung:** β_1-Mimetikum. Tonisierung des Venensystems, Blutdrucksteigerung, Erhöhung des HZV.
- **Nebenwirkungen:** Tachykardie, selten Bradykardie, Angina pectoris, Stenokardie.
- **Kontraindikationen:** Volumenmangel, ACS, Hypertonie.

3.1.7 Digitoxin

- **Handelsname:** z. B. Digimerck® 0,1/0,25 mg/1 ml.
- **Indikation:** supraventrikuläre Tachykardie, Tachyarrhythmie bei Vorhofflimmern, insbesondere bei Niereninsuffizienz (ältere Patienten).
- **Dosierung:** 0,1–0,25 mg langsam i. v.
- **Wirkung:** negativ dromotrop, positiv inotrop, negativ chronotrop.
- **Nebenwirkungen:** bei Überdosierung Übelkeit, Erbrechen, Schwindel, Kopfschmerz, unscharfes und Doppelsehen, Skotome, Bradykardie, Rhythmusstörungen, Kammerflimmern bei Hypokaliämie.
- **Kontraindikationen:** Bradykardie, AV-Block Grad II und III; relativ: Digitalisvorbehandlung.

3.1.8 Dopaminhydrochlorid

- **Handelsname:** z.B. Dopamin® 50 mg/5 ml, 200 mg/10 ml, 250 mg/50 ml.
- **Indikation:** kardiogener Schock, schwere Hypotonie, akutes Kreislaufversagen.

- **Dosierung:** 100 mg in 500 ml Ringer-Lösung, 3–20 µg/kg KG/min nach Wirkung oder Perfusor (250 mg/50 ml) 2–6–12 ml/h.
- **Wirkung:** Alpha- und Betasympathomimetikum, Vasodilatation der Nieren- und Mesenterialgefäße, periphere Vasokonstriktion, Zunahme des HZV und der Koronardurchblutung, Blutdruckanstieg (Wirkung dosisabhängig).
- **Nebenwirkungen:** Tachykardie, Rhythmusstörungen, Angina pectoris.
- **Kontraindikationen:** Tachykardie, Volumenmangel, Hypertonie, Angina pectoris.

3.1.9 Dobutaminhydrochlorid

- **Handelsname:** z. B. Dobutrex® 250 mg/10 ml.
- **Indikation:** Herzversagen bei Kardiomyopathie, Myokardinfarkt, akut dekompensierte Herzinsuffizienz, kardiogener Schock.
- **Dosierung:** Verdünnung in 500 ml 5-prozentiger Glukose- oder Ringer-Lösung. Dosierung nach klinischer Wirkung: 2,5–40 µg/kg KG/min, Titration nach Herzfrequenz, die nicht um mehr als 10 % zunehmen sollte, oder Perfusor (250 mg/50 ml) 2–12 ml/h.
- **Wirkung:** Stimulation (vorwiegend) der β_1-Rezeptoren des Herzens. Steigerung der Kontraktilität, Erhöhung des Schlagvolumens, Senkung des peripheren Widerstands, Steigerung des arteriellen Mitteldrucks.
- **Nebenwirkungen:** Blutdruckanstieg, Tachykardie, Extrasystolie, Angina pectoris.
- **Kontraindikationen:** Tachykardie, Volumenmangel.
- **Cave:** keine Mischung mit $NaHCO_3$ oder anderen alkalischen Lösungen.

3.1.10 Esmolol

- **Handelsname:** z. B. Brevibloc® 100 mg/10 ml.
- **Indikation:** supraventrikuläre Tachyarrhythmie, tachykardes Vorhofflimmern, Myokardinfarkt.
- **Dosierung:**
  - Erwachsene: 10–100 mg fraktioniert.
  - Kinder: 0,5–1,0 mg/kg KG i. v. als Einzeldosis.
- **Wirkung:** β_1-selektives Sympathikolytikum. Senkung des myokardialen Sauerstoffverbrauchs, negativ chronotrop, bathmotrop, dromotrop, positiv inotrop.

- **Nebenwirkungen:** evtl. Asthmaanfall, Blutdruckabfall, AV-Block, Rebound-Effekt, Bronchospasmus, Übelkeit, Erbrechen.
- **Kontraindikationen:** kardiogener Schock, Herzinsuffizienz, Asthma bronchiale, Bradykardien, AV-Block.

3.1.11 Etilefrin

- **Handelsname:** z. B. Effortil® 10 mg/1 ml.
- **Indikation:** Hypotonie.
- **Dosierung:** 1–5–10 mg.
- **Wirkung:** Sympathomimetikum. Arterielle Vasokonstriktion.
- **Nebenwirkungen:** ventrikuläre Rhythmusstörungen, pektanginöse Beschwerden.
- **Kontraindikationen:** Hypothyreose, dekompensierte Herzerkrankung, Tachykardie, Hypertonie.

3.1.12 Glyceroltrinitrat

- **Handelsname:** z. B. Nitrolingual® Spray 0,4 mg/Hub, Kapsel 0,8 mg.
- **Indikation:** Angina pectoris, Myokardinfarkt, hypertensive Krise, akute Linksherzinsuffizienz, kardiales Lungenödem, spastische Zustände, z. B. Nieren-, Gallenkolik.
- **Dosierung:** Kapsel zerkauen (bis zu 3 Kps.); Inhalt in den Mund spritzen; 1–2 Hübe sublingual in 5-minütlichen Abständen.
- **Wirkung:** Senkung des pulmonalen Mitteldrucks und des peripheren Widerstands, Vasodilatation, Abnahme des systolischen und enddiastolischen Drucks, Senkung des Pre- und Afterloads, Senkung des Sauerstoffverbrauchs des Myokards.
- **Nebenwirkungen:** Tachykardie, Hypotonie, Kopfschmerzen, Übelkeit, überschießender Blutdruckabfall („Nitrokollaps").
- **Kontraindikationen:** Hypotonie, Volumenmangel, Einnahme von 5-Phosphodiesteraseinhibitoren (z. B. Viagra®).

3.1.13 Heparin-Natrium

- **Handelsname:** z. B. Liquemin® 5.000 IE/10.000 IE/20.000 IE/1 ml, 25.000 IE/5 ml.
- **Indikation:** Thrombose und Embolie, insbesondere Lungenembolie, Thromboembolie, Myokardinfarkt.
- **Dosierung:** initial 5.000–10.000 IE.

- **Wirkung:** Antikoagulation.
- **Nebenwirkungen:** Blutungsneigung, allergische Reaktion.
- **Kontraindikationen:** starke Blutung, Magen-Darm-Ulzera, hämorrhagische Diathese. Im Notfall keine.

3.1.14 Ipratropiumbromid

- **Handelsname:** z. B. Itrop® 0,5 mg/1 ml.
- **Indikation:** atropinresistente Bradykardie, AV-Block (Grad III), Adams-Stokes-Anfälle, Antidot bei relativer und absoluter Überdosierung mit Betablockern.
- **Dosierung:**
  - Erwachsene: 0,25–0,5 mg 1:10 verdünnt, initial 0,05–0,1 mg (= 1–2 ml).
  - Kinder: 10 µg/kg KG i. v. als Einzeldosis.
- **Wirkung:** β_1- und β_2-Stimulation.
- **Nebenwirkungen:** Tachykardie bis Kammerflimmern, Extrasytolie, Blutdruckabfall, pektanginöse Beschwerden, stark proarrhythmogen.
- **Kontraindikationen:** Tachykardie, Tachyarrhythmie, Extrasystolen.
- **Anmerkung:** Alternative zu Orciprenalin.

3.1.15 Lidocain

- **Handelsname:** z. B. Xylocain® 2 % 100 mg/5 ml.
- **Indikation:** Kammerarrhythmien, Kammertachykardien, wenn kein Amiodaron verfügbar.
- **Dosierung:** Erwachsene: langsam i. v. 1–1,5 mg/kg KG, Dauertropf (500 mg auf 500 ml 5-prozentige Glukose, davon 20–100 Tr./min [= 1–5 mg/min]).
- **Wirkung:** Reizleitungs- und Reizbildungsverzögerung durch Hemmung des Natriumeinstroms während der Depolarisation, Membranstabilisierung.
- **Nebenwirkungen:** Sinusarrest, AV-Block, Blutdruckabfall, Bradykardie, Asystolie, zentralnervöse Auswirkungen bis zu Krämpfen.
- **Kontraindikationen:** totaler AV-Block, Bradykardie, kardiogener Schock, dekompensierte Herzinsuffizienz.

3.1.16 Nitrendipin

- **Handelsname:** z. B. Bayotensin® akut 5 mg/1 ml.
- **Indikation:** hypertensiver Notfall.
- **Dosierung:** 1 Phiole oral, bei Bedarf nach 30–60 Minuten wiederholen.
- **Wirkung:** periphere Vasodilatation, Senkung des myokardialen Sauerstoffverbrauchs, Senkung des koronaren Gefäßwiderstands, Vorlast- und Nachlastsenkung.
- **Nebenwirkungen:** Kopfschmerzen, Flush, überschießende Blutdrucksenkung, Tachykardie, ggf. Zunahme der pektanginösen Beschwerden, Parästhesien, Übelkeit.
- **Kontraindikationen:** Schock, Eklampsie, instabile Angina pectoris, Hypotonie, Herzinsuffizienz, akuter Myokardinfarkt, Asthma bronchiale.

3

3.1.17 Noradrenalin

- **Handelsname:** z. B. Arterenol® 1 mg/1 ml, 25 mg/25 ml.
- **Indikation:** therapieresistente Hypotonie, schwerer Schock, insbesondere kardiogen, anaphylaktisch, septisch mit deutlichem Blutdruckabfall.
- **Dosierung:** Erwachsene: 0,05–0,1 mg (verdünnt 1 ml = 1 mg auf 10 ml) und nach Wirkung oder über Perfusor 25 mg in 50 ml NaCl-Lsg.
- **Wirkung:** Blutdrucksteigerung durch Vasokonstriktion. (α- und β_1-Sympathomimetikum).
- **Nebenwirkungen:** Tachykardie oder Herabsetzung der Herzfrequenz, gelegentlich Rhythmusstörungen. Hyperglykämie, Angina-pectoris-Beschwerden, Steigerung des myokardialen Sauerstoffbedarfs, Hypokaliämie.
- **Cave:** Nekrosen an Injektionsstelle.
- **Kontraindikationen:** Hypertonie, hochgradige Koronarsklerose, Tachykardie, ACS, Hyperthyreose.
- **Anmerkung:** Katecholamine grundsätzlich im Notfall nach Wirkung dosieren, da das Körpergewicht allein keine Beurteilung über die aktuelle Zirkulation erlaubt. Auf keinen Fall eine „Schuss"-Infusion, sondern nur tropfenweise.

3.1.18 Orciprenalin

- **Handelsname:** z. B. Alupent® 0,5 mg/1 ml.
- **Indikation:** atropinresistente Bradykardie, AV-Block (Grad III), Adams-Stokes-Anfälle. Antidot bei relativer und absoluter Überdosierung mit Betablockern.
- **Dosierung:** Erwachsene: initial 0,05–0,1 mg i. v.
- **Wirkung:** β_1- und β_2-Stimulation, Senkung des peripheren Widerstands.
- **Nebenwirkungen:** Tachykardie bis Kammerflimmern, Extrasytolie, Blutdruckabfall, pektanginöse Beschwerden.
- **Kontraindikationen:** Tachykardie, Tachyarrhythmie.

3.1.19 Urapidil

- **Handelsname:** z. B. Ebrantil® 25 mg/5 ml, 50 mg/10 ml.
- **Indikation:** hypertensiver Notfall.
- **Dosierung:** 12,5–50 mg Lösung langsam titrierend i. v., evtl. wiederholen nach 3–5 Minuten.
- **Wirkung:** zentrale Sympathikolyse, peripheres Alphasympathikolytikum.
- **Nebenwirkungen:** Schwindel, Kopfschmerzen, Herzklopfen, Übelkeit, Angina pectoris.
- **Kontraindikationen:** Schock, Gravidität, Aortenisthmusstenose.

3.1.20 Verapamil

- **Handelsname:** z. B. Isoptin®, Verahexal® 5 mg/2 ml.
- **Indikation:** paroxysmale supraventrikuläre Tachykardie und Extrasystolie, Tachyarrhythmia absoluta bei Vorhofflimmern und -flattern (trotz Digitalis), Vorhoftachykardie mit wechselnder Überleitung.
- **Dosierung:** 2,5–5 mg sehr langsam i. v.
  - Erwachsene: 0,1 mg/kg KG.
  - Kinder: 0,75–2 mg (= 0,3–0,8 ml) unter EKG-Kontrolle, evtl. fraktioniert (0,1–0,2 mg/kg KG i. v.).
- **Wirkung:** Kalziumantagonismus, antiarrhythmische Wirkung. Senkung des myokardialen Sauerstoffbedarfs, Verlängerung der Refraktärzeit im AV-Knoten, periphere Gefäßerweiterung.
- **Nebenwirkungen:** AV-Block bis Asystolie, Blutdrucksenkung, Bradykardie.

- **Kontraindikationen:** kardiogener Schock, manifeste Herzinsuffizienz, AV-Block, gleichzeitige Anwendung von Betablockern, evtl. Bronchospasmus, frischer Myokardinfarkt.

3.2 Atmung

3.2.1 Epinephrin

- **Handelsname:** z. B. Infectokrupp® Inhal. 0,2 mg/Hub.
- **Indikation:** Allergie mit Bronchospasmus, Ödem der Rachenschleimhaut, Status asthmaticus.
- **Dosierung:** initial 1–2 Hübe, nach 3–5 Minuten wiederholen.
- **Wirkung:** antiödematös, Bronchospasmolyse.
- **Nebenwirkungen:** Tachykardie, Extrasystolie.
- **Kontraindikationen:** Tachykardie, Tachyarrhythmie.

3.2.2 Fenoterol

- **Handelsname:** z. B. Berotec®-Dosieraerosol 1 Hub/0,2 mg, Sultanol®-Fertiginhalat 1,25/2,5 mg/2,5 ml.
- **Indikation:** bronchospastische Zustände, Asthma bronchiale, Wehenhemmung.
- **Dosierung:**
  - Asthma bronchiale: 2–3 Hübe, Repetition nach 5 Minuten.
  - Tokolyse: 2–5 Hübe.
- **Wirkung:** β_2-Stimulator; Broncholyse, Tokolyse, positiv ino- und chronotrop.
- **Nebenwirkungen:** Tachykardie (selten), Blutdruckabfall, Unruhe, Tremor, pektanginöse Beschwerden.
- **Kontraindikationen:** Tachykardie, Tachyarrhythmie, ACS, frischer Myokardinfarkt. Vor Geburt Risikoabschätzung bzgl. Wehenhemmung.

3.2.3 Terbutalinsulfat

- **Handelsname:** z. B. Bricanyl® 0,5 mg/1 ml.
- **Indikation:** Asthma bronchiale, Status asthmaticus.
- **Dosierung:**
  - Kinder von 3–6 Jahren: 0,1 mg.
  - Kinder von 7–12 Jahren: 0,15 mg.
  - Erwachsene: ½–1 Amp. s. c.
- **Wirkung:** β_2-Sympathomimetikum. Bronchodilatation, Anregung der mukoziliären Clearance, Inhibierung der antigeninduzierten Histaminliberation.

- **Nebenwirkungen:** Tachykardie, Tremor, Rhythmussteigerung.
- **Kontraindikationen:** Myokardinfarkt, Hypotonie, tachykarde Arrhythmien, Schock, Epilepsie.

3.2.4 Reproterol

- **Handelsname:** Bronchospasmin® 0,09 g/1 ml.
- **Indikation:** Asthma bronchiale, schwerer Asthmaanfall, Status asthmaticus.
- **Dosierung:** 0,09 g langsam i. v., Wiederholung evtl. in 10 Minuten.
- **Wirkung:** β_2-Sympathomimetikum.
- **Nebenwirkungen:** Tachykardie, Tremor, Rhythmusstörungen.
- **Kontraindikationen:** frischer Myokardinfarkt, ACS, Aortenstenose.

3.3 Analgetika

3.3.1 Acetylsalicylsäure

- **Handelsname:** z. B. Aspirin® i. v. 1 Fl./0,5 g.
- **Indikation:** Schmerzzustände bei internistischen Notfallpatienten, Thrombozytenaggregationshemmung bei Myokardinfarkt.
- **Dosierung:** 0,25–1,0 g. Zur Thrombozytenaggregationshemmung 100–150 mg i. v.
- **Wirkung:** antipyretisch, Thrombozytenaggregationshemmung, antiphlogistisch.
- **Nebenwirkungen:** Magenblutung, Bronchospasmen, Übelkeit, Erbrechen.
- **Kontraindikationen:** Magen-Darm-Ulzera, Blutungsstörungen. Relativ: Asthma bronchiale, Gravidität (3. Trimenon), bekannte Allergie.

3.3.2 Fentanyl

- **Handelsname:** z. B. Fentanyl® 0,1 mg/2 ml, 0,5 mg/10 ml (BtM).
- **Indikation:** schwere Schmerzzustände, Narkoseeinleitung.
- **Dosierung:** bei Schmerzen 1–2 ml (= 0,05–0,1 mg), Narkoseeinleitung 0,1–0,5 mg.
- **Wirkung:** zentrale Hemmung der Schmerzempfindung, Sedierung.
- **Nebenwirkungen:** Atemdepression, Miosis, Bradykardie, Hypotonie.
- **Kontraindikationen:** nicht beeinflussbare respiratorische Insuffizienz, Opioidabhängigkeit, Bradykardie, Hypotonie.

3.3.3 Metamizol

- **Handelsname:** z. B. Novalgin® 2,5 g/5 ml, 1,0 g/2 ml.
- **Indikation:** Schmerzzustände aller Art, Koliken.
- **Dosierung:** 1,5–2,5 g langsam i. v. (10–20 mg/kg KG).
- **Wirkung:** periphere Hemmung der Schmerzempfindung, spasmolytisch, antipyretisch.
- **Nebenwirkungen:** evtl. allergische Reaktionen, gelegentlich Blutdruckabfall, selten Agranulozytose.
- **Kontraindikationen:** Pyrazolonallergie, Hypotonie.

3.3.4 Morphin

- **Handelsname:** z. B. Morphinum hydrochloricum Amphiolen® 10 mg/1 ml (BtM).
- **Indikation:** schwerste Schmerzzustände, speziell akuter Myokardinfarkt, kardiale Ischämie, kardiales Lungenödem.
- **Dosierung:**
  - Erwachsene: 2,5–5–10 mg (fraktioniert 1:10 expandiert), ggf. mehr.
  - Kinder: 0,05–0,1 mg/kg KG i. v. Einzeldosis.
- **Wirkung:** starkes Schmerzmittel, sedierend, euphorisierend, antitussiv, Drucksenkung im pulmonalen Kreislauf.
- **Nebenwirkungen:** Atemdepression, evtl. Hypotonie, Frequenzanstieg, Übelkeit, Erbrechen, Miosis.
- **Kontraindikationen:** Kolik, Pankreatitis, Asthma bronchiale.

3.3.5 N-Butylscopolamin

- **Handelsname:** z. B. Buscopan® 20 mg/1 ml Amp.
- **Indikation:** Koliken, spastische Schmerzzustände.
- **Dosierung:**
  - Erwachsene: 20 mg i. v.
  - Kinder: 0,3–0,6 mg/kg i. v.
- **Wirkung:** parasympathikolytisch, spasmolytisch an der glatten Muskulatur.
- **Nebenwirkungen:** Tachykardie, Akkommodationsstörungen, Mundtrockenheit.
- **Kontraindikationen:** Tachyarrhythmie, Hypotonie.

3.3.6 Paracetamol

- **Handelsname:** z. B. ben-u-ron® 125–500–1.00 mg Supp., Perfalgan® 1.000 mg/100 ml.
- **Indikation:** leichte bis mäßige Schmerzen, Fieber.
- **Dosierung:**
  - Erwachsene: 10 mg/kg KG Einzeldosis.
  - Kinder 15 mg/kg.
    Suppositorien:
    - 6–9 Monate (7–8 kg): 125 mg.
    - 2–4 Jahre (13–16 kg): 250 mg.
    - 8–1 Jahre (26–32 kg): 500 mg.
    - Ab 12 Jahre (> 43 kg): 1.000 mg.

- **Wirkung:** analgetisch, antipyretisch.
- **Nebenwirkungen:** allergische Reaktionen möglich.
- **Kontraindikationen:** Leber- und Nierenfunktionsstörungen, Allergie gegen Paracetamol, Alkoholabusus.

3.3.7 Tramadol

- **Handelsname:** z. B. Tramal® 50 mg/1 ml, 100 mg/2 ml.
- **Indikation:** mittelstarke Schmerzzustände aller Art.
- **Dosierung:** 50–100 mg (1,5 mg/kg KG) langsam i. v.
- **Wirkung:** Opioidanalgetikum.
- **Nebenwirkungen:** opioidtypische Übelkeit, Erbrechen bei zu schneller Injektion.
- **Kontraindikationen:** akute Alkohol-, Psychopharmaka-, Analgetikaintoxikation.

3.3.8 Ketaminhydrochlorid

- **Handelsname:** z. B. Ketanest S® 5 mg/1 ml, 25 mg/1 ml.
- **Indikation:** Analgesie (Narkose).
- **Dosierung:**
  - Analgetikum: 0,125–0,25 mg/kg KG i. v., 0,25–0,5 mg/kg KG i. m.
  - Narkotikum: 0,5–1,0 mg/kg KG i. v., 2–4 mg/kg KG i. m.
- **Wirkung:** Analgesie, thalamokortikale Dissoziation.
- **Nebenwirkungen:** Hypertonie, Tachykardie, Hypersalivation, Atemdepression bei zu schneller Applikation.
- **Kontraindikationen:** Schädel-Hirn-Trauma, kardiale Risikopatienten, Hypertonie.

3.3.9 Stufenschema zur Analgesie in der Präklinik

▶ Tab. 3.1.

Tab. 3.1 Stufenschema zur Analgesie

Stufe	Analgetika
1. Stufe	Metamizol ASS Paracetamol
2. Stufe	Tramadol + Metamizol Tramadol + ASS
3. Stufe	Morphin Fentanyl Ketamin

- Ausschließlich intravenöse Gabe.
- Verdünnung des Analgetikums in 10er-Spritze mit 0,9-prozentiger NaCl-Lösung auf 10 ml.
- Initialer Bolus mit maximal 50 % der empfohlenen Dosis.
- Gegebenenfalls zusätzliche fraktionierte Substitution nach Wirkung.

3.4 Anästhetika

3.4.1 Etomidat

- **Handelsname:** z. B. Hypnomidate® 20 mg/10 ml, alternativ Etomidat-Lipuro®.
- **Indikation:** Kurzhypnotikum, Intubation.
- **Dosierung:** Erwachsene: 0,15–0,3 mg/kg KG (= 7–10 ml i. v.).
- **Wirkung:** keine analgetische Wirkung, Abfall des endogenen Kortikoidspiegels, antikonvulsiver Effekt, kurze Wirkdauer, schneller Wirkeintritt.
- **Nebenwirkungen:** Myoklonien, Atemdepression, Venenreizung, Übelkeit, Erbrechen, Husten, Singultus, Schüttelfrost.
- **Kontraindikationen:** akute Intoxikation mit zentral dämpfenden Pharmaka und Alkohol, Schock.

3.4.2 Mepivacain

- **Handelsname:** z. B. Scandicain® 2 %. Luerfit Amp. 5 ml.
- **Indikation:** Lokalanästhesie, Leitungsanästhesie.
- **Dosierung:** maximal 4 mg/kg KG.
- **Wirkung:** lokale und regionale Nervenblockade.
- **Nebenwirkungen:** Tachykardie, hochfrequente Arrhythmie, allergische Reaktionen, Hypotonie.
- **Kontraindikationen:** Allergie.

3.4.3 Thiopental

- **Handelsname:** z. B. Trapanal® 0,5 g Trockenampulle.
- **Indikation:** Narkoseeinleitung, Intubation.
- **Dosierung:** 250–350 mg bzw. 2–3 mg/kg KG i. v. als Einzeldosis.
- **Wirkung:** Narkotikum mit geringer analgetischer und relaxierender Wirkung.
- **Nebenwirkungen:** ventrikuläre Arrhythmien bei Überdosierung, Blutdruckabfall, Atemdepression, kardiovaskuläre Depression bei zu hoher Konzentration, Vasodilatation mit HZV-Abfall.
- **Kontraindikationen:** akute Intoxikation mit zentral dämpfenden Pharmaka und Alkohol, Schock, schwerer Leberschaden, Herzinsuffizienz.

3.4.4 Propofol

- **Handelsname:** Disoprivan® 200 mg/20 ml.
- **Indikation:** Einleitungsnarkotikum, Aufrechterhaltung der Narkose.
- **Dosierung:** Erwachsene: 1,5–2,0 mg/kg KG, Kinder: 2,5–5,0 mg/kg KG titrierend i. v.
- **Wirkung:** zentral wirkendes Narkotikum, schneller Wirkeintritt, kurze Wirkdauer (2–5 Minuten).
- **Nebenwirkungen:** Blutdruckabfall, Bradykardie, Atemdepression, Myoklonien, Singultus.
- **Kontraindikationen:** Kinder < 3 Jahre, Hypovolämie, dekompensierte kardiopulmonale Erkrankungen.

3.5 Psychopharmaka

3.5.1 Chloralhydrat

- **Handelsname:** z. B. Chloralhydrat-Rectiole® 0,6 g/3 ml Miniaturklistier.
- **Indikation:** Fieberkrämpfe, Sedierung bei Kindern.
- **Dosierung:**
  - Erwachsene: 1–3 Rektiolen je nach Alter.
  - Kinder: 25–50 mg/kg rektal.
- **Wirkung:** zentral sedierend und krampfhemmend.
- **Nebenwirkungen:** Schwindel, paradoxe Reaktion.
- **Kontraindikationen:** dekompensierte Herz- und Kreislaufinsuffizien

3

3.5.2 Haloperidol

- **Handelsname:** z. B. Haldol® 5 mg/1 ml.
- **Indikation:** Alkoholintoxikation, psychotische Erregungszustände, schwere Agitiertheit, besonders bei alten Patienten, Hyperkinesien, Delirium tremens.
- **Dosierung:** 5 mg – 10 mg langsam i. v., bei akuten alkoholbedingten Unruhezuständen 5–20 mg i. v.; Applikation unter EKG-Kontrolle.
- **Wirkung:** sehr stark antipsychotisch wirkend, zentrale Sedierung, ausgeprägte Antiemesis.
- **Nebenwirkungen:** extrapyramidal-motorische Dys- und Hyperkinesien, Erhöhung der Krampfbereitschaft, Blutdruckabfall.
- **Kontraindikationen:** organische Hirnerkrankung. Vorsicht bei Epileptikern bei gleichzeitiger Gabe von Barbituraten und Opiaten.

3.5.3 Levomepromazin

- **Handelsname:** z. B. Neurocil® 25 mg/1 ml.
- **Indikation:** Psychosen, affektive Verstimmungen, Schmerzbekämpfung.
- **Dosierung:** 25–50 mg.
- **Wirkung:** Neuroleptikum, Dämpfung der psychomotorischen Erregbarkeit, zentrale Schmerzhemmung, schlafanstoßend.
- **Nebenwirkungen:** Hautreaktionen, epileptische Anfälle, Dyskinesien.
- **Kontraindikationen:** akute Alkohol- und Schlafmittelvergiftung, Herz- und Kreislaufinsuffizienz.

3.5.4 Midazolam

- **Handelsname:** z. B. Dormicum® 15 mg/3 ml, 5 mg/5 ml, 5 mg/1 ml.
- **Indikation:** Unruhezustände, Krampfanfälle, Sedierung zur Notintubation, Analgosedierung mit Ketamin und Anxiolyse.
- **Dosierung:**
  - Erwachsene: initial 2–5 mg, bei Krämpfen 10–15 mg.
  - Kinder: 0,1 mg/kg i. v.
- **Wirkung:** zentrale Dämpfung des ZNS, schlaffördernd, sedierend, amnestisch, geringe Muskelrelaxation, kurz wirksam.
- **Nebenwirkungen:** Atemdepression, paradoxe Reaktion, geringe Blutdrucksenkung.
- **Kontraindikationen:** Ateminsuffizienz, Intoxikation mit zentral dämpfenden Substanzen.

3.5.5 Promethazin

- **Handelsname:** z. B. Atosil® 50 mg/2 ml.
- **Indikation:** Unruhe, Erregung, Übelkeit, Erbrechen, allergische Reaktionen.
- **Dosierung:** Erwachsene: 25–50 mg.
- **Wirkung:** Sedierung, Vagolyse, Antihistamineffekt (H_1-Blocker), Potenzierung des Dämpfungseffekts anderer Neuroleptika, verhindert deren allergische extrapyramidal-motorische und vegetative Nebenwirkungen.
- **Nebenwirkungen:** Müdigkeit, Tachykardie, Blutdruckabfall, neuroleptisches Syndrom, Dyskinesien, Mundtrockenheit, Verwirrung, Mydriasis.
- **Kontraindikationen:** akute Alkohol-, Opiat- und Schlafmittelintoxikation, Hypotonie, Schock.

3.5.6 Lorazepam

- **Handelsname:** Tavor Expidet® 1 mg/2,5 mg pro Plättchen.
- **Indikation:** Angst-, Spannungs-, Erregungszustände.
- **Dosierung:** 1,0–2,5 mg.
- **Wirkung:** sedierend, krampfhemmend.
- **Nebenwirkungen:** Atemdepression, Hypotonie, Schläfrigkeit, anterograde Amnesie.
- **Kontraindikationen:** Drogen- und Alkoholabhängigkeit.

3.6 Notfallrelevante Antidota

3.6.1 Atropin

- **Handelsname:** Atropinsulfat 100 mg, 100 mg/10 ml.
- **Indikation:** Intoxikation mit Organophosphaten.
- **Dosierung:** 5 mg i. v.; initial 1,0–5,0 mg nach Wirkung (Minderung der Bronchialsekretion und Pupillengröße).
- **Risiko: Cave:** Darmatonie, Gefahr der Atropinintoxikation.
- **Bemerkung:** wiederholte Gabe nach Klinik.

3.6.2 Biperiden

- **Handelsname:** z. B. Akineton® 5 mg/1 ml.
- **Indikation:** extrapyramidale Symptomatik nach Psychopharmaka-Intoxikation.
- **Dosierung:** 0,04 mg/kg KG langsam i. v.
- **Risiko:** neurologisches und kardiales Nebenwirkungsprofil.

3.6.3 DMAP (4-Dimethylaminophenol)

- **Handelsname:** z. B. 4-DMAP-Ampullen mit 250 mg/5 ml.
- **Indikation:** Zyanidintoxikation.
- **Dosierung:** 3–4 mg/kg KG (etwa 250 mg) mit reichlich in die Spritze aspiriertem Blut langsam i. v.
- **Bemerkung:** anschließend Natriumthiosulfat. Bei Kombinationsintoxikationen mit Kohlenmonoxid Dosisreduktion: **Cave:** Met-Hb-Spiegel.

3.6.4 Ethanol

- **Handelsname:** z. B. Alkohol 95 % Braun® Infusionskonzentrat.
- **Indikation:** Vergiftungen mit Methanol und Ethylenglykol.
- **Dosierung:** 5–7 mg/kg KG einer 10-prozentigen Lösung.
- **Bemerkung:** Eine gute Alternative ist Fomepizol.

3.6.5 Flumazenil

- **Handelsname:** z. B. Anexate® 0,5 mg/5 ml, 1 mg/10 ml.
- **Indikation:** Benzodiazepinintoxikation, schwerste Atemdepression, Koma, ggf. diagnostisch.

- **Dosierung:** 0,3–1,0 mg i. v., bei Bedarf Wiederholung.
- **Wirkung:** Hemmung der Benzodiazepinrezeptoren; spezifischer Antagonist.
- **Risiko:** Entzugssymptomatik, kein Schutz vor Krampfanfall.
- **Nebenwirkungen:** Übelkeit, Erbrechen, Hirndruckanstieg.
- **Kontraindikationen:** Intoxikation mit trizyklischen Antidepressiva.
- **Bemerkung:** HWZ 45 Minuten.

3.6.6 Hydroxycobalamin

- **Handelsname:** z. B. Cyanokit® 2,5 g/100 ml, 5 g/200 ml Flasche.
- **Indikation:** Intoxikation mit Zyaniden.
- **Dosierung:** 5 g als Initialdosis (70 mg/kg KG).
- **Wirkung:** Komplexbildung der Zyanide.
- **Nebenwirkungen:** reversible Farbänderung von Haut, Schleimhäuten und Urin.
- **Kontraindikationen:** Allergie gegen den Wirkstoff, Wirkstoffabschwächung bei Natriumthiosulfat.

3.6.7 Kohlegranulat

- **Handelsname:** z. B. Ultracarbon® Fl. mit 61,5 g.
- **Indikation:** akute orale Vergiftung und Überdosierung von Medikamenten.
- **Dosierung:** 0,5–1 g/kg KG als Suspension getrunken.
- **Wirkung:** Absorption der aktiven Stoffe aus dem Magen-Darm-Trakt.
- **Nebenwirkungen:** Obstipation.
- **Kontraindikationen:** Vergiftungen durch starke Säuren und Laugen.

3.6.8 Naloxon

- **Handelsname:** z. B. Narcanti® 0,4 mg/1 ml, Narcanti® Neonatal 0,04 mg/2 ml.
- **Indikation:** schwere Heroin-(Opioid-)Intoxikation.
- **Dosierung:**
  - Erwachsene: initial 0,4–2 mg i. v. (= 1–5 Amp.), kann mehrmals wiederholt (2–3 Minuten) werden.
  - Kinder: 0,01–0,02 mg/kg KG.
- **Wirkung:** spezifischer Opioidantagonist.

- **Nebenwirkungen:** Entzugssymptome bei Opiatabhängigen, Übelkeit, Erbrechen.
- **Kontraindikationen:** keine.

3.6.9 Natriumthiosulfat 10 %

- **Handelsname:** z. B. Natriumthiosulfat 10 % Ampullen mit 1 g/10 ml.
- **Indikation:** Intoxikation mit Zyaniden, N-Lost, S-Lost.
- **Dosierung:**
  - Zyanidintoxikation: 50–100 mg/kg KG bis zu insgesamt 500 mg/kg KG bei Wiederholung.
  - Lostintoxikation: 100 mg/kg KG i. v. sofort.
- **Bemerkung:** allein bei Alkylanzien (N-Lost, S-Lost), bei Zyaniden nach DMAP.

3.6.10 Physostigmin

- **Handelsname:** z. B. Anticholium® 2 mg/5 ml.
- **Indikation:** anticholinerges Syndrom.
- **Dosierung:** 2 mg langsam i. v.
- **Bemerkung:** Nur als Ultima Ration verwenden. Strenge Indikationsstellung bei Patienten mit erhöhtem kardialen Risikoprofil.

3.7 Sonstige Notfallmedikamente

3.7.1 Cimetidin

- **Handelsname:** z. B. Tagamet®, Cimehexal® 200 mg/2 ml, 400 mg/4 ml.
- **Indikation:** anaphylaktoide Reaktion, zusätzlich zu H_1-Antagonisten.
- **Dosierung:** 5 mg/kg KG, 2–4 ml.
- **Wirkung:** H_2-Rezeptorenblocker.
- **Nebenwirkungen:** Herzrhythmusstörungen, Blutdruckabfall, Übelkeit.
- **Kontraindikationen:** im Notfall keine.

3.7.2 Dimenhydrinat

- **Handelsname:** Vomex® A i. v. Injektionslösung 62 mg/10 ml.
- **Indikation:** Übelkeit, Erbrechen unterschiedlicher Genese.
- **Dosierung:** bis 10 ml, sehr langsam (> 2 Minuten). Nachspülen mit NaCl oder Infusion.
- **Wirkung:** H_1-antihistaminisch, anticholinerge und zentral isolierende Wirkung.
- **Nebenwirkungen:** Bewusstseinstrübung, Schwindel, Tachykardie, Mundtrockenheit.
- **Kontraindikationen:** akutes Asthma bronchiale, Epilepsie, Eklampsie.

3.7.3 Fenoterolhydrobromid

- **Handelsname:** z. B. Partusisten® 0,025 mg/1 ml, 0,5 mg/10 ml.
- **Indikation:** Tokolyse.
- **Dosierung:** 0,025 mg auf 10 ml verdünnt, langsam spritzen oder in Infusion (1,0 mg).
- **Wirkung:** Betasympathomimetikum. Wehenhemmung.
- **Nebenwirkungen:** Blutdruckabfall, Tachykardie, Stenokardien.
- **Kontraindikationen:** Kreislaufinsuffizienz.

3.7.4 Furosemid

- **Handelsname:** z. B. Lasix®, Furorese® 20 mg/2 ml, 40 mg/4 ml.
- **Indikation:** Lungenödem, Herzinsuffizienz, Förderung der renalen Elimination.

- **Dosierung:**
  - Erwachsene: 20–80 mg.
  - Kinder: 0,5–1,0 mg/kg KG i. v. Einzeldosis.
- **Wirkung:** Verhinderung der Natriumrückresorption der Niere. Dadurch Wasserausscheidung, Reduktion des Preloads, Drucksenkung im pulmonal-arteriellen Kreislauf.
- **Nebenwirkungen:** Übelkeit, Erbrechen, Tachykardie, evtl. Blutdruckabfall, Kaliumverlust.
- **Kontraindikationen:** Oligo-/Anurie nach Schädigung durch nekrotisierende Substanzen, Hypovolämie.

3.7.5 Glukose

- **Handelsname:** z. B. Glukose Braun® 20–40 %/10 ml.
- **Indikation:** Hypoglykämie.
- **Dosierung:**
  - Erwachsene: 10–20 ml nach Wirkung.
  - Kinder: Glukose 20 % 1–2 ml/kg KG i. v.
- **Wirkung:** Anhebung des Blutzuckerspiegels.
- **Nebenwirkungen:** Venenreizung.
- **Kontraindikationen:** Hyperglykämie, hyperosmolarer Zustand.

3.7.6 Oxytocin

- **Handelsname:** z. B. Syntocinon® 3 IE/10 IE/1 ml Amp.
- **Indikation:** postpartale atonische Nachblutung, inkompletter Abort, drohender Abort mit vital gefährdender Blutung.
- **Dosierung:** 3–5 IE i. v. oder 10 IE in 500 ml Ringer-Lsg.
- **Wirkung:** direkte kontrahierende Wirkung auf die Uterusmuskulatur.
- **Nebenwirkungen:** Vasokonstriktion, Tachykardie, Kopfschmerzen, Schwindel, Übelkeit, Erbrechen.
- **Kontraindikationen:** drohende Uterusruptur.

3.7.7 Prednisolon

- **Handelsname:** z. B. Solu-Decortin® H 250 mg Trockenampulle.
- **Indikation:** anaphylaktischer Schock, Status asthmaticus, Reizgasinhalation.
- **Dosierung:** bis 30 mg/kg KG als Lösung i. v., initial 100–250 mg i. v.
- **Wirkung:** antiödematös, antiallergisch, antiinflammatorisch.

- **Nebenwirkungen:** Nebennierendepression, Blutzuckererhöhung, Übelkeit.
- **Kontraindikationen:** im Notfall keine.

4 Rechtliche Aspekte

4.1 Leichenschau im Rettungsdienst

4.1.1 Aufgaben

Rechtliche Basis der Leichenschau sind die Bestattungs- bzw. Leichenschaugesetze der einzelnen Bundesländer, die nicht nur unterschiedliche Anforderungen an den Arzt stellen, sondern auch verschiedene Dokumentationen fordern (differente Leichenschauscheine). Einige Gesetze sehen für den organisierten Notarztdienst lediglich die – vereinfachte – vorläufige Todesbescheinigung (= Todesfeststellung) vor, der eine ausführliche Leichenschau durch einen anderen Arzt folgen muss.
Die Todesfeststellung ist definiert als die Feststellung des Individualtodes (Hirntod) eines Menschen. Sie ist das Ergebnis einer ganzheitlichen Untersuchung des Patienten.
Gemeinsam sind der ärztlichen Leichenschau die Aufgaben der

- Feststellung des Todes,
- Feststellung der Todesursache,
- Bestimmung der Todesart,
- Feststellung des Todeszeitpunkts,
- Feststellung von übertragbaren Erkrankungen (nach IfSG).

Feststellung des Todes

- Sichere Todeszeichen sind Totenflecken (Livores), Leichenstarre (Rigor) und fortgeschrittene Leichenerscheinungen (Fäulnis) sowie schwerste Verletzungen, die per se mit dem Leben nicht vereinbar sind (Schädelzerreißung, Verlust lebenswichtiger Organe).
- Vergebliche Reanimationsbemühungen mit mindestens 30-minütigem kontinuierlichem Nulllinien-EKG. Voraussetzung dafür: suffiziente Reanimationsmaßnahmen unter Einschluss der medikamentösen und elektrischen Reanimation (erweiterte Reanimationsmaßnahmen). Ausnahmen: Hypothermie, Intoxikation mit zentralwirkenden Substanzen, Kinder, Alkohol, Elektrizitätseinwirkung.

Während der (suffizienten) Reanimation treten bei Erfolglosigkeit nicht unbedingt Totenflecken auf. Auch unmittelbar nach Beendigung sind sie noch nicht sicher zu erwarten.

Todesursache

- Bei Rettungseinsätzen mit akuter Symptomatik und bekannter Anamnese meist eruierbar. Bezüglich der Grundkrankheit können vom Hausarzt (zuletzt behandelnder Arzt) Auskünfte eingeholt werden (Auskunftspflicht).

- Bleibt die Todesursache unklar, sollte dies im Leichenschauschein so vermerkt werden.

Todesart

Entsprechend den Bestattungsgesetzen wird zwischen drei Arten unterschieden:
- Natürlicher Tod: aus innerer Ursache, krankheitsbedingt.
- Nichtnatürlicher Tod: als Folge einer Gewalteinwirkung (Unfall, Tötungsdelikt), von Vergiftung, von Suizid, von Behandlungsfehlern (= von außen verursachtes oder ausgelöstes Geschehen).
- Nicht aufgeklärter Tod: durch Anamnese und Besichtigung nicht erkennbar.

Todeszeitpunkt

- Bei Tod im Rahmen der notärztlichen Behandlung Zeitpunkt unter Mithilfe der dokumentierten Zeiten der Leitstelle feststellbar.
- Bei Eintritt des Todes vor Eintreffen am Notfallort durch Befragen von Angehörigen und Zeugen. Zeitpunkt möglichst genau eingrenzen (in Minutenfrist). Wenn dies nicht möglich ist, Zeitpunkt der Todesfeststellung angeben.

Übertragbare Erkrankungen

Übertragbare Erkrankungen sind im Infektionsschutzgesetz (IfSG) festgelegt und definiert und müssen wegen der daraus resultierenden Meldepflicht an das Gesundheitsamt gemeldet werden.

4.1.2 Meldepflicht bei Todesfällen

Die Meldepflicht ist nicht in allen Leichenschauverordnungen der Länder in gleicher Weise festgeschrieben.
- Meldung an die Polizei:
  - bei nichtnatürlichem Tod (unverzüglich),
  - bei nicht geklärter Todesursache und Todesart,
  - bei nicht identifizierten Toten.
- Meldung an das Gesundheitsamt bei Verdacht auf Erkrankungen nach dem IfSG.
- Verbleib der Todesbescheinigung:
  - Bei nichtnatürlichem Tod – zur Polizei.
  - Bei nicht geklärter Todesursache bei Benachrichtigung der Polizei – zur Polizei.

  - Bei natürlichem Tod – Angehörige zur Weiterleitung an Bestattungsunternehmen.
- Wesentliche Informationen im Rahmen der Leichenschau:
  - Umfeld (Alkohol, Medikamente, Drogenutensilien, Waffen),
  - Bekleidung (Zustand, Beschädigungen, Verunreinigungen),
  - Personalien, Hausarzt (zuletzt behandelnder Arzt),
  - Anamnese (Vorerkrankungen, auslösendes Geschehen),
  - Auffindesituation (Lage, Position).
- Besondere Vorsicht ist geboten bei
  - unerwartetem Todesfall,
  - unklaren Todesumständen,
  - unbekannten Verstorbenen,
  - Spättodesfällen nach äußeren Einwirkungen (z. B. Arbeitsunfällen).

4.1.3 Typische Fehler

- Unerfahrenheit, Sorglosigkeit, Leichtgläubigkeit (gegenüber Angaben von Angehörigen),
- Rücksichtnahme auf Angehörige oder Umgebung,
- Inkaufnahme ungünstiger äußerer Bedingungen (Beleuchtung, Bekleidung),
- Verkennung der (Kausal-)Zusammenhänge bei zurückliegenden äußeren Einwirkungen (Unfall, Auseinandersetzung u. a.),
- Unterlassung der Meldung von Todesfällen,
- Manipulationen an der Leiche bei fehlender Therapienotwendigkeit (sichere Todeszeichen),
- unkritische Ausstellung eines 2. Leichenschauscheins auf Drängen der Polizei nach Abschluss der Ermittlungen mit der Attestierung eines natürlichen Todes (besser an Gesundheitsamt, Landgerichtsarzt oder rechtsmedizinisches Institut verweisen),
- Ausstellung eines Leichenschauscheins ohne Besichtigung und Untersuchung der Leiche.

4.2 Zwangseinweisung

4.2.1 Landesrechtliche Regelungen zur Noteinweisung in ein psychiatrisches Krankenhaus

Zurzeit gelten für die Noteinweisung in ein psychiatrisches Krankenhaus folgende Gesetze:

Baden-Württemberg: Gesetz über die Unterbringung psychisch Kranker (Unterbringungsgesetz – UBG) vom 2.12.1991.

Bayern: Gesetz über die Unterbringung psychisch Kranker und deren Betreuung (Unterbringungsgesetz – UnterbrG) vom 5.4.1992 – Art. 10 Sofortige vorläufige Unterbringung.

Berlin: Gesetz für psychisch Kranke (PsychKG) vom 17.3.1994 – § 26 Vorläufige behördliche Unterbringung.

Brandenburg: Gesetz über Hilfen und Schutzmaßnahmen sowie über den Vollzug gerichtlich angeordneter Unterbringung für psychisch Kranke vom 8.2.1996.

Bremen: Gesetz über Hilfen und Schutzmaßnahmen bei psychischen Krankheiten vom 18.2.1992 – § 14 Sofortige Unterbringung.

Hamburg: Hamburgisches Gesetz über Hilfen und Schutzmaßnahmen bei psychischen Krankheiten (HmbPsychKG) vom 27.9.1995 – § 12 Sofortige Unterbringung.

Hessen: Gesetz über die Entziehung der Freiheit geisteskranker, geistesschwacher, rauschgift- oder alkoholsüchtiger Personen vom 19. Mai 1952 in der Fassung vom 15.7.1997 – § 10 Sofortige Ingewahrsamnahme.

Mecklenburg-Vorpommern: Gesetz über Hilfen und Schutzmaßnahmen für psychisch Kranke (PsychKG) vom 1.6.1993 – § 15 Sofortige Unterbringung.

Niedersachsen: Niedersächsisches Gesetz für Hilfen für psychisch Kranke und Schutzmaßnahmen (Nds. PsychKG) vom 30.6.1978 in der Fassung vom 16.6.1997 – § 18 Vorläufige Einweisung.

Nordrhein-Westfalen: Gesetz über Hilfen und Schutzmaßnahmen bei psychischen Krankheiten (PsychKG) vom 18.12.1982 – § 17 Sofortige Unterbringung.

Rheinland-Pfalz: Landesgesetz für psychisch kranke Personen vom 17.11.1995.

Saarland: Gesetz Nr. 1301 über die Unterbringung von psychisch Kranken vom 11.11.1992 – § 6 Vorläufige Unterbringung in Eilfällen.

Sachsen: Sächsisches Gesetz über die Hilfen und die Unterbringung bei psychischen Krankheiten (Sächs. PsychKG) vom 16. Juni 1994.

Sachsen-Anhalt: Gesetz über Hilfen für psychisch Kranke und Schutzmaßnahmen des Landes Sachsen-Anhalt (PsychKGLSA) vom 30.12.1992 – § 15 Vorläufige Einweisung.
Schleswig-Holstein: Gesetz für psychisch Kranke (PsychKG vom 15.11.1996) – § 24 Vorläufige Unterbringung.
Thüringen: Thüringisches Gesetz zur Hilfe und Unterbringung psychisch Kranker (Thür. PsychKG) vom 2.2.1994 – § 8 Vorläufige Unterbringung durch den Sozialpsychiatrischen Dienst.

4.2.2 Rechtliche Probleme im Zusammenhang mit der Einweisung eines Patienten

Die baldige Unterbringung zur Abwehr einer Gefahr ist in den einzelnen Ländern der Bundesrepublik unterschiedlich geregelt (▶ Kap. 4.2.1). Lange Zeit wurde die Unterbringung psychisch Kranker in einem psychiatrischen Krankenhaus gegen deren Willen vor allem unter dem Aspekt der Aufrechterhaltung der öffentlichen Sicherheit und Ordnung und somit als polizeirechtliche Aufgabe gesehen. Hieraus erklärt sich, dass die entsprechenden Unterbringungsgesetze heute noch Landesgesetze sind.

Diese stimmen in zwei zentralen Punkten überein: dass es sich um eine „Geisteskrankheit" und um eine daraus sich ergebende Gemeingefahr handeln muss. Oft wird auch die Selbstgefahr in den Gesetzestext einbezogen. Weiter muss feststehen, dass diese Gefahr nicht auf andere Weise (ambulante Behandlung, freiwilliger Krankenhausaufenthalt) abgewendet werden kann. Das Bayerische Unterbringungsgesetz z. B. regelt das Vorgehen zur Abwehr der Gefahr so, dass die Polizei den sich und seine Umgebung gefährdenden Kranken in eine Klinik bringt.
Der niedergelassene Arzt hat in der Akutsituation demnach die Polizei zu verständigen. Es ist erforderlich, die Freiheitsentziehung von allem Pathetischen zu entkleiden und sie ganz nüchtern als eine Maßnahme aufzufassen, die vom ärztlichen Standpunkt aus in erster Linie aus Gründen der Fürsorge für den Kranken erfolgt und therapeutisch ausgerichtet ist. Der Entzug der äußeren Freiheit muss mit dem Wohl des Kranken identisch sein. Diese Gleichsinnigkeit bleibt vom psychiatrischen Standpunkt aus das entscheidende Kriterium für jede Zwangseinweisung. Die Polizei ist für ihr Eingreifen z. B. durch das Bayerische Polizeiaufgabengesetz juristisch abgesichert. Hierin heißt es: „Die Polizei kann eine Person zur Rettung aus einer gegenwärtigen Gefahr für Leib und Leben in Gewahrsam nehmen, wenn die gefährdete Person sich erkennbar in einem die freie Willensbestimmung ausschließenden

Zustand … befindet … oder wenn sie im Begriff ist, Selbstmord zu begehen." Ist eine Unterbringung dringend notwendig, kann die Polizei die betreffende Person in eine geeignete Anstalt einliefern. Eine ärztliche Mitwirkung ist nicht notwendig. Der hinzugezogene Arzt kann zwar den Angehörigen des Kranken das Vorliegen der Voraussetzungen für eine Einweisung nach dem Unterbringungsgesetz attestieren und selbst die Polizei verständigen oder die Angehörigen dazu veranlassen; die Polizei ist aber nicht verpflichtet, aufgrund des Attests die Einweisung durchzuführen. Sie entscheidet darüber nach eigenem Ermessen.

Kein Grund für eine Zwangseinweisung nach Landesrecht sind Suchtkrankheiten ohne Kontrollverlust und aggressives Verhalten, umschriebene Wahnerkrankungen bei intakter Persönlichkeit oder seelische Störungen, die mit einer Belästigung der Öffentlichkeit einhergehen.

4.2.3 Einweisungsarten

Bei der Einweisung eines Patienten in ein Nervenkrankenhaus ist grundsätzlich zwischen der zwangsweisen und der freiwilligen Aufnahme zu unterscheiden.

- **Freiwillige Aufnahme:** Der Patient muss sein Einverständnis, evtl. schriftlich, geben. Voraussetzung ist, dass er geschäftsfähig ist und die Tragweite seiner Erklärung beurteilen kann. In einigen Fällen wird sich diese Einweisungsart auch bei anfänglich schwierigen Fällen durchführen lassen. Voraussetzung ist jedoch, dass der (Not-)Arzt versucht, mit diesem Patienten ein vernünftiges Gespräch zu beginnen.
- **Einweisung durch einen vom Gericht bestimmten Pfleger:** Derartige Einweisungen fallen kaum in den Bereich eines Notfalleinsatzes.
- **Einweisung durch den Vormund** bei entmündigten Personen: Nach Einrichtung einer Pflegschaft kann der Vormund nach Einholung einer gerichtlichen Genehmigung die Einweisung verfügen.
- **Einweisung nach dem Unterbringungsgesetz:** Das Gesetz umfasst diejenigen Personen, die wegen Geisteskrankheit, Geistesschwäche, Alkohol- oder Rauschgiftsucht selbst- oder gemeingefährlich sind und die deshalb die öffentliche Sicherheit und Ordnung gefährden. In anderen Bundesländern sind die gesetzlichen Voraussetzungen ähnlich.
  - **Einweisung durch die Polizei:** Die Polizei hat die gesetzliche Befugnis, aufgrund eigener Feststellungen Personen des genannten Kreises einzuliefern.
  - **Einweisung über die Kreisverwaltungsbehörde** (Landratsämter, kreisfreie Städte): Wenn keine unmittelbare Gefahr besteht,

aber die Einweisung doch notwendig erscheint, ist es am besten, das zuständige Gesundheitsamt zu verständigen. Dieses wird dann eine Untersuchung durchführen und bei der Verwaltungsbehörde anregen, beim Amtsgericht die vorläufige Unterbringung oder die Verwahrung zu beantragen.

In Notfällen genügt für eine kurzfristige Unterbringung – etwa bis zum Ablauf des folgenden Tages – das Zeugnis eines approbierten Arztes, das auf einer unmittelbar vorangegangenen Untersuchung beruht. Aus diesem Zeugnis muss eindeutig hervorgehen, dass Anhaltspunkte für eine psychische Erkrankung vorliegen und dass hieraus eine Selbst- oder Fremdgefährdung erwächst.

4.3 Meldepflicht

4.3.1 Meldepflicht übertragbarer Krankheiten (Infektionsschutzgesetz)

Namentlich ist zu melden:

1. der Krankheitsverdacht, die Erkrankung sowie der Tod an:
   a. Botulismus
   b. Cholera
   c. Diphtherie
   d. humaner spongiformer Enzephalopathie, außer familiär-hereditärer Formen
   e. akuter Virushepatitis
   f. enteropathischem hämolytisch-urämischem Syndrom (HUS)
   g. virusbedingtem hämorrhagischem Fieber
   h. Masern
   i. Meningokokkenmeningitis oder -sepsis
   j. Milzbrand
   k. Poliomyelitis (als Verdacht gilt jede akute schlaffe Lähmung, außer wenn traumatisch bedingt)
   l. Pest
   m. Tollwut
   n. Typhus abdominalis/Paratyphus

sowie die Erkrankung und der Tod an einer behandlungsbedürftigen Tuberkulose, auch wenn ein bakteriologischer Nachweis nicht vorliegt;

2. der Verdacht auf die Erkrankung an einer mikrobiell bedingten Lebensmittelvergiftung oder an einer akuten infektiösen Gastroenteritis, wenn
   a. eine Person betroffen ist, die eine Tätigkeit im Sinne des § 42 Abs. 1 ausübt (Arbeit im Lebensmittelgewerbe),
   b. zwei oder mehr gleichartige Erkrankungen auftreten, bei denen ein epidemischer Zusammenhang wahrscheinlich ist oder vermutet wird,
3. der Verdacht einer über das übliche Ausmaß einer Impfreaktion hinausgehenden gesundheitlichen Schädigung,
4. die Verletzung eines Menschen durch ein tollwutkrankes, -verdächtiges oder -ansteckungsverdächtiges Tier sowie die Berührung eines solchen Tieres oder Tierkörpers,

5. soweit nicht nach den Nummern 1 bis 4 meldepflichtig, das Auftreten
   c. einer bedrohlichen Krankheit oder
   d. von zwei oder mehr gleichartigen Erkrankungen, bei denen ein epidemischer Zusammenhang wahrscheinlich ist oder vermutet wird, wenn dies auf eine schwerwiegende Gefahr für die Allgemeinheit hinweist und Krankheitserreger als Ursache in Betracht kommen, die nicht in § 7 genannt sind.

Eine Meldung ist dem für den Aufenthalt des Betroffenen zuständigen Gesundheitsamt unverzüglich (= innerhalb 24 Stunden) nach erlangter Kenntnis zu erstatten. Zur Meldung verpflichtet sind in der Reihenfolge der Aufzählung: der behandelnde oder sonst hinzugezogene Arzt, in Krankenhäusern der leitende Abteilungsarzt, jede sonst mit der Behandlung und Pflege des Betroffenen berufsmäßig beauftragte Person, die hinzugezogene Hebamme, das Familienoberhaupt, der Leichenbeschauer.
Die Meldepflicht besteht nicht für Personen des Not- und Rettungsdiensts, wenn der Patient unverzüglich in eine ärztlich geleitete Einrichtung gebracht wurde.

4.3.2 Meldepflicht bei Vergiftungen (Chemikaliengesetz)

Jeder Arzt ist verpflichtet, dem Bundesinstitut für gesundheitlichen Verbraucherschutz und Veterinärmedizin Erkrankungsfälle (bzw. Verdachtsfälle) zu melden, die auf akute oder chronische Einwirkungen chemischer Stoffe oder Zubereitungen (z.B. Pflanzenschutz-, Holzschutzmittel) zurückgehen oder bei denen ein solcher Zusammenhang vermutet wird.
Meldungen sind an die zentrale Dokumentations- und Bewertungsstelle für Vergiftungen des Bundesinstituts für gesundheitlichen Verbraucherschutz und Veterinärmedizin zu richten (Postfach 330013, 14191 Berlin).
Gesetzesgrundlage:

- § 16e Abs. 2 Chemikaliengesetz v. 25.9.1994 (ChemG)
- § 3 Giftinformationsverordnung v. 31.7.1996 (ChemGiftInfoV)

§ 3
Ärztliche Mitteilungspflicht bei Vergiftungen
(§ 16e Abs. 2 des Chemikaliengesetzes)
(1) Die Mitteilung nach § 16e Abs. 2 des Chemikaliengesetzes hat unter Verwendung des Formblattes nach Anlage 3 zu erfolgen und muss zu-

mindest die Angaben zu den Nummern 1 bis 4 des Formblattes umfassen. Sie hat

1. bei akuten Erkrankungen nach Abschluss der Behandlung,
2. bei chronischen Erkrankungen nach Stellung der Diagnose,
3. bei einer Beratung im Zusammenhang mit einer Erkrankung nach Abschluss der Beratung,
4. sofern im Falle einer Erkrankung mit Todesfolge eine Obduktion durchgeführt wird, nach deren Abschluss

unverzüglich zu erfolgen. Wenn zur Beratung ein Informations- und Behandlungszentrum für Vergiftungen hinzugezogen wird, ist eine Mitteilung nur von dem behandelnden Arzt vorzunehmen.
(2) Das Bundesinstitut für gesundheitlichen Verbraucherschutz und Veterinärmedizin kann die Übermittlung der Angaben nach Absatz 1 auch auf andere geeignete Weise zulassen.
Formblatt ▶ Abb. 4.1.

Bundesinstitut für Risikobewertung BfR

Bundesinstitut für Risikobewertung
Vergiftungs- und Produktdokumentation
Postfach 12 69 42

10609 Berlin

Stempel, Telefon-Nummer und Unterschrift der/des Ärztin/Arztes

Mitteilung bei Vergiftungen
nach § 16e Abs. 2 des Chemikaliengesetzes
(Telefon: 030 1 8412-3460, Fax: 030 1 8412-3929, Email: giftdok@bfr.bund.de

1. **Angaben zur/zum Patientin/en:**

Alter:	Jahre	Monate (bei Kindern unter 3 Jahren)	männlich weiblich	Schwangerschaft (**freiwillig** auszufüllen)	ja nein

2. **Vergiftung** **Verdacht**
Unbedingt Handelsname der Zubereitung/des Bioz id-Produkts oder Stoffname, aufgenommene Menge und Hersteller (Vertreiber) angeben; ggf. vermutete Ursache

a.

b.

c.

3. **Exposition:** akut chronisch
oral inhalativ Haut Auge
sonstiges welche

Art der Vergiftung:	akzidentell (Unfall)	gewerblich	Verwechslung	
	suizidale Handlung	Abusus	Umwelt	Sonstiges
Ort:	Arbeitsplatz	im Haus	Schule	
	Kindergarten	im Freien	Sonstiges	
Labor-Nachweis:	ja	nein		
Behandlung:	keine	ambulant	stationär	
Verlauf:	nicht bekannt	vollständige Heilung	Defektheilung	Tod
	Spätschäden (nicht auszuschließen)			

(**freiwillig** auszufüllen)

4. **Symptome, Verlauf – stichwortartig** – (ggf. anonymisierte Befunde, Epikrise beilegen)

Abb. 4.1 Formblatt zur Meldung von Vergiftungen nach dem Chemikaliengesetz [W978]

Index

Index

Anhang

Gefahrgutkennzeichnung

Kennzeichnung der Straßenfahrzeuge mit gefährlichen Gütern

Orangefarbene Warntafel, vorn und hinten am Fahrzeug:
Allgemeiner Hinweis auf gefährliche Güter

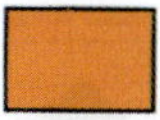

Orangefarbene Warntafel mit Kennzeichnungsnummern, vorn, hinten und ggf. seitlich an Tankfahrzeugen, an Fahrzeugen mit Aufsetztanks und an Tankcontainern sowie bei Gefahrgütern in loser Schüttung. Hinweis auf bestimmte gefährliche Güter und deren Gefahren.

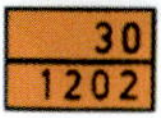

Die Nummern bedeuten:

Obere Hälfte = Nummer zur Kennzeichnung der Gefahr
(Gefahrnummer)

2 Entweichen von Gas durch Druck oder chemische Umsetzung
3 Entzündbarkeit von flüssigen Stoffen (Dämpfen) und Gasen oder selbsterhitzungsfähiger flüssiger Stoff
4 Entzündbarkeit von festen Stoffen oder selbsterhitzungsfähiger fester Stoff
5 Oxidierende (brandfördernde) Wirkung
6 Giftigkeit oder Ansteckungsgefahr
7 Radioaktivität
8 Ätzwirkung
9 Gefahr einer spontanen heftigen Reaktion

Die Verdoppelung einer Ziffer weist auf die Zunahme der entsprechenden Gefahr hin.

Wenn die Gefahr eines Stoffes ausreichend von einer einzigen Ziffer angegeben werden kann, wird dieser Ziffer eine „0" angefügt.

Folgende Ziffernkombinationen haben jedoch eine besondere Bedeutung (Beispiele):

22 tiefgekühlt verflüssigtes Gas, erstickend.
322 entzündbarer flüssiger Stoff, der mit Wasser reagiert und entzündbare Gase bildet.
X333 pyrophorer flüssiger Stoff, der mit Wasser gefährlich reagiert.
X423 entzündbarer fester Stoff, der mit Wasser gefährlich reagiert und entzündbare Gase bildet.
44 entzündbarer fester Stoff, der sich bei erhöhter Temperatur in geschmolzenem Zustand befindet.
539 entzündbares organisches Peroxid.
90 umweltgefährdender Stoff, verschiedene gefährliche Stoffe.

X vor der Nummer zur Kennzeichnung der Gefahr = Stoff reagiert in gefährlicher Weise mit Wasser.

Untere Hälfte = Nummer zur Kennzeichnung des Stoffes
(Stoffnummer)

Bei Gefahr: Nummern an Polizei/Feuerwehr weitergeben!

An Straßen- und Eisenbahnfahrzeugen und Versandstücken können folgende Gefahrenzettel angebracht sein:

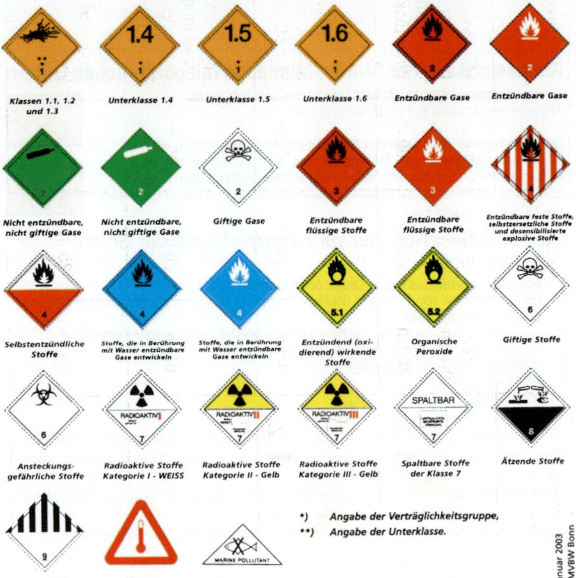

Klassen 1.1, 1.2 und 1.3 · *Unterklasse 1.4* · *Unterklasse 1.5* · *Unterklasse 1.6* · *Entzündbare Gase* · *Entzündbare Gase*

Nicht entzündbare, nicht giftige Gase · *Nicht entzündbare, nicht giftige Gase* · *Giftige Gase* · *Entzündbare flüssige Stoffe* · *Entzündbare flüssige Stoffe* · *Entzündbare feste Stoffe, selbstzersetzliche Stoffe und desensibilisierte explosive Stoffe*

Selbstentzündliche Stoffe · *Stoffe, die in Berührung mit Wasser entzündbare Gase entwickeln* · *Stoffe, die in Berührung mit Wasser entzündbare Gase entwickeln* · *Entzündend (oxidierend) wirkende Stoffe* · *Organische Peroxide* · *Giftige Stoffe*

Ansteckungsgefährliche Stoffe · *Radioaktive Stoffe Kategorie I - WEISS* · *Radioaktive Stoffe Kategorie II - Gelb* · *Radioaktive Stoffe Kategorie III - Gelb* · *Spaltbare Stoffe der Klasse 7* · *Ätzende Stoffe*

Verschiedene gefährliche Stoffe und Gegenstände · *Stoff, erwärmt* · *Meeresschadstoffe*

*) *Angabe der Verträglichkeitsgruppe,*
**) *Angabe der Unterklasse.*

Auf den Gefahrzetteln kann eine Aufschrift in Zahlen oder Buchstaben vorhanden sein.

Ausgabe: Januar 2003
Druck: BMVBW Bonn

Munitionsbrandklasse (Munitionslager)	Gefahrklasse (nach GGVS)	Abstände (Ladung vom Feuer erfaßt)			Gefahren
		Mit Deckung	Ohne Deckung	Unbeteiligte	
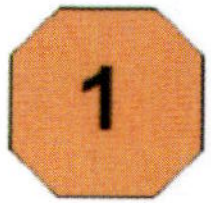	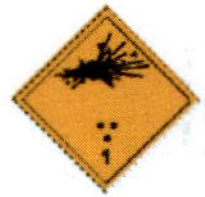 1.1	200 m	300 m	1000 m	Massenexplosion, Druckwelle, Splitter und Wurfstücke
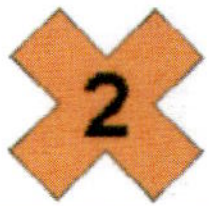	 1.2	100 m	135 m	1000 m	Explosion, Splitter und Wurfstücke
	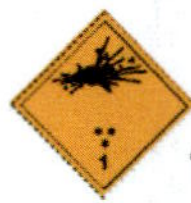 1.3	60 m	60 m	100 m	Explosionen, Brand, Massenbrand möglich, Wurfstücke, starke Wärme und Rauch
		10 m	25 m	100 m	Feuer und Wärme